ANNETTE **KERCHKOFF**
MICHAEL **ELIES**

PickelPillePiercing

EIN GESUNDHEITSBUCH FÜR JUGENDLICHE

mit Fotos von Werner Mayer

NATURHEILKUNDE FUNDIERT

ANNETTE **KERCKHOFF**
MICHAEL **ELIES**

PickelPillePiercing

EIN GESUNDHEITSBUCH FÜR JUGENDLICHE

mit Fotos von Werner Mayer

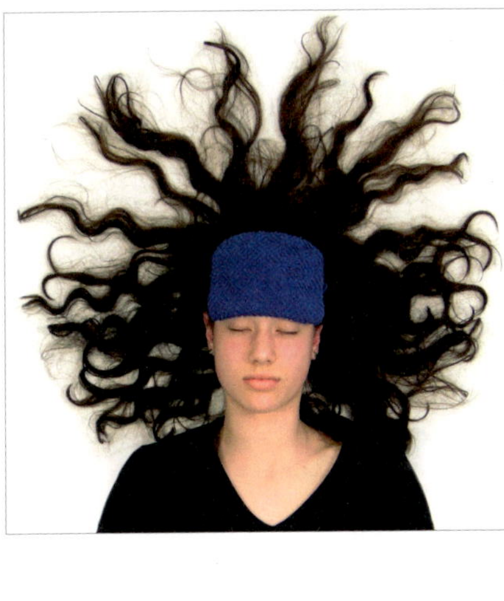

KVC | VERLAG

KVC Verlag
Karl und Veronica Carstens-Stiftung
Am Deimelsberg 36, 45276 Essen
Tel.: 0201/56305-0
Fax: 0201/56305-30
www.kvc-verlag.de

Kerckhoff, Annette; Elies, Michael
Pickel – Pille – Piercing
Ein Gesundheitsbuch für Jugendliche

Wichtiger Hinweis: Für Angaben über Dosierungsanweisungen und Applikationsformen kann vom Verlag keine Gewähr übernommen werden. Jeder Benutzer ist angehalten, durch sorgfältige Prüfung der Beipackzettel und gegebenenfalls nach Konsultation eines Spezialisten festzustellen, ob die Empfehlung für Dosierungen oder die Beachtung von Kontraindikationen gegenüber der Angabe in diesem Buch abweicht. Jede Dosierung oder Applikation erfolgt auf eigene Gefahr des Benutzers. Geschützte Warennamen (Warenzeichen) werden nicht besonders kenntlich gemacht. Aus dem Fehlen eines solchen Hinweises kann also nicht auf einen freien Warennamen geschlossen werden

ISBN 3-933351-55-3

Gestaltung: eye-d Designbüro, Essen
Druck: Kontakt Offset-Druck, Dortmund

INHALTSVERZEICHNIS

VORWORT

Ein Gesundheitsbuch für Jugendliche? Aber natürlich! Was wir, die Autoren, damit wollen, ist einfach:

- Wir wollen dich über deinen Körper und typische Beschwerden im Jugendalter aufklären.
- Wir wollen zeigen, bei welchen Symptomen du unbedingt zum Arzt gehen musst.
- Wir wollen ein paar Tipps geben, wie du dir bei leichteren Erkrankungen selbst helfen kannst und welche Maßnahmen deine Eltern ergreifen können.
- Wir wollen dir Anwendungen erklären, die du einfach und überall durchführen kannst – ein kalter Wasserguss zur Erfrischung oder ein warmes Fußbad zur Entspannung, ein Zwiebelwickel für schmerzende Ohren oder ein Leibwickel gegen Fieber, selbstgemachter Meerrettich-Hustensaft oder Salzwasser zum Gurgeln.
- Wir wollen „Gesundheitsinformationen" liefern, die du heutzutage brauchen kannst: wie man einen Computerarbeitsplatz einrichtet oder mit einem Handy umgehen sollte, wie eine gute Reiseapotheke zusammengestellt ist, worauf man beim Ohrlöcherstechen oder Haarefärben achten sollte, wie Erste-Hilfe-Maßnahmen bei einem epileptischen Anfall aussehen und vieles mehr.
- Zu guter Letzt wollen wir dir Vorschläge machen, wie du es dir gut gehen lassen kannst: mit Rezepten für Kräutertees, Duftmischungen, Gesichtspackungen, Badezusätzen, Kochrezepten und Entspannungsübungen. Schließlich soll Gesundheit Spaß machen.

Und damit kann es eigentlich gleich losgehen, oder?

DANKSAGUNG

Einen Moment noch. Erst wollen wir uns kurz bedanken, bei all denjenigen, die an diesem Buch mitgewirkt haben. Wir haben viele Gespräche mit Jugendlichen geführt – und dadurch gelernt, welche Vorschläge im Alltag von Jugendlichen auch tatsächlich umgesetzt werden. Diesen Jugendlichen aus zahlreichen Workshops und Veranstaltungen möchten wir genauso danken wie denjenigen, die für die Fotos Modell gestanden haben. Ein besonders herzliches „Dankeschön" daher an Paul, Lilli, Salome, Morla, Wladimir, Laura, Hannah, Amanda, Katharina, Paul W., Lotte, Rafael, Meriç, Coco und Ratti, Adzotor, Selassie, Julius, Marlene, Georg und Sylvana. Ihr wart alle sehr geduldig.

Aber auch einigen Erwachsenen sei gedankt. Werner Mayer hat wunderschöne Fotos gemacht. Die Bibliothekarin der Carstens-Stiftung, Daniela Hacke, hat in aufwändiger Recherche für zuverlässiges Datenmaterial gesorgt. Für kritisches Gegenlesen des Manuskriptes danken wir Vera Butzek und Pamela Hönninger, die als Mit-Zwanzigerinnen genau aufspürten, wann der Text zu abgehoben wurde und gleichzeitig ihre Erfahrungen einfließen ließen. Monika von Pickardt las das Manuskript als Krankenschwester, Sozialwissenschaftlerin und Mutter, die Gynäkologin Dr. Dorothee Struck beriet beim „Verhütungs"-Kapitel.

Die Fülle an Themen, Daten, Ideen und Anregungen hätte niemals die vorliegende Form gefunden, wenn nicht Maria Frühwald vom KVC Verlag mit der ihr eigenen Mischung aus Frohsinn und Vehemenz das Gesamtprojekt gepusht und mit einer Genauigkeit den Text lektoriert hätte, die man jedem Autor nur wünschen kann.

So haben viele Menschen an diesem Buchprojekt mitgewirkt. Gleichzeitig haben wir gemerkt: Jedes Gespräch mit Jugendlichen, mit Ärzten, Pädagogen oder Beratungseinrichtungen bringt neue Impulse. Und so freuen wir uns schon jetzt auf Kontakte, neue Erfahrungen oder Tipps, die sich vielleicht aus diesem Buch ergeben.

Annette Kerckhoff und Michael Elies

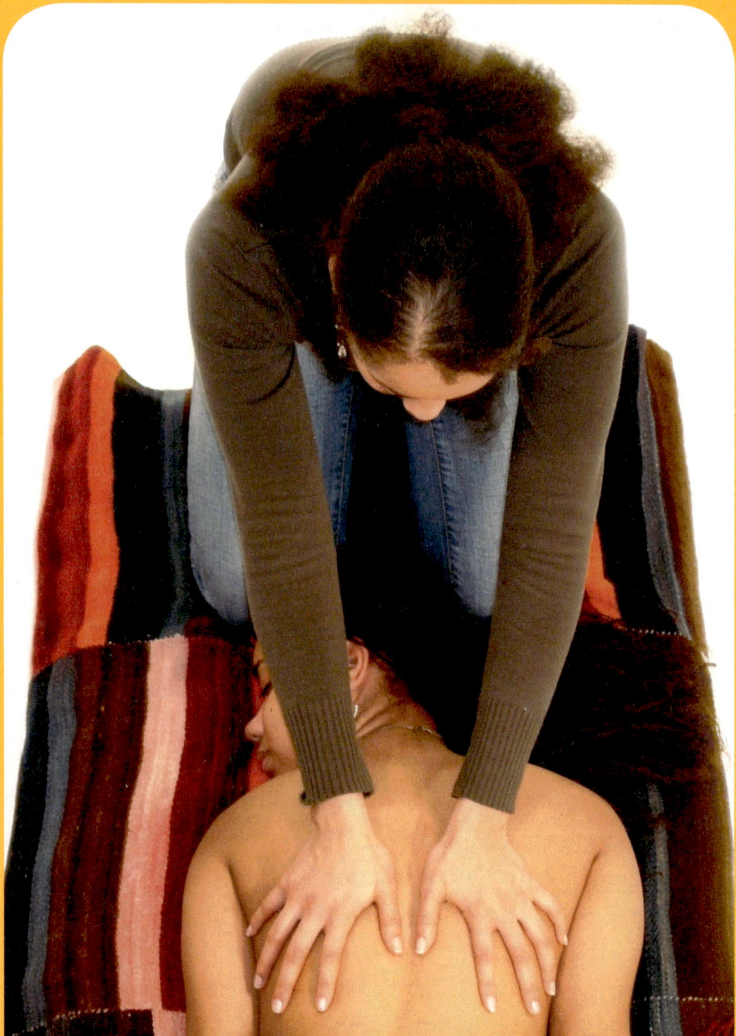

Gesundheit – das heißt auch Genießen

KAPITEL 1
WAS IST EIGENTLICH GESUNDHEIT?

In diesem Kapitel geht es um ...

... Gesundheit allgemein. Wir stellen dir unsere Ideen von einem "Gesundheitskonto" vor und erklären, warum es sich lohnt, für den eigenen Körper Verantwortung zu übernehmen.

Über die Frage, was unter „Gesundheit" zu verstehen ist, zerbrechen sich die Heilkundigen in der ganzen Welt seit Tausenden von Jahren den Kopf. Erstaunlicherweise kommt dabei meistens das Gleiche heraus: Voraussetzung für Gesundheit ist ein Gleichgewicht. Ein Gleichgewicht zwischen was?, wirst du dich vielleicht fragen.

Je nach Kultur und Epoche werden hier unterschiedliche Dinge und Begriffe angegeben. Im Prinzip läuft es jedoch immer auf ein Gleichgewicht zwischen den folgenden Gegensätzen hinaus:

- Wachen und Schlafen.
- Arbeit und Muße (Entspannung, Nichtstun).
- Bewegung und Ruhe.
- Drinnen und Draußen.
- Anspannung und Entspannung.
- In sich hineinhören – nach außen schauen.

Ein Beispiel: Wenn du morgens Stress mit deiner Mutter hast, weil du nicht aus dem Bett kommst, wenn deine Monatskarte abgelaufen ist, in der Schule eine Klausur geschrieben wird, zuhause im Fernsehen eine Sendung über Kriegsverbrechen läuft und womöglich direkt vor deinem Zimmerfenster die Straße aufgerissen wird, dann ist dein Körper in permanenter Alarmbereitschaft. Es gibt zu viel Anspannung und zu wenig Entspannung. In dir ist kein Gleichgewicht, und das wirkt sich auf deine Atmung, deinen Kreislauf, deine Verdauung, deinen Schlaf aus.

Anderes Beispiel: Wenn du den ganzen Tag sitzt, am Esstisch, in der Schule, im Bus, zuhause am Schreibtisch, am Computer oder vor dem

Fernseher, dann wird der Körper zu wenig beansprucht. Das Gleichgewicht zwischen Ruhe und Bewegung ist gestört – du wirst schlapp und vielleicht auch krank.

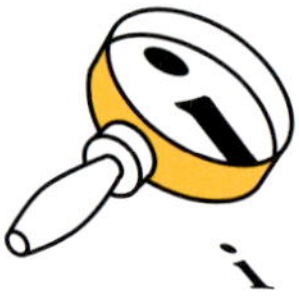

Als Faustregel gilt also:
Gesundheit entsteht durch ein Gleichgewicht.
Krankheit entsteht durch einseitige Belastungen.

Das „Gesundheitskonto"

Kennst du Monopoly? Man fängt das Spiel mit einem Batzen Geld an, kann es ausgeben oder sogar verspielen, und am Ende wird abgerechnet. So ähnlich ist das mit der Gesundheit. Jeder von uns kommt mit einem „Gesundheitskonto" auf die Welt. Manche haben eine gute Gesundheit geerbt, da ist das Gesundheitskonto etwas voller. Andere sind anfälliger, hier ist die Anfangssumme nicht ganz so hoch.

Fast jeder von uns hat außerdem eine andere gesundheitliche Schwachstelle, bei der es immer wieder zu Problemen kommt, z.B. den Rücken, die Verdauung oder die Atemwege. Hier müssen wir leider immer wieder etwas mehr von unserem Guthaben ausgeben und investieren, um gesund zu bleiben. Die Lehre aus diesem Vergleich ist einfach: Es ist wichtig, immer wieder auf das Gesundheitskonto einzuzahlen. Wie du das machen kannst?

- Versuch, einen Geschmack für gutes Essen zu bekommen, ein Gefühl für ein gutes Leben.
- Gönne dir jeden Tag etwas Zeit für dich.
- Verwöhn dich selbst ein wenig. Dazu gibt es in diesem Buch zahlreiche Anregungen.

So weit, so gut.
Dass du möglichst jeden Tag Gemüse essen solltest und keine Zuckerschnecken, kannst du dir denken. Dass wir dich vor Zigaretten und Alkohol warnen, wirst du schon erwarten. Dass du nicht den ganzen Tag

krumm auf irgendwelchen Stühlen hängst, wird dir dein Rücken in zwanzig Jahren danken. Dass du dir nicht dein Gesicht mit schlechter Kosmetik vollpappst, sei auch noch angemerkt.
Alles andere später.

Vorbild Erwachsene?

Wenn man sich, so wie die Autoren, im Alter von 40 bis 50 Jahren befindet, legt der morgendliche Blick in den Spiegel offen, ob wir uns gut behandeln oder nicht. Zu viele Zigaretten? – gelbe Zähne, Falten, Husten, keine Kondition. Zu viel Alkohol? – gedunsene Haut, Kopfschmerzen, Magenschmerzen. Pizza, Hamburger, Großküchenessen? – schlechte Blutwerte, Verstopfung, Übergewicht.

Dennoch fällt es vielen Erwachsenen schwer, ihr Leben konsequent zu ändern. Wenn also nicht einmal diejenigen ihr Verhalten in Richtung Gesundheit ändern, die inzwischen schon eine Quittung für die großen und kleinen Sünden bekommen haben, warum sollten es dann eigentlich Jugendliche tun? Etwa aus Vernunft?

Gerade von Jugendlichen erwarten wir Erwachsene, vernünftig und vorausschauend zu sein? Gerade von einer Altersgruppe, die wohl mehr als jede andere im Augenblick und im Gefühl zuhause ist? Hm.

Trotzdem – es lohnt sich

Gleichzeitig bleibt nichts anderes als der Appell an deine Vernunft. Selbst, wenn du es nicht am nächsten Tag spürst, musst du wissen: Die Folgen von gesundheitsschädigendem Verhalten in der Aufbauphase des Körpers sind um ein Vielfaches schwerer als später, wenn der Körper ausgewachsen ist. Ein paar Beispiele:

- Wer in der Jugend viel Cola trinkt, produziert mangelhafte Knochensubstanz – die Phosphate aus der Cola und anderen Softdrinks verhindern den Einbau von Kalzium, einem wichtigen Mineral, in die Knochen.

- Wer in dieser Zeit raucht, baut eine Lunge auf, in der die Zellen des Lungengewebes schon vorgeschädigt sind. Diese Lungenzellen teilen sich bei der Zellerneuerung immer wieder zu geschädigten Zellen, auch wenn man später mit dem Rauchen aufhört. Sie sind anfälliger als gesunde Zellen und verändern sich leichter zur Krebszellen.
- Wer in der Kindheit und Jugend viele Farb-, Geschmacks- und sonstige Zusatzstoffe konsumiert, riskiert, später Allergien zu bekommen.
- Wer in Frühling oder Herbst bauchfrei rumläuft, unterkühlt die Nieren. Das macht vielleicht momentan keine Probleme. Später aber wird jede Blasenentzündung schneller zu einer Nierenbeckenentzündung.

So schädlich ungesundes Verhalten in der Jugend ist, so günstig ist gesundheitsbewusstes Verhalten. Wenn du jetzt einen starken Körper aufbaust, kommt dieser Körper später mit den Belastungen des normalen Lebens besser klar. Denk an dein Gesundheitskonto. Alles, was du jetzt einzahlst, gibt besonders hohe Zinsen.

Tablette gefällig?

Der Theorieteil ist gleich vorbei. Ein Wort noch zu Merkmalen der heutigen Medizin, wie du sie kennst. Angenommen, du bist krank, dann gehst du irgendwann zum Arzt, und der Arzt wird wahrscheinlich ein Arzneimittel verschreiben. Die Arzneimitteltherapie ist ein wichtiger Bestandteil der modernen Medizin.

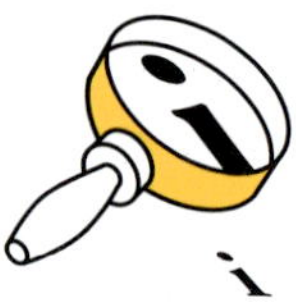

Die chemisch-synthetischen Arzneimittel funktionieren im Großen und Ganzen nach folgenden Prinzipien:

- Sie bekämpfen einen Krankheitserreger (z.B. Antibiotika gegen Bakterien).
- Sie steuern der Krankheit entgegen (z.B. blutdruckerhöhende Mittel bei niedrigem Blutdruck, Fieberzäpfchen gegen hohes Fieber).
- Sie ersetzen fehlende körpereigene Stoffe (z.B. Insulinspritzen für Zuckerkranke).
- Sie überdecken die Krankheitsbeschwerden (z.B. Schmerztabletten).

Gemeinsamer Nenner der Arzneimittel aus der modernen Medizin ist: Sie helfen bzw. wirken „von außen". Der Körper des Patienten braucht sich nicht weiter anzustrengen. Das ist bequem – aber auch verführerisch und nicht ganz ungefährlich. Wenn du deinen Kreislauf immer wieder mit einem Arzneimittel künstlich hochdrückst, wird er es irgendwann nicht mehr alleine schaffen. Wenn du regelmäßig ein Abführmittel einnimmst, schaltet deine Verdauung ab. Das heißt: Der Körper verlernt oder lernt erst gar nicht, allein mit Problemen fertig zu werden.

Die Maßnahmen und Mittel, die wir in diesem Buch vorstellen, funktionieren anders. Sie stammen alle aus dem Bereich der so genannten „Regulationsmedizin". Das heißt: Das vorgeschlagene homöopathische Arzneimittel, die kalte Dusche, die Massage an einem Akupunkturpunkt sind „Reize" von außen, die deine eigenen Regulations- oder Selbstheilungskräfte anregen sollten – nach dem Motto „Hilfe zur Selbsthilfe". Ziel dieser Selbsthilfemaßnahmen und Regulationstherapien ist, dass dein Körper möglichst alleine mit einer Krankheit fertig wird und dass du nicht von irgend etwas abhängig wirst. Dieses Therapieprinzip hat zwei Konsequenzen:

- Erstens: Unsere Vorschläge sind anstrengend. Du brauchst nicht nur den Mund aufmachen und eine bunte Pille schlucken. Du musst dir Zitronen auspressen, deine Arme unter kaltes Wasser halten, Tees kochen, deinen Körper abbürsten. Der Erfolg: Dein Körper bleibt unabhängig, und du lernst, dir selbst zu helfen. Und – das würden wir uns wünschen – du gehst verantwortungsvoll mit deinem Körper um.
- Zweitens: Regulationstherapien haben ihre Grenzen. Manchmal ist ein Organismus nicht in der Lage, auf einen Reiz von außen zu reagieren. Vielleicht sind die Selbstheilungskräfte zu schwach oder blockiert, vielleicht ist die Erkrankung zu heftig. Dann heißt es: Ab zum Arzt! Bei vielen Beschwerden ist der Befund des Arztes erforderlich, bei manchen Erkrankungen müssen chemisch-synthetische Arzneimittel verordnet werden, bei anderen muss sofort operiert werden. Also lies dir auch die Warnhinweise in diesem Buch gut durch und experimentiere nicht mit Tee und Wärmflasche herum, wenn es dir wirklich schlecht geht, oder wenn die Behandlung nicht anschlägt.

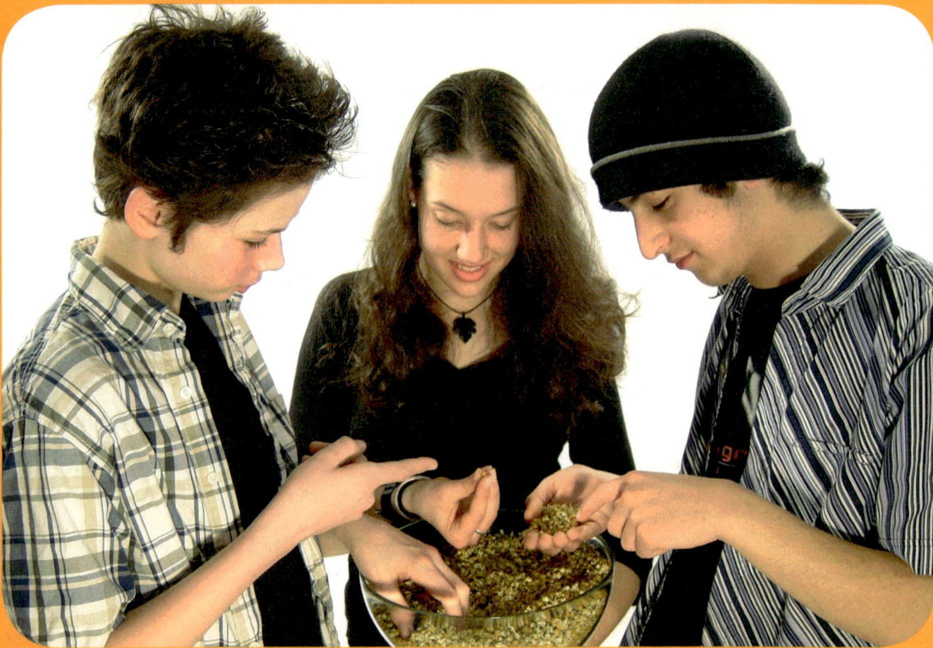

Kamillenblüten enthalten entzündungshemmende Inhaltsstoffe

KAPITEL 2
WAS HEISST DAS, „KOMPLEMENTÄRE MEDIZIN"?

In diesem Kapitel geht es um ...

... Verfahren der sogenannten „komplementären Medizin". Einige Verfahren müssen von ausgebildeten Ärzten und Heilpraktikern angewendet werden. Manches kannst du aber auch selbst lernen.

„Komplementäre Medizin" ist der beste Begriff für Diagnose- und Behandlungsverfahren, die die Medizin, wie sie an der Universität gelehrt wird, ergänzen. Das Wort *komplementär* stammt aus dem Lateinischen und bedeutet *ergänzend*.

Oft werden auch die Begriffe „alternative Medizin" oder „sanfte Medizin" verwendet. Das Wort „alternativ" finden wir nicht geeignet, denn es geht ja nicht um entweder – oder, sondern darum, für den Einzelfall die beste Behandlung zu wählen. Und „sanft" trifft es auch nicht gerade: Wichtige Verfahren der komplementären Medizin sind aus dem Bereich der Naturheilverfahren. Dazu gehören z.B. auch kalte Duschen, heiße Bäder oder Blutegel. Von „sanft" kann da nicht die Rede sein.

Einige Verfahren der komplementären Medizin werden von einem extra ausgebildeten Arzt mit Zusatzbezeichnung „Homöopathie" oder „Naturheilverfahren" oder von einem Heilpraktiker durchgeführt, viele andere kannst du, gegebenenfalls nach Anleitung, selbst anwenden.

Akupressur

Die Akupressur (lateinisch *acus* = Nadel und *pressus* = Druck) entstammt der altchinesischen Medizin und ist eine bestimmte Form der Massage. Du kannst bestimmte „Energiepunkte" auf der Hautoberfläche durch eine Massage anregen. Dies hat Fernwirkungen auf andere Körperteile oder den gesamten Körper.

Aromatherapie

Die Aromatherapie (griechisch *aroma* = Gewürz) setzt unverfälschte ätherische Öle ein. Diese Öle – achte beim Kauf auf die Bezeichnung „naturrein“ - werden über Haut und Schleimhäute aufgenommen und haben eine deutliche Wirkung auf den Gesamtorganismus und die Gemütsverfassung. In diesem Buch schlagen wir z.B. vor, Rosmarinöl bei niedrigem Blutdruck, Lavendelöl für ein entspannendes Bad, Pfefferminzöl gegen Kopfschmerzen oder Teebaumöl bei Pilzerkrankungen zu verwenden.

Nicht übertreiben! Nie das reine Öl anwenden und immer erst auf eine allergische Reaktion testen, indem du einen Tropfen des Öls in die Beuge des Ellenbogens einreibst. Bei einer allergischen Reaktion rötet sich die Stelle und juckt.
Keine Anwendung von Pfefferminzöl während einer homöopathischen Behandlung.

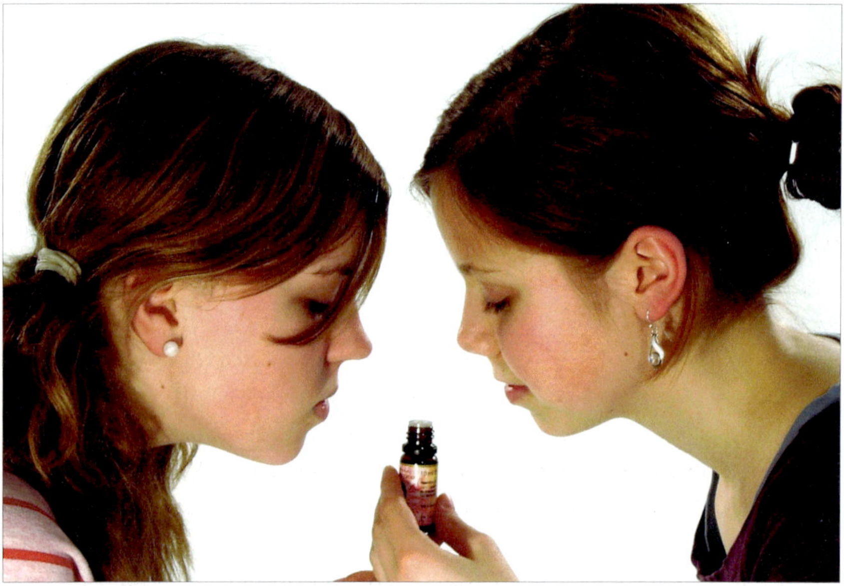

Ätherische Öle beeinflussen den Körper und die Gemütsverfassung

Biochemische Mittel nach Dr. Schüßler

Jeder Körper enthält Mineralsalze. Sie sind erforderlich, damit die Körperzellen funktionieren. Wenn es zu einem Mangel an bestimmten Mineralsalzen kommt, kann dies Beschwerden nach sich ziehen.

Der Oldenburger Arzt Dr. Wilhelm Heinrich Schüßler (1821–1898) entwickelte eine Methode, bei der die Zellen angeregt werden, wieder mehr eigene Mineralsalze zu produzieren und weiterzuverarbeiten. Dazu werden in der Methode Schüßlers Tabletten gegeben, in denen die Mineralsalze auf eine ganz bestimmte Art verarbeitet wurden: Wie auch homöopathische Arzneimittel werden Schüßlersalze stufenweise verdünnt und verrieben.

In diesem Gesundheitsbuch empfehlen wir z.B. bei Eisenmangel die Einnahme des Mineralsalzes *Ferrum phosphoricum* (Eisenphosphat), wenn hochdosiertes Eisen Probleme bereitet oder nicht anschlägt, oder bei Spannungskopfschmerz *Magnesium phosphoricum* (Magnesiumphosphat). Magnesium ist immer dann sinnvoll, wenn man Krämpfe oder krampfartige Schmerzen hat.

Homöopathie

Die Homöopathie (griechisch *homoion* = ähnlich und *pathos* = Leiden) ist ein eigenes Therapiesystem, nicht mit der Naturheilkunde oder der Pflanzenheilkunde gleichzusetzen. Für die Homöopathie muss man umdenken. Wie im ersten Kapitel beschrieben, wird in der konventionellen Medizin Krankheitsbeschwerden entgegengewirkt: Bei Durchfall wird ein stopfendes Mittel gegeben, bei hohem Blutdruck ein senkendes Mittel usw. Die Homöopathie dagegen gibt ein Mittel, das beim Gesunden ebenfalls Durchfall erzeugen würde – und zwar genau solch einen Durchfall, wie er den Kranken plagt. In den Worten des Begründers der Homöopathie, Dr. med. Samuel Hahnemann (1755–1843), heißt es: „Wähle, um sanft, schnell, gewiß und dauerhaft zu heilen, in jedem Krankheitsfalle eine Arznei, welche ein ähnliches Leiden für sich erregen kann, als sie heilen soll." Durch einen spezifischen Reiz (das Arzneimittel) werden – so die Überzeugung Hahnemanns – die Selbstheilungskräfte angeregt; der Körper kann die Krankheit besser überwinden. Einige Beispiele: Bei einer glasigen Schwellung mit stechendem Schmerz wird ein Mittel gegeben, das Bienengift enthält, bei juckenden, brennenden Hautbläschen ein Mittel, das aus der Brennnessel hergestellt wird. Tabak als homöopathisches Mittel wird bei Kreislaufproblemen und kaltem Schweiß verabreicht, Kaffee bei Schlaflosigkeit mit Gedankenfülle.

Damit das Arzneimittel nicht zu einer Vergiftung führt, wird es auf eine besondere Art verarbeitet. Diese Verarbeitung ist ein wichtiges Merkmal der Homöopathie. Die Ausgangssubstanz – eine Pflanze, ein Mineral usw. – wird stufenweise immer weiter mit einer Trägersubstanz (Milchzucker) oder einem Lösungsmittel (Alkohol-Wasser-Gemisch) verdünnt und verrieben oder verschüttelt.

Homöopathische Arzneimittel werden für Jugendliche vor allem als Streukügelchen (Globuli) angeboten.

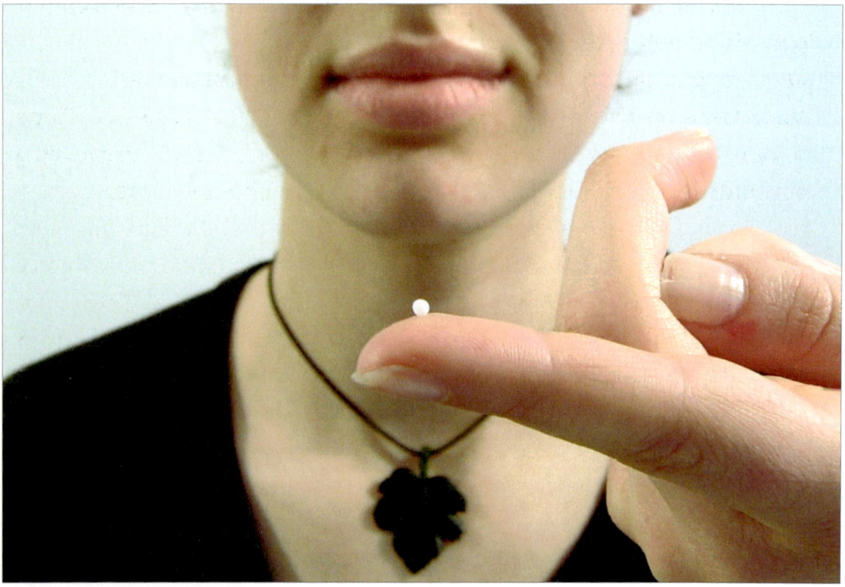

Homöopathische Arzneimittel werden häufig als Globuli angeboten

Auch wenn die kleinen Kügelchen harmlos aussehen – es handelt sich um hochwirksame Arzneimittel. Keine Experimente! Wie alle anderen Arzneimittel auch darf man homöopathische Arzneimittel nicht einfach so an Freunde oder Freundinnen abgeben, selbst wenn diese unter ähnlichen Beschwerden leiden.

Hinweise zur Einnahme homöopathischer Arzneimittel

- Es wird empfohlen, die Arzneimittel von einem Plastik- oder Porzellanlöffel einzunehmen.
- Da die Wirkstoffe der Arzneien über die Mundschleimhaut aufgenommen werden, sollte man sie möglichst lange im Mund behalten und nicht gleich herunterschlucken. Alkoholhaltige Tropfen können mit etwas Wasser vermischt eingenommen werden.
- Eine viertel Stunde vor und nach der Arzneimitteleinnahme nichts in den Mund nehmen.
- Die Arzneimittel vor Licht und Hitze geschützt aufbewahren.
- Viele homöopathische Ärzte gehen davon aus, dass bestimmte Stoffe die Wirkung der homöopathischen Arzneien beeinträchtigen oder verhindern (antidotieren) können. Daher empfehlen sie ihren Patienten, auf koffeinhaltige Getränke (z.B. Kaffee, Cola), Pfefferminz- und Kamillentee zu verzichten. Ebenso raten sie, Präparate, die Kampfer, Menthol oder andere ätherische Öle enthalten (z.B. Erkältungsbäder, Hustenbalsam, Kaugummis, mentholhaltige Zahnpasta) zu vermeiden.

Homöopathische Mittel beeinträchtigen die Wirkung anderer Arzneimittel nicht. Das heißt, man kann alle Mittel, die in anderen Zusammenhängen zur Einnahme verschrieben sind (z.B. Antibiotika, Insulin, Neuroleptika usw.), weiter einnehmen.

Pflanzenheilkunde

Die Pflanzenheilkunde oder Phytotherapie (griechisch *phytos* = Gewächs, Pflanze) umfasst die Vorbeugung und Behandlung von Krankheiten und Befindensstörungen durch Pflanzen, Pflanzenteile und deren einfache Zubereitungen. Die Phytotherapie ist eine der ältesten Säulen der Heilkunde. Sowohl in der europäischen Medizingeschichte als auch in den außereuropäischen Medizinsystemen wurden und werden Heilpflanzen als Ausgangssubstanzen von Arzneimitteln verwendet.

Zumeist werden Heilpflanzen als Tees oder in Form von Arzneimitteln angeboten. In diesem Gesundheitsbuch werden zahlreiche Tees genannt. Für ihre Anwendung spricht: Die Zubereitung erfordert eine gewisse Eigeninitiative im Sinne einer Selbst-Fürsorge.

Faustregel für die Teezubereitung. Ein gehäufter Teelöffel des getrockneten Tees bzw. der Teemischung (am besten in der Apotheke oder im Naturkostladen kaufen) mit einem großen Becher kochendem Wasser übergießen und zugedeckt zehn Minuten ziehen lassen. Ungesüßt schluckweise trinken.
Süßen kannst du Hustentees oder „Wohlfühltees“ wie Yogi-Tee, Roibush-Tee und andere hier vorgestellte Mischungen (aber bitte nicht mit Süßstoff!).
Die Kräuter selbst dunkel und verschlossen aufbewahren, hierfür eignen sich Sahne- oder Sauermilchgläser aus dem Bioladen. Kaufdatum draufschreiben und die Kräuter nach einem Jahr wegwerfen.

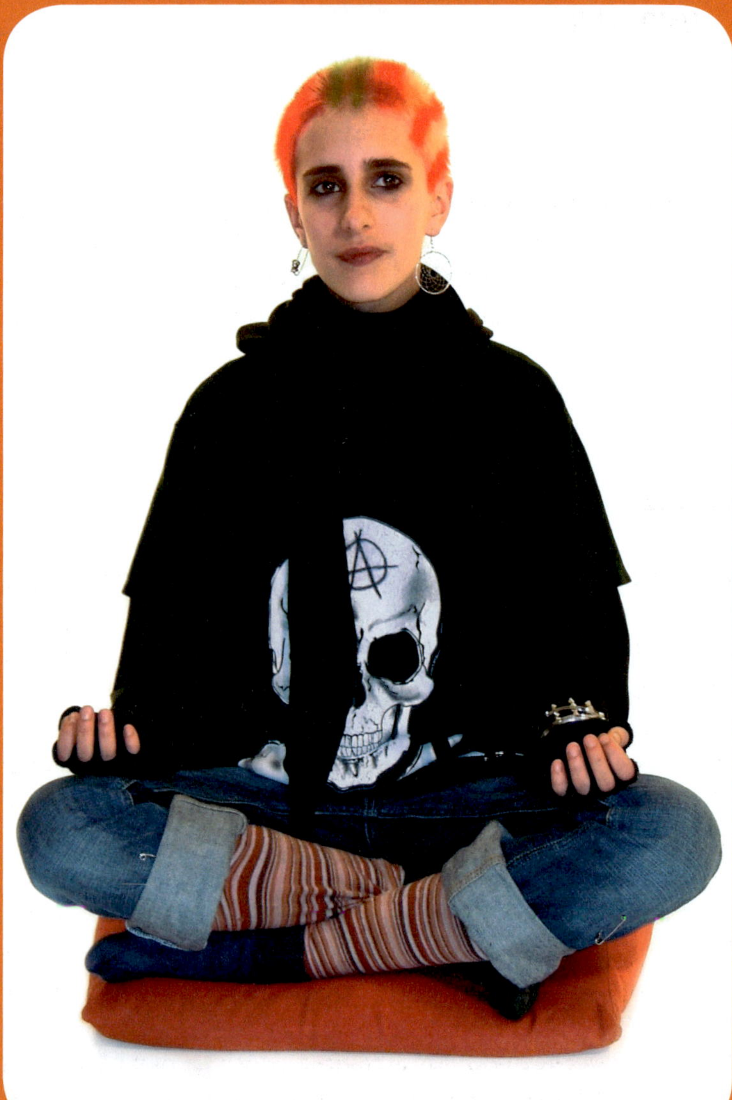

KAPITEL 3
DIES UND DAS

In diesem Kapitel geht es um ...

... wichtige allgemeine Themen: Ernährung und Hygiene, Körpergewicht, die Jugenduntersuchung (J1), Impfungen, Computer, Handys und deine „Schönheit". Wir erklären, wie du deinen Bodymass-Index ausrechnen kannst und was du unbedingt über Schönheitsoperationen und Aufbaupräparate wissen solltest. Am Ende des Kapitels gibt es einen Abschnitt zum Thema Rauchen, Alkohol und Drogen.

Ernährung

Die Ernährung ist ein weites Feld, zu dem es zahlreiche Theorien gibt. Wir beschränken uns hier auf die folgenden Regeln:

- Am wichtigsten ist: **gut kauen**. Am zweitwichtigsten: **Etiketten auf den Verpackungen der Lebensmitteln durchlesen.** So bekommst du eine Vorstellung davon, was du dir gleich einverleibst.
- In der Woche sollst du **„gesund" essen** – am Wochenende kannst du dir mehr erlauben. Heißt: Das Verhältnis zwischen gesunden Lebensmitteln und Genussmitteln muss stimmen: also viel Obst und Gemüse, wenigstens das Brot aus dem Bioladen, mehrmals in der Woche Kartoffeln, zwei- bis dreimal pro Woche Fisch, Fleisch, Eier; wenig Weißbrot, helle Nudeln und geschälten Reis. Nur am Wochenende Cheeseburger und Kuchen essen. Bei Getränken in der Woche zum Beispiel Apfelsaftschorle und nur am Wochenende Softdrinks trinken.
- **Never leave home without breakfast.** Müsli ist okay, Cornflakes mit nicht zu viel Zucker auch. Am besten wäre, gerade im Winter, ein warmer Haferflockenbrei mit einer Prise Salz und etwas Zucker, in Wasser oder Milch gekocht. Haferflocken enthalten viel Nervenvitamin B, das Ganze ist eine gute Grundlage für den Tag. Warum die Prise Salz? Damit die Magensäfte angeregt werden, der Stoffwechsel angekurbelt wird.

Alternativ ein Vollkornbrot mit Butter und salzigem Aufstrich, erst das zweite Brot süß. Zucker und Weißmehl werden sehr schnell abgebaut, es kommt dann ein, zwei Stunden später zu einem Unterzucker im Blut, was du in der Schule an Konzentrationsstörungen, Unruhe und Gähnen merkst. Trink zum Frühstück etwas Warmes, vielleicht einen Tee oder Kakao.

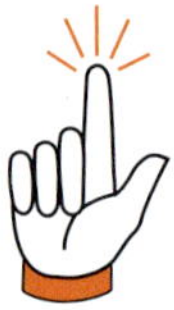

Wenn du durch den Genuss von Milch relativ bald Blähungen und Durchfall bekommst, verträgst du den Milchzucker (Lactose) nicht. Steig dann auf L-minus-Milch um.

- **Eine warme Mahlzeit am Tag**, möglichst mittags, gibt Energie und wärmt. Wenn du abends spät noch etwas Warmes isst, hast du morgens verständlicherweise keinen Appetit und gehst ungefrühstückt zur Schule. Um 11:00 Uhr kommt dann der Energieabfall und der Schokoriegel, zwei Stunden später bist du erledigt, ein Stück Pizza muss her, zuhause hast du keinen Appetit mehr undsoweiterundsofort.
- **Trinken, trinken, trinken:** täglich 1,5 Liter – z.B. Leitungswasser, Mineralwasser, Saftschorlen, Hagebuttentee, Apfelschalentee, Fencheltee, Lemongrastee, Griechischer Bergtee, Yogitee, Roibushtee. Probier auch mal Buttermilch oder Buttermilch-Frucht-Mixgetränke aus.
- **Greif bei Obst und Gemüse kräftig zu.** Vielleicht überlegt ihr in der Familie die Anschaffung eines Mixers, da lassen sich leckere Shakes fabrizieren. Wenn du morgens überhaupt keine Lust auf ein Frühstück hast oder dich mit der Zeit verplant hast, dann nimm wenigstens einen Apfel und eine Banane mit in die Schule.

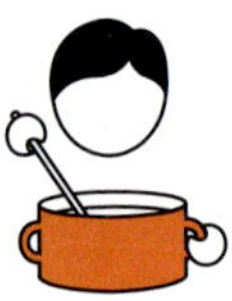

Energiedrink: ein Naturjoghurt, ein kleines Glas Orangensaft, vier Esslöffel Haferflocken und ein Teelöffel Honig. Gut durchrühren, bis sich der Honig aufgelöst hat (du kannst das Ganze auch im Mixer zerkleinern) und langsam trinken.

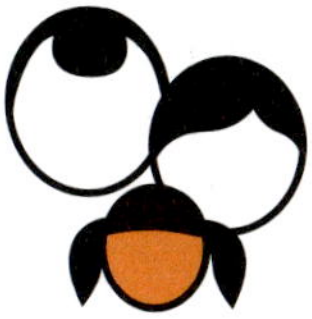

Infos für Eltern

- Immer im Haus sollten Sie haben: gutes Olivenöl, gutes Brot (Vollwertbrot vom Biobäcker), gutes Salz (Steinsalz), guten Honig, aus dem Bioladen: Kartoffeln, Möhren, Äpfel, Salat. Als Snacks Trockenobst und Nüsse, zum Trinken Apfelsaftschorle.
- Wichtiger Vitamin C-Spender: Sanddornsoße, übers Müsli oder mit Joghurt.
- Guter Kalzium-Spender: Sesam.
- Tomatenmark ist sehr viel gesünder als angenommen. Tomatenmark oder Ketchup enthalten den Farbstoff Lycopin, der unsere Zellen vor schädlichen Einflüssen von außen schützt. Mit Sahne, frisch geriebenem Parmesan, etwas Knoblauch und Basilikum gibt Tomatenmark immer noch eine beliebte Spagettisoße.
- Alternativ eine Spinat-Lasagne ausprobieren, oder Spagetti mit Räucherlachs oder Lachsfilets (Bio) oder, ganz apart, mit Zitronensaft und etwas Butter. Grüne Bandnudeln mit Gorgonzola schmecken nicht allen, aber Käsespätzle fast allen Jugendlichen.
- Kartoffelbrei schmeckt und ist gesund. Bratkartoffeln kommen immer gut an, auch Backkartoffeln oder im Backofen selbstgemachte Pommes. Kartoffelsalat mit Essig, Öl und Gemüsebrühe, getrockneten Tomaten und frischem Basilikum ist ebenfalls gesund. Erbsen und Möhren schmecken fast allen Jugendlichen. Broccoli ist gesund, wenn oft auch nicht der Favorit, aber lecker mit Sahne und Käse überbacken oder als Suppe. Mozzarella mit Tomaten und Basilikum schmeckt, Möhren-Apfel-Rohkost ebenfalls, Eisberg- oder Kopfsalat mit einer Soße aus Zitronensaft, Honig, Joghurt und/oder Schlagsahne. Avocados kann man halbieren und mit einem Salatdressing auslöffeln oder als Dip zubereiten (reife Avocado halbieren, Fruchtfleisch auslöffeln, pürieren und mit Pfeffer, Salz, Zitronensaft und Knoblauch abschmecken).
- Möglichst kein Schweine- oder Kalbfleisch, sondern Hühnchen, Lamm und Rind aus kontrollierter Herkunft verarbeiten. Chili con carne, Hähnchenspieße mit Erdnusssoße oder Putengeschnetzeltes mit Curry und Bananen sind lecker.
- Ansonsten sind empfehlenswert:
  - Reispfanne mit Schafskäse und Gemüse, Spagetti in allen Variationen, selbstgemachte Hamburger oder Döner Kebab (lange nicht so ungesund wie Currywurst, kann man auch selber machen mit Putenschnitzel), Pizza mit viel Gemüse, Eier in Senf-Soße, Gulasch mit Reis, Spinat mit Spiegelei.
  - Rotbarschfilet mit Reis, selbstgemachtes (oder gekauftes) Sushi
  - Hühnersuppe, Gemüsesuppe (wirkt einer Übersäuerung des Gewebes entgegen) und gute Gemüsebrühe ohne Geschmacksverstärker, Kürbissuppe.
  - Griechischer Salat mit Gurken, Tomaten, Schafskäse und Oliven, gegrillter Schafskäse.
  - Gemischtes Gemüse mit Béchamelsoße.

- Sandwiches in jeder Variation, z.B. mit Eiersalat, Frischkäse und Sprossen, Tomaten und Mozzarella, Tunfisch (Bioladen). Butterbrot mit Schnittlauch oder Tomaten oder Radieschen oder gutem Senf.
- Kohlrabi als Rohkost, Chicoreesalat (gut, weil bitter!) mit Apfel, Orange und Bananen, Weißkohlsalat mit Möhren, Äpfeln, Rosinen und Orangensaft.
- Kräuterquark mit Schnittlauch und Pellkartoffeln, Tzatziki.
- Kirschenmichel, Apfelstrudel mit viel Äpfeln, Milchreis mit Bio-Rundkornreis oder „Süßem Reis", Rote Grütze, selbst gemachte Fruchtjoghurts, Apfelpfannkuchen.
- Als Nachtisch Schlagsahne mit fein geriebenem Apfel, Bananenquark, Joghurt mit Sanddorn, Dickmilch mit Johannisbeeren, Blaubeeren mit Sahne oder Milch, Obstsalat, Birnenkompott, Birnen mit Eis und heißer Schokoladensoße, frische Ananas mit etwas Schlagsahne, Bratäpfel mit Zimtzucker.

× Vitamin- und Energiespender sind Möhren-Apfel-Saft (am besten frisch entsaftet), Sanddorn-Buttermilch, Mango-Lassi (Mango-Konzentrat aus dem Bioladen mit Joghurt und Mineralwasser mischen).

× Als Snacks eignen sich Rosinen und anderes Trockenobst, Walnüsse, Mandeln oder Cashews (Haselnüsse und Erdnüsse erzeugen häufiger Allergien), bitte auf Bio-Qualität achten. Sehr gut: Fruchtschnitten aus dem Reformhaus.

Monika Arndt: *Das Kinder-Kochbuch.* dtv 2004, 9,50 EUR
Helma Danner: *Das Bio-Kochbuch für Kinder.* Ullstein 2005, 9,95 EUR
Maria Hoffmann: *Küchenkerle, Kochbuch für Jungs, die ausziehen.* Hölker Verlag 2004, 14,95 EUR
Jesper Juul: *Was gibt's heute? Gemeinsam essen macht Familie stark.* Beltz 2005, 9,90 EUR
www.bio-rezepte.de

Rezepte zum selber ausprobieren

Gemüse-Pizza (Rezept für 2 Backbleche)

Teig:

× 400 g Mehl (am besten ist Dinkelvollkorn, aber auch ein anderes Weizen- oder Dinkelmehr ist in Ordnung)

× 1/2 TL Salz, 1 Prise Zucker

× 1 Päckchen Trockenhefe

- 1 EL Olivenöl
- etwa 1 Tasse warme Milch oder warmes Wasser

Alle Zutaten nacheinander in eine Rührschüssel geben und so lange kneten (am besten mit Rührgerät und Knethaken), bis der Teig sich weich und geschmeidig anfühlt. Die Rührschüssel mit einem sauberen Küchenhandtuch zudecken, an einen warmen Ort stellen und den Teig auf die doppelte Größe aufgehen lassen. Anschließend nochmal durchkneten und auf zwei mit Butter oder Öl bestrichene Backbleche verteilen.

Belag:

- 2 Gläser/Päckchen/Dosen pürierte Tomaten mit einem Schuss Olivenöl verrühren, mit Salz, Oregano und etwas Majoran abschmecken
- Mozarella oder geriebenen Pizza-Käse (Emmentaler oder Gouda tun es zur Not auch, werden aber eher hart, wenn sie zu lange gebacken werden)
- Gemüse zum Belegen (ganz nach Geschmack), z.B. Champignons, Paprika oder Tomaten in Scheiben bzw. Streifen geschnitten, Oliven, Zwiebeln in Ringe geschnitten, Mais
- Schinken, Salami

Hefeteig mit der Tomatenmischung bestreichen, mit Käse belegen oder bestreuen, Gemüse und andere Zutaten verteilen. Im vorgeheizten Backofen bei 200°C ca. 30 Minuten backen. Wenn die Teigränder sich goldbraun färben, ist die Pizza fertig.

Apfelpfannkuchen (Rezept für 4 bis 6 Personen)

- 150 g Mehl (am besten ist Dinkelvollkorn, aber auch ein anderes Weizen- oder Dinkelmehr ist in Ordnung)
- 350 ml Apfelsaft
- 1 Prise Zimt und 1 Prise Salz
- 2 Eigelb
- 2 Eiweiß, geschlagen
- 150 g Äpfel (in dünne Schnitze geschnitten)

- 1/2 TL Fett zum Braten (ungehärtetes Kokosfett ist am besten, d.h. am gesündesten, aber je nach Geschmack kann man auch ein Bratöl nehmen)
- 20 g Butter
- 30 g Honig oder braunen Zucker
- 2 EL Mandeln, grob geraspelt

Das Mehl mit dem Apfelsaft und den Gewürzen in einer Rührschüssel vermischen und so lange mit dem Rührgerät schlagen, bis es klumpenfrei ist.

Die Eier trennen: Vorsichtig aufschlagen und das Eigelb über einer kleinen Schüssel oder einer Tasse so lange von einer in die andere Eierschalenhälfte gleiten lassen, bis möglichst viel Eiweiß in die Schüssel oder Tasse darunter geflossen ist. Bitte vorsichtig arbeiten, wenn der Dotter verletzt ist und Eigelb ins Eiweiß gelangt, kann man das Eiweiß nicht mehr steif schlagen.

Eigelb in die Mehl-Apfelsaft-Masse einrühren und anschließend das steif geschlagene Eiweiß mit einem Löffel vorsichtig unterheben.

Tipp: Wenn dir das Eier trennen zu anstrengend ist, kannst du auch die ganzen Eier nehmen. Es schmeckt genauso gut, ist aber nicht so locker.

Bratenfett/-öl in einer Pfanne erhitzen. Eine Schöpfkelle voll Teig in die Pfanne gießen. Apfelschnitze auf den Teig setzen, wenn die Masse fest geworden ist, den Pfannkuchen wenden und fertig braten.

Butter, Honig und Mandeln verrühren und zu den Pfannkuchen servieren.

Gemüsesuppe (Rezept für 4 Personen)

- 3 Kartoffeln, geschält, in Würfel geschnitten
- 3 Karotten, geschält, in Scheiben geschnitten
- 1 kleiner Zucchini, in Scheiben geschnitten
- 1 Stange Sellerie, in Scheiben geschnitten
- 1 Fenchelknolle, in Würfel geschnitten
  (**Achtung:** Fenchel und Sellerie haben einen starken Eigengeschmack

und sind nicht jedermanns Sache, erst mal ein kleines Stückchen roh probieren. Wenn's nicht schmeckt, lieber weglassen.)
- 1 Esslöffel Butter
- 1,5 l Gemüsebrühe
- 1 Esslöffel Tomatenmark
- 1 Tasse tiefgekühlte Erbsen
- 80 g Muschelnudeln oder andere Suppennudeln
- frische Kräuter, gehackt
- Brot, Brötchen oder Baguette

Gemüse in Butter andünsten. Gemüsebrühe dazugießen, Tomatenmark einrühren und etwa 10 Minuten bei geringer Hitze köcheln lassen. Wenn die Gemüsebrühe nicht gewürzt ist, mit Salz und Pfeffer abschmecken. Dann Erbsen und Muschelnudeln zufügen. Das Ganze nochmals 6 bis 8 Minuten bei geringer Hitze kochen (auf Kochzeit der Nudeln achten). In Suppenschüsseln bzw. auf Suppenteller füllen, frische Kräuter darauf und mit dem Brot servieren.

Nudeln mit Tomatensoße (Rezept für 4 Personen)

- 500 g Spaghetti, nach Anleitung gekocht
- 1 Becher Sahne
- 1 Esslöffel Oregano
- 1 Esslöffel Basilikum (am besten frische Blätter klein schneiden)
- 1 kleines Glas Tomatenmark
- 1 Knoblauchzehe, klein geschnitten oder durch die Knoblauchpresse zerkleinert
- Pfeffer, Salz
- 1 kleines Schüsselchen frisch geriebenen Parmesan

Für die Soße Sahne, Oregano, Basilikum und Tomatenmark verrühren. Aufkochen lassen und mit dem Knoblauch, Pfeffer und Salz abschmecken. Vor dem Servieren Parmesan nach Belieben auf die Nudeln streuen.

Nudelsalat (Rezept für 4 Personen)

- 300 g Nudeln oder Vollkornnudeln, al dente (bissfest) gegart
- 150 g Kräuterfrischkäse
- 1 Becher (200 g) milder Naturjoghurt
- 1 Esslöffel Zitronensaft
- etwas Salz
- frisch gemahlener Pfeffer
- frischer Basilikum

Frischkäse, Joghurt, Zitronensaft, Salz, Pfeffer und 3 Esslöffel gehackte Basilikumblätter verrühren und vorsichtig unter die Nudeln heben, mindestens 20 Minuten durchziehen lassen. Basilikumblätter zum Garnieren auf den Salat geben.

Hygiene

In den Jahren der Pubertät verändert sich dein ganzer Körper. Du wirst merken, dass nun auch Körpergeruch entsteht. Es nützt nichts, sich mit Deo-Rollern oder Deo-Sprays einzuparfümieren, sonst riecht es eben nur nach Körpergeruch plus Deo. Notwendig ist, sich morgens mit einer milden, hautverträglichen Seife gründlich zu waschen (Gesicht, Hals, Ohren, unter den Achseln, zwischen den Beinen, Füße).

Auch wenn es dir altmodisch vorkommt: Händewaschen nicht vergessen und zwar mindestens vor den Mahlzeiten und vor (!) und nach dem Toilettengang. Vor dem Toilettengang wäschst du dir die Hände, damit sie sauber sind, wenn du dich abwischst.

Die schlimmsten Bakterienkulturen finden sich auf Wischlappen in der Küche, Waschlappen im Bad und Zahnbürsten. Bitte regelmäßig wechseln!

Bin ich zu dick?

Die offizielle Empfehlung für das Idealgewicht ist heute der Body Mass Index (BMI). Um deinen Body Mass Index auszurechnen, brauchst du einen Zollstock, eine Körperwaage und einen Taschenrechner. Die Formel des BMI ist: Körpergewicht in kg durch die Körperlänge in Metern zum Quadrat. Hört sich etwas kompliziert an, ist aber nun mal genau so.

Also: Miss deine Körperlänge und nimm sie per Taschenrechner mit sich selber mal. Dann stellst du dich auf die Waage und teilst dein Körpergewicht durch den Wert, den du gerade bei deiner Körperlänge ausgerechnet hast.

Im Kasten siehst du eine Tabelle, in der du sehen kannst, bei welchem Alter welcher BMI-Wert als normal gilt. Zum Vergleich haben wir auf der nächsten Seite die „normalen" Durchschnittswerte für Erwachsene abgebildet.

BMI-Tabelle Kinder

Alter	Mädchen BMI*	Jungen BMI*
7	14,5 - 18,4	14,6 - 18,2
8	14,8 - 19,2	14,9 - 18,9
9	15,2 - 19,9	15,2 - 19,7
10	15,5 - 20,7	15,6 - 20,5
11	16,0 - 21,5	16,0 - 21,3
12	16,6 - 22,4	16,5 - 22,2
13	17,3 - 23,2	17,1 - 22,9
14	17,8 - 24,0	17,7 - 23,6
15	18,5 - 24,5	18,3 - 24,3
16	19,0 - 24,8	18,8 - 24,8
17	19,3 - 25,0	19,4 - 25,3

(Quelle: www.bzga-kinderuebergewicht.de)

BMI-Tabelle Erwachsene

Alter	BMI
18–24 Jahre	19–25
25–34 Jahre	20–25
35–44 Jahre	21–26
45–54 Jahre	22–27
55–64 Jahre	23–28
>64 Jahre	24–29

Beispielrechnung

$$\frac{83\ \text{kg}}{1{,}80 \times 1{,}80\ \text{m}} = \text{BMI } 25{,}6$$

Für einen 17-Jährigen ist ein BMI von 25,6 nach der Tabelle zu viel, für einen 45-Jährigen gerade gut.

Unabhängig von der offiziellen Formel fühlen sich viele Mädchen zu dick. Aus naturheilkundlicher Sicht gilt: Es gibt unterschiedliche Konstitutionen. Das bedeutet: Wir kommen alle mit einem bestimmten Körperbau auf die Welt. Ernst Kretschmer, ein Psychiater der von 1888 bis 1964 lebte, hat drei Typen beschrieben:

- Den langen, dünnen Sensiblen nannte er Leptosom.
- Den kräftigen, zupackenden Typ nannte er Athletiker.
- Den mittelgroßen, etwas gedrungenen Menschen mit Bauch nannte er Pykniker.

Jeder und jede von uns hat ein Gewicht, bei dem wir uns besonders wohl fühlen. Wiegt man weniger, werden die Füße und Hände schnell kalt, wiegt man mehr, fühlt man sich unwohl.

www.mybmi.de

J1 – Die Jugenduntersuchung

Zwischen dem 12. und 15. Lebensjahr kannst du eine Jugenduntersuchung beim Kinder- und Jugendarzt, beim Allgemeinmediziner oder Facharzt für Innere Medizin durchführen lassen. Hier werden zunächst deine Größe, dein Gewicht und dein Blutdruck gemessen. Dann werden die Funktionen deines Körpers geprüft, beispielsweise werden Herz und Lunge abgehorcht, wird dein Bauch abgetastet. Du machst einen Seh- und einen Hörtest. Möglicherweise wird dir Blut abgenommen, um mithilfe von Blutwerten noch mehr über deinen Gesundheitszustand zu erfahren (erniedrigte Eisenwerte können beispielsweise eine Müdigkeit erklären). Nach dieser Untersuchung werden deine Impfungen kontrolliert. Sehr wichtig ist, dass du über eine intakte Impfung gegen Wundstarrkrampf (Tetanus) verfügst. Daneben werden manche Impfungen aufgefrischt bzw. neue Impfungen in Erwägung gezogen (deshalb ist es auch günstiger, wenn Mutter oder Vater mit zum Arzt gehen. Sie oder er braucht ja nicht mit ins Zimmer zu kommen). Das folgende Kapitel geht genauer auf Impfungen ein.

Bei der Untersuchung hast du die Möglichkeit einer Beratung zu Fragen, die dich persönlich interessieren. Wenn du schon einmal beim Arzt bist – und oft ist es ja der Arzt, der dich seit Jahren kennt – dann frage alles, was dir auf dem Herzen liegt. Auch über Symptome, die dich beunruhigen, über Sexualität, Genussmittelkonsum, was dir so einfällt. Manchmal möchte man ja auch wissen, ob eine bestimmte Entwicklung „normal" ist oder ob sich eine Krankheit dahinter verbirgt. Das können Schmerzen sein, schlechte Träume, ein großer Leberfleck oder juckende Hautstellen, aber vielleicht auch die Entwicklung deines Körpers im Bereich der Geschlechtsorgane.

Der Arzt oder die Ärztin unterliegen der Schweigepflicht. Wenn du es nicht möchtest, dürfen sie deinen Eltern nichts sagen – außer, wenn dein Leben in Gefahr ist.

Impfungen bei Jugendlichen

Als Routineimpfungen werden im Alter von 9–18 Jahren in Deutschland empfohlen:

- Diphtherie und Tetanus: Ein Schutz vor Tetanus (Wundstarrkrampf) und Diphtherie (eine bakterielle Infektion, die in den meisten Fällen die oberen Atemwege befällt) besteht nach einer kompletten Grundimmunisierung (drei Impfungen, üblicherweise im ersten Lebensjahr) und wenn die letzte Impfung nicht mehr als zehn Jahre zurückliegt. Daher ist es ratsam, zehn Jahre nach der letzten Impfung eine Auffrischimpfung durchzuführen.
- Hepatitis B: Seit 1995 wird in Deutschland eine generelle Hepatitis-B-Impfung im Alter von 9–17 Jahren empfohlen.
- Keuchhusten: Eine Auffrischimpfung wird zwischen dem 10. und 18. Lebensjahr empfohlen.
- Kinderlähmung: Im Jugendalter sollten drei Impfungen vorliegen, empfohlen wird eine einmalige Auffrischimpfung im Alter von 9–17 Jahren.
- Masern-Mumps-Röteln: Im Jugendalter sollten zwei Impfungen erfolgt und dokumentiert sein.

Zu beachten ist:

- Auffrischimpfungen sind sinnvoll, jedoch sollten der richtige Zeitpunkt gewählt und nicht zu viele Impfungen auf einmal gegeben werden.
- Die rountinemäßige Hepatits B-Impfung ist umstritten, da Hepatitis B, eine Leberentzündung, nur durch Blut und Körperflüssigkeiten übertragen wird. Gefährdet sind daher vor allem heroinabhängige Menschen, Reisende in Hochrisikogebiete (also Länder, in denen es sehr viele Hepatitis B Erkrankte gibt) oder Menschen, die ungeschützten Sexualverkehr haben.
- Für zahlreiche Fernreisen sind Impfungen erforderlich oder sinnvoll. Dazu gehören Auffrisch-Impfungen (z.B. Tetanus und Diphtherie) oder – je nach Reiseland – Impfungen gegen Tollwut, Gelbfieber, Typhus etc. Diese Impfungen müssen rechtzeitig durchgeführt werden. Meist handelt es sich um Mehrfachimpfungen, die einen gewissen Abstand benötigen. Außerdem sollte die letzte Impfung nicht unmittelbar vor Reiseantritt erfolgen, sondern eine Erholungszeit dazwischen liegen.

Bei jeder Impfung ist von besonderer Bedeutung, dass die gesundheitliche Gesamtverfassung desjenigen, der geimpft wird, gut ist und er nicht gerade etwas „ausbrütet" oder sogar mit einer Erkältung, einem Infekt kämpft. Besondere Vorsicht ist geraten bei Kindern und Jugendlichen, die allergisch auf Fremdeiweiße reagieren, da viele Impfstoffe aus tierischen Eiweißen bestehen. Eine Eiweißallergie muss dem behandelnden Arzt unbedingt mitgeteilt werden.

Ulrich Koch: *Impfen.*
Patientenratgeber Nr. 16 von Natur und Medizin (4,50 EUR).
Ulrich Koch ist Arzt und Vater von vier Kindern, der sich intensiv mit den Vor- und Nachteilen der einzelnen Impfungen auseinandersetzt hat. (Bestelladresse im Anhang)

Schreibtisch und Bildschirm

Vielleicht machst du deine Hausaufgaben am liebsten auf dem Bett, dem Sofa, dem Fußboden. Wenn dir das doch irgendwann zu unbequem ist, dann solltest du am Schreibtisch folgende Ratschläge für eine rückenfreundliche Haltung berücksichtigen.

- Wenn du am Schreibtisch sitzt, berühren beide Füße den Boden. Die Knie sind im rechten Winkel gebeugt.
- Die Unterarme liegen auf einem waagerechten Tisch auf, ohne dass du die Schultern hochziehen musst. Sie sind im rechten Winkel zu den Oberarmen.
- Zwischen Oberschenkel und Tisch-Unterseite muss Spielraum sein.
- Sitz aufrecht und versuch, beim Hausaufgabenmachen nicht zu sehr nach vorne zu kippen. Stell die Rückenlehne entsprechend ein. Die zurückgelehnte Sitzhaltung schadet am geringsten. Günstig sind auch Luftkissen (im Orthopädiefachhandel oder in Sanitätshäusern erhältlich), durch die das Becken sich leicht bewegt und der Rücken nicht in einer Haltung erstarrt.
- Wenn deine Eltern dir einen guten Stuhl kaufen möchten (was ratsam wäre, wenn du viel am Schreibtisch sitzt), sollte er eine individuell

verstellbare Rückenlehne haben, die bis unter die Schulterblätter reicht; außerdem ist eine integrierte Stütze für den Lendenwirbelsäulenbereich (unterer Rücken) wichtig.

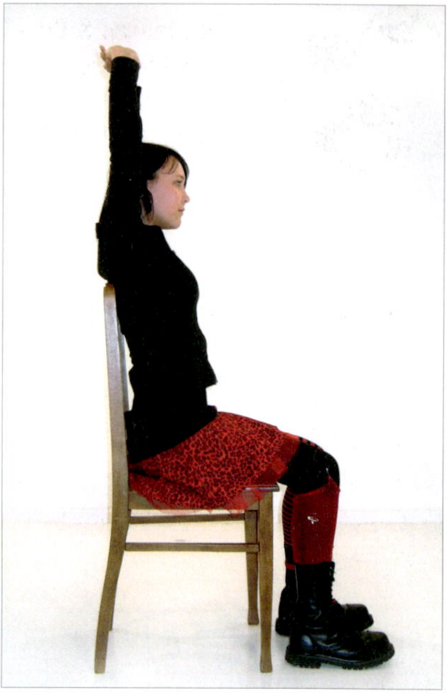

- Wenn du einen Computer hast, sollte er möglichst auf einem Computertisch stehen, mit etwas erniedrigter Ablage für die Tastatur. Der Abstand zwischen den Augen und dem Bildschirm sollte 50 bis 60 cm betragen. Der Bildschirm soll in Augenhöhe gerade vor dir stehen.
- Keine starke Lichtquelle direkt vor oder hinter dem Bildschirm, den Bildschirm möglichst parallel zum Lichteinfall aufstellen. Schwarz-Weiß-Bildschirme mit hoher Auflösung sind augenfreundlicher als Farbmonitore, die Schrift wird schärfer. Am besten sind Flachbildschirme (TFT- oder LCD-Monitor genannt). Sie sind absolut flimmerfrei und geben keine schädlichen Strahlen ab.
- Regelmäßig den Bildschirm abwischen. Durch die statische Aufladung setzen sich hier gern Staubpartikel ab, die den Bildschirm verschmutzen und die Schleimhaut von Augen oder Nase reizen können.
- Eine kleine **Übung für die Nackenmuskulatur**. Falte die Hände über dem Kopf und führe sie zur Decke, mit den Handflächen nach oben. Bringe die gestreckten Arme dann möglichst weit nach oben und hinten, aber ohne die Schultern hochzuziehen (siehe Abbildung).
  Weitere Hinweise gegen Nackenverspannung findest du im Kapitel 7 „Knochen und Muskeln".
- Bildschirmarbeit strengt die Augen extrem an. Die Augen erholen sich, wenn man sie immer wieder schließt, ab und zu mal aus dem Fenster schaut oder sich eine grüne Landschaft in der Ferne vorstellt.

Heilpflanzen & Co – Infos für Eltern
Bei müden, schmerzenden Augen nach langem angestrengten Sehen gibt es ein homöopathisches Mittel: *Ruta* D6, 3 x täglich 5 Streukügelchen (Globuli) auf der Zunge zergehen lassen. Keine Daueranwendung.

Handys und schnurlose Telefone

Sehr gerne (und sehr lange) wird im Jugendalter telefoniert, besonders von Mädchen. Für die bessere Erreichbarkeit haben inzwischen fast alle Teenager ein Handy. Im häuslichen Bereich sind schnurlose Telefone gerade bei Jugendlichen sehr beliebt, ermöglichen sie doch ein Telefonat im eigenen Zimmer.

Handys

Das gesundheitliche Risiko durch Handys wird kontrovers diskutiert. Es gibt unterschiedliche Meinungen, ob überhaupt und in welchem Umfang durch die Verwendung von Handys Schaden angerichtet wird. Viele Fragen sind offen, weil Handys vergleichsweise kurz auf dem Markt sind und Langzeitbeobachtungen fehlen.

Durch die Sendemasten wie auch durch die Handys selbst wird ein elektromagnetisches Feld erzeugt. Durch elektromagnetische Felder entsteht Wärme. Durch die Nähe von Ohr und Gehirn hat die Wärmeentwicklung am Ohr eine direkte Wirkung auf das Gehirn. Darüber hinaus ist anzunehmen, dass die Strahlen einen Einfluss auf den menschlichen Organismus haben (dies trifft übrigens ebenso auf kabellose Telefonhörer zu), auch wenn man noch nicht genau sagen kann, wie dieser Einfluss genau aussieht. Das ist übrigens ein Problem bei allen Strahlenquellen, ob nun Mikrowelle, Computer, Handy oder Fernseher: Wir wissen erst in 50 oder 100 Jahren Genaueres über die Spätfolgen.

An Nebenwirkungen durch den Gebrauch von Handys wurden bislang beobachtet:

- Veränderung des Schlafes.
- Erhöhung des Blutdrucks.
- Müdigkeit, Kopfschmerzen, Brennen der Haut (Untersuchungen bei über 10.000 Teilnehmern).

Bei Tieren, die in der Nähe von Sendemasten leben, konnten vermehrt Fehlgeburten, Missgeburten, verringerte Milchleistung (bei Kühen) und Verhaltensauffälligkeiten beobachtet werden. Diese Auffälligkeiten verschwinden in der Regel, wenn die Tiere in einen anderen Stall in größerer Entfernung zum Sendemast gebracht werden.

Die „Umweltkommission der Deutschen Akademie für Kinder- und Jugendmedizin" empfiehlt, dass Jugendliche und Kinder nur in Ausnahmefällen Mobiltelefone gebrauchen. Auch Prof. König, der Präsident des Bundesamtes für Strahlenschutz, empfiehlt, dass Kinder unter 16 Jahren möglichst wenig mit einem Handy telefonieren.

Schnurlose Telefone

Schlimmer noch als Handys, die sich immerhin abschalten lassen, sind bestimmte schnurlose Telefone im Haushalt einzustufen. Für die nötige Datenübertragung von der Basisstation zum tragbaren Hörer wird im Umkreis von bis zu 300 Metern ein elektromagnetisches Feld aufgebaut. Es gibt hier zwei unterschiedliche Techniken:

1. Der neuere DECT-Standard (DECT für Digital Enhanced Cordless Telecommunication): Diese Anlagen strahlen ständig, unabhängig davon, ob telefoniert wird und wo sich das Mobilteil befindet. Sie sind gesundheitlich bedenklich.
2. Der ältere CT1+ (oder CTA-)-Standard (CT steht für cordless telephone). Diese Anlagen strahlen nur während des Telefonates. Sie sind gesundheitlich daher weniger bedenklich. Entgegen der Auskünfte mancher Händler haben diese Geräte noch eine Zulassung bis zum Jahr 2008 und können auch an moderne ISDN-Anlagen angeschlossen werden.

Selbsthilfe

- × SMS-Verschicken ist besser als Telefonieren. Und billiger.
- × Bei Telefonaten Handy erst ans Ohr halten, wenn die Verbindung aufgebaut ist, also erst, wenn du den Klingelton hörst.
- × Bei langen Telefonaten Freisprechanlage verwenden.
- × Im Haushalt möglichst schnurgebundene Telefone nehmen, ansonsten die alten strahlungsarmen CT1+-Geräte als schnurlose Telefone verwenden. Hinweise über Bezugsquellen finden sich im Internet unter „CT1+Telefone". Die Firma Goecke Technische Artikel bietet aus Überzeugung hochwertige CT1+-Geräte an.
- × Alle Anlagen möglichst weit von Schlaf- und Kinderzimmern entfernt installieren.

ABC

Goecke Technische Artikel
Douglas Lister-Str. 34, 21339 Lüneburg
Tel.: 04131-6803040

Bürgerwelle e.V.
Dachverband der Bürger und Initiativen zum Schutz vor Elektrosmog
Lindenweg 10, 95643 Türschenreuth
Tel.: 09631-795736

Schönheitsoperationen

Über die Hälfte aller jugendlichen Mädchen sind mit ihrem Aussehen unzufrieden. Weit mehr als früher wünschen sich eine Schönheitsoperation. Jede vierte Anfrage bei der Vereinigung der Deutschen Ästhetisch-Plastischen Chirurgen (VDÄPC) stammt von jungen Frauen im Alter von 15 bis 25 Jahren. Besonders gefragt sind Nasenkorrekturen, Fettabsaugen bei dicken Oberschenkeln und Brustoperationen.

Aus medizinischer Sicht haben Schönheitsoperationen im Jugendalter keinen Sinn. Der Körper verändert sich noch so sehr, dass nicht absehbar ist, welches Resultat eine Operation hat. Durch das Körperwachstum gerade bei Jugendlichen werden dann häufig Folgeoperationen erforderlich. Auch die Bildung von Narbengewebe wird durch das Körperwachstum beeinflusst, die Entwicklung der Narbe lässt sich nicht voraussagen.

Übereinstimmend werden von seriösen Chirurgen Schönheitsoperationen erst ab 18 Jahren empfohlen. Ausnahmen sind abstehende Ohren, die bereits ab dem 6. Lebensjahr korrigiert werden, außerdem Narbenkorrekturen, Korrekturen nach Unfällen, Nasenoperationen bei Atembehinderung oder Operationen bei einem körperlichen Aussehen oder Körperbau, der das Leben des Betroffenen auch aus medizinischer Sicht stark beeinträchtigt.

Ein seriöser Schönheitschirurg sucht das Gespräch mit den Eltern, bezieht einen Psychologen mit ein, informiert über die Risiken und räumt eine längere Bedenkzeit ein. Bei Jugendlichen unter 18 Jahren ist die Einwilligung der Eltern erforderlich. Die Kosten müssen in der Regel von den Betroffenen selbst übernommen werden. Die Krankenkasse zahlt nur bei medizinischer Notwendigkeit, wenn also das zu operierende Körperteil stark von der Norm abweicht oder massive Beschwerden nach sich zieht, beispielsweise, wenn große Brüste zu Rückenschmerzen führen. Wichtig: Die Begriffe Schönheitschirurgie, kosmetische Chirurgie oder ästhetische Chirurgie sind ungeschützt. Auf eine qualifizierte Ausbildung und staatliche Anerkennung verweist nur der Begriff „Facharzt für Plastische Chirurgie“.

Die Risiken im Einzelnen

Bei jeder Operation, auch bei einer Schönheitsoperation, gibt es eine Reihe von allgemeinen Belastungen und Risiken:

- Anästhesie oder Vollnarkose belastet den gesamten Organismus.
- Es kann zu Entzündungen, Nachblutungen oder Narbenbildung kommen.
- Es besteht immer die Möglichkeit einer Medikamenten-Unverträglichkeit, einer Thrombose (Bildung eines Blutgerinnsels in den Blutgefäßen) oder einer Embolie (das Blutgerinnsel löst sich, wandert und verstopft andere wichtige Blutgefäße).

- Ein wesentliches Risiko sind auch mangelnde Kenntnisse des Chirurgen. Wie im Text beschrieben, wird ein anerkannter „Facharzt für Plastische Chirurgie“ das Gespräch suchen und wahrscheinlich von einer kosmetischen Operation vor Ende des Wachstums abraten.

Spezielle Operationen bergen spezielle Risiken in sich:

- Beim **Fettabsaugen** werden einzelne Bereiche mit starken Fettansammlungen behandelt. Insbesondere bei schlechter Technik des Operateurs, Massenfettabsaugungen oder Kombinationen mit anderen Operationen kann es zu Komplikationen kommen. Dazu gehören Dellen, Verletzungen von Nerven und absterbende Hautbereiche (durch zerstörte Blutgefäße). Auch Durchbohrungen oder Verletzungen von Organen (z.B. des Dünndarms bei Fettabsaugen am Bauch) kommen vor.
- Bei **Brustverkleinerungen** kann nicht ausgeschlossen werden, dass die Brüste nach der OP ungleich groß sind bzw. die Brustwarzen nicht an der richtigen Stelle sitzen. Es entstehen Narben, die später zu Komplikationen beim Stillen führen können. Entzündungen, chronische Schmerzen, verrutschte oder harte Brüste sind ebenfalls mögliche Folgen. Drei von zehn Frauen müssen nach einer Brustkorrektur erneut operiert werden, bei Jugendlichen ist die Zahl sogar noch höher. Gerade bei Mädchen können wulstige und breite Narben entstehen, die einen erneuten Eingriff erforderlich machen. **Brustvergrößerungen** sollten erst durchgeführt werden, wenn das Brustwachstum abgeschlossen ist. Hauptrisiko ist die Bildung einer Gewebekapsel, die zu einer Verhärtung des Implantats führt und eine weitere Operation erforderlich macht. Implantate sind nicht strahlendurchlässig, daher kann eine Mammographie zur Krebsvorsorge je nach Lage des Implantats erschwert sein. Über die Frage, wie oft Implantate erneuert werden, sind sich die Experten nicht einig. Du solltest jedoch nicht selbstverständlich davon ausgehen, dass ein Implantat Jahrzehnte hält.
- Bei **Nasenkorrekturen** kann die Korrektur zu stark oder zu gering ausfallen. Problematisch ist, wenn zu viel Nasenknochen oder -knorpel abgetragen wird. Nasenatmung und Riechfunktion können eingeschränkt sein.

Wenn du mit deiner Nase unzufrieden bist, schau dir erst die vielen „vorher-nachher"-Bilder aus Kliniken oder Praxen für plastische Chirurgie, die im Internet zu sehen sind, an. Mal ehrlich, sehen sie nicht hinterher alle ziemlich gleich aus?
Die neuen Serien im Abend-Programm der privaten Fernsehsender, bei denen Testpersonen vor laufender Kamera operiert werden, verharmlosen Schönheitsoperationen und vernachlässigen die Langzeitfolgen. Unter dem Deckmäntelchen einer angeblichen Aufklärung werden die Risiken plastischer Operationen heruntergespielt und Jugendliche für Medieninteressen missbraucht. Fakt ist, dass jugendliche Zuschauer häufiger über eigene Schönheitsoperationen nachdenken, wenn sie diese im Fernsehen sehen.

Karin Willen: *Schönheitsoperationen. Eingriffe. Entscheidungshilfen. Experten.* Rowohlt Taschenbuch 2003, 12,90 EUR

Muskel-Aufbaupräparate

Hochleistungssport und Doping, so die Einschätzung zahlreicher Experten, sind heutzutage nicht mehr voneinander zu trennen. Auch im Breitensport ist diese Tendenz zu beobachten. Im Fitnessstudio nimmt wahrscheinlich jeder Fünfte Dopingmittel oder illegale Medikamente ein. Von den gefährlichen Nebenwirkungen dieser Arzneimittel wissen die wenigsten Benutzer, insbesondere dann, wenn die Mittel schwarz verkauft oder Dosierungsrichtlinien nicht eingehalten werden. Nebenwirkungen können Jahrzehnte nach dem Absetzen anhalten. Zahlreiche Todesfälle im Zusammenhang mit Doping sind bekannt.

Bei Dopingmitteln handelt es sich meist um Hormonpräparate, Stimulanzien (wirken anregend), Herz-Kreislauf-Mittel oder Beruhigungsmittel. Gerade die Hormone haben jedoch einen verheerenden Einfluss auf den Gesamtorganismus, da sie als Botenstoffe mit allen Körperorganen in Verbindung stehen.

Jugendliche, die mit ihrem Körper unzufrieden sind und ihre Muskulatur aufbauen wollen, suchen Idole – und finden sie nicht selten im Fitness-Studio. Nehmen diese Vorbilder Medikamente ein, so ist der Weg zum eigenen Konsum nicht weit. Über die Folgen wird nicht informiert, die Jugendlichen wissen weder, was sie eigentlich einnehmen, noch, was sie sich damit antun. Zahlreiche Präparate, die auf dem Schwarzmarkt gehandelt werden, sind mit Krankheitserregern verseucht oder mit giftigen Zusatzstoffen versetzt.

Jörg Börjesson, Doping-Geschädigter („Ich hatte richtige Frauenbrüste, habe Schmerzen und einen kaputten Rücken“) und Gründer des Anti-Doping Zentrums Dorsten, setzt sich aktiv für die Aufklärung von Jugendlichen ein.

Auf der Internet-Seite www.doping-frei.de informiert Börjesson über alles, was man zum Thema Doping wissen muss.

Tabak, Alkohol und Cannabis

Tabak

„Eigentlich schmeckt es niemand von denen, die ich kenne, die rauchen." Sarah, 13

„Ich rauche. Ich bin jung, ich darf das." Inka, 15

„Ich rauche, weil es mich beruhigt." Laura, 14

„Ich rauche nur, wenn ich in Gesellschaft bin, aus Langeweile." Sophie, 13

„Ich rauche, weil ich aus Coolness angefangen habe und jetzt süchtig bin." Amanda, 16

Unter den 15-Jährigen rauchen mittlerweile 25% der Jungen und 27% der Mädchen – also mehr Mädchen als Jungen! Das durchschnittliche Einstiegsalter beträgt knapp 12 Jahre.

Gerade die 12- bis 14-Jährigen rauchen, so ergab eine Umfrage der Autoren, um „cool" zu sein und „dazu zu gehören". Sie glauben in der Regel nicht, dass sie selbst von der Zigarette abhängig werden könnten. Die Älteren dagegen rauchen häufig bereits vor allem aus Abhängigkeit oder Sucht.

Welcher Stoff in der Zigarette ist für die Wirkung verantwortlich – und für die Abhängigkeit?

Zigarettentabak enthält **Nikotin**. Nikotin ist ein suchterzeugender Stoff mit Wirkung auf das Nervensystem. Nikotin gelangt beim Rauchen in die Lunge, von dort ins Blut und mit dem Blut weiter in den ganzen Körper. Nach sieben Sekunden ist es im **Gehirn** angelangt. Dort heftet es sich an die Nervenzellen und beeinflusst die Geschwindigkeit, in der Nervenimpulse (Schmerz, Angst, Aufregung, Wut, Hunger) weitergeleitet werden, je nach Dosierung schneller oder langsamer.

So wirkt das Nikotin je nach aufgenommener Menge anregend oder beruhigend. Auch an Beschwerden wie Kopfschmerzen, Erregung, Zittern, Schwindel, Übelkeit und Erbrechen kannst du merken, dass das Nikotin auf das Nervensystem wirkt, denn all diese Beschwerden haben etwas mit den Nerven zu tun.

Bereits nach wenigen Zigaretten kann eine Sucht entstehen. Der Körper braucht die Zigarette. Dies liegt daran, dass die Nervenzellen sich auf die Nikotinzufuhr von außen einstellen und sozusagen darauf warten. Körpereigene Substanzen, die eine ähnliche Wirkung haben, werden reduziert.

Wenn nun das Nikotin von außen fehlt, kommt es zu Entzugserscheinungen. Raucher sind, wenn sie eine Zigarette „brauchen", nervöser, gestresster und gereizter als Nichtraucher, das hast du sicherlich schon bemerkt.

Im eingeatmeten Rauch sind mehrere tausend **Schadstoffe** enthalten, schließlich werden hier Tabak, Konservierungsstoffe, Aromastoffe, Klebstoffe aus dem Papier u.v.m. verbrannt. Denn der Tabak wird für die Zigarette vorbehandelt und mit Feuchthaltestoffen, Geschmacksstoffen, Geruchsstoffen etc. angereichert. Auch gegebenenfalls vorhandene Pflanzenschutzmittel auf dem Tabak werden mit verbrannt. Eine besonderes Problem sind in diesem Zusammenhang Billigzigaretten unklarer Herkunft (fehlende Banderole, „Schnäppchen" von fliegenden Händlern). Sie enthalten häufig minderwertigen Tabak oder werden mit anderen Stoffen gestreckt.

Werden all diese Stoffe verbrannt, entstehen im Rauch z.B. Teer und Kohlenmonoxid. Der Gehalt an Teer wird auch, neben dem Nikotin, auf der Packung angegeben. Teer oder „Kondensat" meint die festen Bestandteile des Tabakrauches. Sie legen sich über die Schleimhäute der Atemwege. Diese sind mit so genannten Flimmerhärchen ausgekleidet. Die Flimmerhärchen sind dafür da, Dreck und Schmutz, der eingeatmet wurde, wie mit einem Fließband nach draußen zu transportieren. Wenn sie jedoch „zugeteert" werden, können sie diese Aufgabe nicht mehr erfüllen, es kommt zu Entzündungen, Raucherhusten, später vielleicht auch zu Krebs. Bei Krebs funktionieren die Körperzellen nicht mehr so, wie sie eigentlich sollen. Sie vermehren sich hemmungslos – es entsteht ein Tumor, eine Krebsgeschwulst.

Kohlenmonoxid ist ein Gas. Es heftet sich in der Lunge an die roten Blutkörperchen, an Stelle des Sauerstoffs, mit dem die Zellen versorgt werden müssen. Die roten Blutkörperchen werden blockiert und der Sauerstoff gelangt nicht mehr in voller Menge in die Zellen. Die Folge: Wir fühlen uns schlapp, müde und leistungsarm. Wer raucht, wird relativ bald merken, dass die Fitness nachlässt. Das liegt vor allem am Kohlenmonoxid.

Schäden

Der jugendliche Körper befindet sich im Aufbau. Die Zellen erneuern sich nicht nur, sondern aus jeder Körperzelle werden zahlreiche neue Zellen gebildet. Werden die Zellen bereits in dieser Aufbauphase vorgeschädigt oder angegriffen, multipliziert sich der Schaden um ein Vielfaches. Eine Studie des Massachusetts General Hospital hat gezeigt, dass Rauchen in der Jugend die Lungen nachhaltig durch Veränderungen an der DNS, also an den Erbanlagen der Lungenzellen, schädigt, auch wenn man später mit dem Rauchen aufhört. Äußerlich am sichtbarsten ist, dass Rauchen mit der Zeit die Haut verschlechtert und die Zähne gelb färbt.

Die Autoren haben Jugendliche gefragt, warum sie rauchen bzw. nicht rauchen. Argumente gegen das Rauchen waren:

- „... hab' ne Wette."
- „Ich rauche nicht, weil es den Körper schädigt und man auch anders Spaß haben kann."
- „ .... find's uncool."
- „Ich rauche nicht, weil ich es nicht brauche."
- „Ich rauche nicht, weil es mir nichts bringen würde außer der Verschlechterung meiner Gesundheit."
- „Ich rauche nicht, weil ich es total uncool finde, und ich kriege Kopfschmerzen."
- „Ich rauche nicht, weil es dumm ist."

Als Gründe aufzuhören, wurden genannt:

- „Man riecht besser."
- „Man ist im Sport besser."
- „Die Haut ist besser."

- „Kein Stress mit den Eltern."
- „Keine blöden Bemerkungen von Lehrern."
- „Mehr Geld im Portemonnaie."

- Fang am besten gar nicht erst mit dem Rauchen an. Zu rauchen ist eine Erfahrung, die man nicht unbedingt gemacht haben muss, weil sie eine Menge Probleme nach sich zieht.
- Rauchen ist schlecht für die Gesundheit, macht hässlich und ist teuer.
- Keine Billig-Zigaretten unklarer Herkunft einkaufen.
- Leichte Zigaretten sind nicht weniger gesundheitsschädlich als starke Zigaretten, sondern vor allem ein guter Werbetrick. Häufig werden dafür mehr Zigaretten geraucht, wird stärker an einer Zigarette gezogen.
- Auch wenn du paffst, inhalierst du die Schadstoffe.
- Auf keinen Fall sollten Mädchen rauchen, wenn sie die Pille einnehmen. Die Kombination erhöht das Risiko, bereits in jungen Jahren (tödliche) Blutgerinnsel (Thrombosen, Embolien) zu entwickeln oder einen Herzinfarkt zu erleiden.
- Wenn du rauchst: Spar dir möglichst die Morgenzigarette. Sie legt deine Verdauung lahm. Rauche nur halbe Zigaretten. Verzichtet auf die Langeweile- und Stresszigaretten. Verzichte auf die Zigaretten, die du alleine rauchst. Sag auch ansonsten mal „Nein". Wie wär's mit ein bis zwei rauchfreien Tagen in der Woche?
- Im Kapitel „Raucherentwöhnung" findest du Hinweise für den Ausstieg.

Annette Kerckhoff/Michael Elies: *Zigarette? Was Jugendliche schon immer über das Rauchen wissen wollten* (von den Autoren dieses Ratgebers). Zu beziehen bei: Natur und Medizin, 1,50 EUR (Bestelladresse im Anhang).
Bundeszentrale für gesundheitliche Aufklärung: *Stop Smoking – Girls. Stop Smoking – Boys.* (Bestelladresse im Anhang)

www.ift-nord.de
www.justbesmokefree.de
www.besmart.info
www.rauch-frei.info

Alkohol

„Mit 13 habe ich viel mehr getrunken als jetzt.
Auch so süßes Zeug, die Alkopops eben.
Ich wollte alles ausprobieren, trinke jetzt aber weniger.
Manche meiner Freunde haben das nicht in den Griff gekriegt,
die mussten in eine Klinik, vor allem, wenn sie auch gekifft haben."
Stefan, 19

„Warum wir trinken und kiffen? Ausprobieren und Langeweile."
Lisa, 13

Unter den 15-Jährigen trinkt ein Viertel der Mädchen und mehr als ein Drittel der Jungen regelmäßig Alkohol, so eine Untersuchung der Uni Bielefeld. Bis zur Preiserhöhung durch Erhebung einer Sondersteuer im Juli 2004 waren nach Angaben der Bundeszentrale für gesundheitliche Aufklärung (BzgA) Alkopos, mit Alkohol versetzte Limonaden, die beliebtesten alkoholischen Getränke bei Jugendlichen, sie lagen vor Bier, Wein/Sekt und Spirituosen. Als „harte Drinks", also hochprozentige Alkoholika werden die Alkopops dabei von Jugendlichen keinesfalls eingeschätzt.

Auch exzessives Rauschtrinken („Komasaufen") scheint, so die Statistik der Deutschen Hauptstelle für Suchtfragen e.V., gerade bei Jugendlichen besonders beliebt zu sein. Bei einer Befragung von 11.000 Schülerinnen und Schülern der 9. und 10. Jahrgangsstufe in verschiedenen Bundesländern Deutschlands (ESPAD-Studie 2003) gaben insgesamt 59% der Jugendlichen an, in den vergangenen 30 Tagen mindestens einmal fünf oder mehr alkoholische Getränke hintereinander getrunken zu haben. Knapp 40 Prozent hatten in den vergangenen zwölf Monaten ein- oder mehrmals einen Alkoholrausch.

Aufnahme und Abbau von Alkohol

Alkohol ist die umgangssprachliche Bezeichnung für Ethanol. Ethanol entsteht durch Gärung, im Bier unter Zusatz von Hefe, im Wein durch alkoholische Gärung aus dem Saft von frischen Weintrauben. Sekt entsteht aus Wein, der mit Zucker, Likör oder Weinbrand vermischt und nochmals vergoren wird. Spirituosen, z.B. Schnaps, Wodka oder Gin, entstehen durch Destillation alkoholischer Flüssigkeiten.

Der Alkohol gelangt über den Mund und die Speiseröhre in Magen und Darm. Bereits im Mund, vor allem aber im Dünndarm wird Alkohol durch die Schleimhaut ins Blut aufgenommen. Weil Alkohol wasser- und fettlöslich ist, verteilt er sich vom Blut aus im gesamten Körper. 30–60 Minuten nach der Aufnahme ist die höchste Konzentration des Alkohols im Blut, 60–90 Minuten nach Alkoholaufnahme im gesamten Körper. Dabei hängt der Alkoholgehalt von folgenden Dingen ab:

- Alkoholgehalt der Flüssigkeit.
- Trinkgeschwindigkeit.
- Körpergewicht.
- Voller oder leerer Magen.
- Geschlecht (Mädchen vertragen weniger Alkohol).

Alkohol wird zum ganz großen Teil in der Leber abgebaut, in mehreren Schritten, bis schließlich aus Alkohol Kohlensäure und Wasser geworden sind. Ein Zwischenprodukt – das Acetaldehyd – ist noch giftiger als der Alkohol selbst und für den „Kater" am nächsten Tag verantwortlich. Der Abbau vom Alkohol kann nicht beschleunigt werden, auch wenn dazu viele Tipps im Umlauf sind (essen, schlafen, Sport etc.). Die Leber baut 0,1 Promille pro Stunde ab.

Wirkungen

Alkohol hat – durch die Verteilung im Körper – Wirkungen auf den gesamten Körper und Einfluss auf jedes Organ, insbesondere bei häufigem Alkoholkonsum. Die Leber zum Beispiel wird überfordert und blockiert. Sie kann andere Aufgaben nicht mehr erfüllen.

Am wichtigsten ist es, die Wirkungen auf die **Nerven** zu verstehen. Alkohol ist ein Nervengift. Bei einem Schwips oder einem Rausch handelt es sich also im medizinischen Verständnis um die Zeichen einer Alkoholvergiftung. Die Alkoholvergiftung wird in vier Stadien eingeteilt, wie die folgende Übersicht zeigt.

Stadium 1: „Schwipps“, leicht angetrunken

Merkmale „Erregung“

- Lustig
- Gesprächig
- Nicht mehr so schüchtern und weniger ängstlich
- Verminderung der Sehleistung
- Nachlassen von Aufmerksamkeit, Konzentration und Urteilsvermögen
- Anstieg der Risikobereitschaft

Stadium 2: Betrunken, „Rausch“

Merkmale „Bewusstseinstrübung“

- Psychische Enthemmung
- Selbstbewusster
- Selbstüberschätzung
- Verlust der Kritikfähigkeit
- Bewegungsstörungen
- Sprechstörungen
- Gestörte Sinneswahrnehmung
- Verlangsamte Reflexe
- Übelkeit
- Müdigkeit
- Aggressivität
- Risiko für ungeschützten Sexualverkehr und Vergewaltigung steigt

Stadium 3: Volltrunken, „Vollrausch“

Merkmale „Betäubung“
- Betäubung der Sinne
- Verwirrtheit
- Kaum noch Reaktionsvermögen
- Muskelerschlaffung

Stadium 4: Lebensgefährlich betrunken

Merkmale „Lähmung“
- Bewusstlosigkeit
- Schwache Atmung
- Reflexlosigkeit
- Unkontrollierte Ausscheidungen
- Koma
- Atemstillstand und Tod

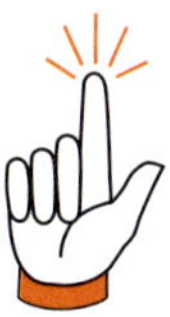

- × Es kann passieren, dass einzelne Stadien übersprungen werden. Es kann dann zu schweren Alkoholvergiftungen kommen. Besonders gefährdet sind Menschen, die Alkohol nicht gewohnt sind, Mädchen, Menschen mit geringem Körpergewicht und leerem Magen.
- × Alkohol vermindert die Wahrnehmung.
- × Alkohol macht oft aggressiv. Nimm Dich in Acht vor Betrunkenen.
- × Alkohol führt zur Selbstüberschätzung. Man verliert die Kontrolle. Betrunkene wissen oft nicht mehr, was sie tun. Das gilt auch für dich selbst.
- × Trink mal nicht mit und schau dir einfach an, was mit den anderen passiert.
- × **Vorsicht** bei Alkohol in Verbindung mit anderen Drogen, insbesondere mit Haschisch oder Tabletten.
- × Fahr nie bei jemand im Auto mit, der Alkohol getrunken hat.
- × Kein Rausch – dem Gehirn zuliebe.

Laut Internet-Enzyklopädie Wikipedia sterben bei einem Vollrausch schätzungsweise 10 Millionen Gehirnzellen ab, also ein Zehntausendstel aller Gehirnzellen. Aber auch bereits bei mäßigem Genuss können Hirnzellen zerstört werden. Dies erklärt, dass bei Alkoholikern die Gehirnmasse deutlich reduziert ist.

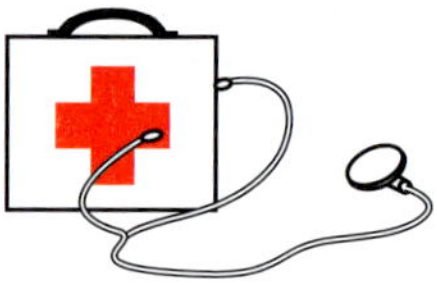

Erste Hilfe bei akuter Alkoholvergiftung: Notruf 112

- × Atemwege freihalten: Erbrochenes aus dem Mund entfernen.
- × Alkohol führt zu Unterkühlung. Unbedingt die Wärme erhalten, in Jacken oder Decken einwickeln.
- × Wichtig: Bei Bewusstlosigkeit stabile Seitenlage. Beschrieben ist sie beim epileptischen Anfall im Kapitel „Nerven" (S. 92/93).

Langfristige Folgen des Alkoholkonsums

- × Alkohol ist ein Zellgift, d.h. das Gehirn schrumpft, da durch das Trinken Tausende von Gehirnzellen absterben.
- × Alkohol schädigt die Leber. Die Leber ist unser wichtigstes Entgiftungsorgan. Schäden der Leber wirken sich auf jedes andere Organ aus.
- × Alkohol verursacht Entzündungen der Magen- und Dünndarmschleimhaut.
- × Alkohol führt zu hormonellen Störungen im Bereich der Sexualorgane und zu Problemen mit der Potenz. Männer verweiblichen.
- × Alkohol steigert das Risiko für Krebs.
- × Alkohol vermindert die Wärmeregulierung des Körpers. Man kann also leicht unterkühlen, ohne es zu merken.

Trinkfestigkeit und Abhängigkeit

Wer regelmäßig trinkt, der verträgt auch mehr. Dies liegt daran, dass sich der Körper auf die Alkoholzufuhr von außen einstellt und – weil Alkohol auf die Nervenzellen wirkt – die Produktion von körpereigenen Stoffen, die ebenfalls auf die Nervenzellen wirken, anpasst.

Das Problem: Nun braucht der Körper den Alkohol, um sich wohl zu fühlen. Wenn man vom Alkohol abhängig ist, kommt es bei Mangel zu massiven Entzugssymptomen und Beschwerden, zu Angstzuständen, Depressionen, Zittern, Schwindel und Krämpfen.

Die Selbsthilfegruppe Aconnect e.V. (www.a-connect.org, Stichwort „Jugend und Alkohol") hat einen sehr guten Fragebogen entwickelt. Mit Hilfe dieser Fragen kannst du sehen, wie stark oder schwach du dem Alkohol gegenüber stehst. Wenn du viele Antworten mit „Nein" beantwortest, hast du den Alkohol gut im Griff, wenn du mehrfach mit „Ja" antwortest, ist es andersrum, und du solltest Hilfe suchen.

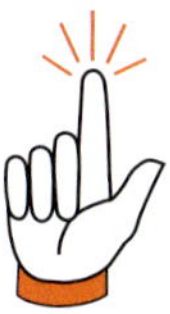

Versuch – auch schon als reine Willensübung –, immer wieder „Nein" zu sagen. Im Klartext: ab und zu mal konsequent auf Alkohol verzichten – auch wenn die anderen alle trinken.

Alternativen

In Zusammenarbeit mit zahlreichen Jugendlichen haben wir alkoholfreie Cocktails ausprobiert. Wie wäre es zum Beispiel bei der nächsten Party mit einem der folgenden Drinks?

Rezepte zum selber ausprobieren

Ipanema

2 Limetten, 2 TL brauner Zucker, 100 ml Maracujanektar, Ginger Ale, gestoßenes (crushed) Eis.

Zwei Limetten, das ist schon ganz schön sauer, aber Vitamin C ist eigentlich immer gut, und dafür gibt es auch 2 Teelöffel Zucker.

Wichtig: Limetten heiß waschen. Limetten werden äußerlich mit zahlreichen chemischen Substanzen behandelt, erst mit einem Pflanzenschutzmittel und dann, nach dem Pflücken, mit einer chemischen Lösung, die den Reifungsprozess stoppt. Gewachst werden sie auch. Also: gründlich mit heißem Wasser waschen oder, noch besser, unbehandelte Bio-Limetten verwenden.

1 Limette in kleine Stückchen schneiden, diese im besten Falle in ein hohes Glas füllen, mit dem Zucker vermischen. Limettenstückchen und Zucker im Glas mit einer Gabel oder einem Löffel zerdrücken bzw. stampfen. Aus der zweiten Limette eine Scheibe herausschneiden, beiseite legen, verbleibende Fruchthälften auspressen, Saft mit Maracujanektar und gestoßenem Eis zu den ausgedrückten Limettenstücken geben. Das Eis erhältst du im Getränkeladen in der Tiefkühlbox oder du nimmst Eiswürfel (Tag vorher dran denken, die Eiswürfel zu machen!), füllst sie in ein sauberes Handtuch und haust mit dem Hammer drauf, auf dem Küchentisch bitte und nicht auf dem Mahagonie-Esstisch der Eltern. Jetzt kräftig umrühren, das Glas mit Ginger Ale auffüllen und mit der Limettenscheibe dekorieren.

Coconut Kiss

Für den Coconut Kiss und die nächsten zwei Drinks brauchst du zur Abmessung am besten ein Schnapsglas, außerdem einen Shaker. In ein Schnapsglas passen 2 cl Flüssigkeit hinein. Los geht's: 100 ml Orangensaft, 3 cl Sahne, 2 cl Ananassaft, 1 cl Kokossirup und 2 Eiswürfel in den Shaker geben und schütteln, 4 Eiswürfel zerstoßen, in ein Glas geben und den Cocktail darüber gießen. Erfrischend fruchtig. Für heiße Sommertage.

Sahara Sand

Je 2 cl Mandelsirup (oder alkoholfreien Amaretto) und Schlagsahne, je 4 Schnapsgläser Orangen- und Maracujasaft mit Eis in einen Shaker füllen, kräftig schütteln. Fertig. Gut, wenn man Marzipan mag – so der Kommentar der Gruppe.

Spring Fever

4 cl Orangensaft, besser noch Blutorangensaft, je 2 cl Ananas-, Kirsch-, Zitronen- und Maracujasaft, dann 2 cl Mangosirup oder Maracujasirup und 12 Eiswürfel im Shaker kräftig schütteln. Fruchtig und erfrischend.

Ein guter Milch-Shake: Himbeer-Shake

Eine Packung tiefgefrorene Himbeeren (250 gr) mit einem kleinen Vollmilchjoghurt und einem Glas Milch – wenn du Milch gut verträgst – mit dem Zauberstab oder im Mixer pürieren. Mit Honig oder Zucker abschmecken. Du kannst notfalls auch den Joghurt weglassen, dann wird's etwas süßer. Ein Schuss flüssige Schlagsahne verfeinert das Ganze noch ein wenig.

Übrigens: Derartige Shakes sind wirklich schnell gemacht und extrem lecker. Mit Heidelbeeren zum Beispiel kriegst du einen dunkel-violetten Shake, mit Pfirsich schmeckt's samtiger. Als Alternative zur Milch kannst du auch Buttermilch nehmen.

Infos für Eltern

Überprüfen Sie den eigenen Umgang mit Alkohol und ändern Sie ihn, wenn Probleme bestehen.

Grenzen Sie sich eindeutig vom Alkoholgebrauch Ihres Kindes ab, keine falsche Toleranz für Jugendliche unter 16. Keinen Alkoholkonsum im eigenen Haus dulden.

Walter Farke, Hildegard Graß und Klaus Hurrelmann: *Drogen bei Kindern und Jugendlichen. Legale und illegale Substanzen in der ärztlichen Praxis.* Thieme 2002, 39,95 EUR

Doris Muliar: *Drinks ohne Alkohol. 100 Prozent Genuss. Gemixtes heiß & kalt, fruchtig & cremig. Serviervorschläge und Dekotipps. Mit den 10 GU-Erfolgstipps.* Gräfe und Unzer 2005, 7,50 EUR

www.dont-drink-and-drive.de
www.a-connect.org
www.du-bist-staerker-als-akohol.de

Cannabis

„Erst habe ich ab und zu am Wochenende gekifft,
dann wurde das immer öfter.
Abends mal in der Woche, irgendwann jeden Abend,
dann auch schon morgens.
Schließlich vor der Schule, nach der Schule.
Dann habe ich angefangen zu schwänzen.
Dann war mir Schule egal, hab's auch nicht mehr geregelt gekriegt.
Ich bin dann runter von der Schule.
Jetzt versuche ich, mein Abi nachzuholen.
Bei meinem kleinen Bruder, der ist 14, habe ich Angst,
dass der da auch reinrutscht.
Wir haben eine Abmachung: Ich habe ihm gesagt, wenn er kiffen will,
soll er mir Bescheid sagen, aber nicht irgendwo irgendwas rauchen."
Lukas, 19

In Berlin, wo dieser Ratgeber entstanden ist, wird unter Jugendlichen sehr viel gekifft. Am Wochenende, abends, aber auch auf dem Schulhof. Cannabis als Droge gibt es überall: auf Partys, in öffentlichen Parks, sogar immer wieder auf der Straße oder in Cafés.

Cannabis ist die meist verbreitete illegale Droge unter Jugendlichen. Es ist die einzige illegale Droge, bei der seit Jahrzehnten der Konsum kontinuierlich ansteigt. Die europäische ESPAD-Studie („Europäische Schülerstudie zu Alkohol und anderen Drogen") von 2003 ergab, dass von 11.000 befragten Schülern der 9. und 10. Jahrgangsstufe in sechs deutschen Bundesländern jeder Dritte Erfahrungen mit dem Cannabiskonsum hatte. Mehr als 20-maligen Konsum gaben 9% der Befragten an. 2003 wurden vom Bundeskriminalamt über 110.000 Jugendliche und junge Erwachsene aufgrund ihres Cannabis-Konsums (kein Handel) angezeigt. Die Zahl derjenigen, die sich aufgrund einer Cannabis-Sucht in Behandlung geben, ist von 2.600 Fällen 1992 auf 14.700 Fälle im Jahr 2002 gestiegen. Nach einer Erhebung der Bundeszentrale für gesundheitliche Aufklärung von 2001 hat jeder Vierte der 12- bis 25-Jährigen Erfahrungen mit Cannabis gemacht, 1993 waren es in der gleichen Altersgruppe nur 16%, also in etwa jeder Siebte.

Unterschieden wird:

- **Gras, Marihuana** – die getrockneten Blätter und Blüten der weiblichen Cannabispflanze.
- **Haschisch** (Shit, Dope) – das gereinigte Harz, das aus den getrockneten Blütenspitzen der indischen Cannabispflanze (Cannabis indica) gewonnen wird. Es handelt sich um Platten oder Klumpen, manchmal auch Pulver oder Krümel.

Wirksamer Inhaltsstoff ist das THC (Tetrahydrocannabinol), wenn auch zahlreiche andere Wirkstoffe in Cannabis enthalten sind. Vor allem vom THC-Gehalt des Grases oder Haschischs hängt die Stärke des Rausches ab, daneben natürlich auch von der Dosis. Auf dem Markt sind derzeit viele gezüchtete Sorten mit teilweise extrem gefährlichem, 10-fach höheren THC-Gehalt, so dass man die Wirkung gerade bei unklarer Herkunft nicht einschätzen kann. Das Gras, das in den 70er und 80er Jahren geraucht wurde, hatte einen durchschnittlichen THC-Gehalt von 2–3%. Der Durchschnittsgehalt des Stoffs, der 2003 in Hamburg sichergestellt wurde, so das Nachrichtenmagazin *Der Spiegel*, betrug 10,8%.

Cannabis gilt immer noch als relativ harmlos. Das kann man heute aber, aufgrund des gestiegenen THC-Gehaltes wie auch der deutlichen Zunahme des Cannabis-Konsums, so nicht mehr so sagen. Bei starker Abhängigkeit sind Maßnahmen erforderlich, wie sie bislang von harten Drogen bekannt sind, also z.B. ein stationärer Aufenthalt in einer Klinik. Gerade von Jugendlichen wird die Wirkung von Cannabis massiv unterschätzt.

Die Gefährlichkeit von Cannabis hängt davon ab, wie häufig und wie viel Cannabis konsumiert wird, welche Drogen daneben konsumiert werden, wie das Einsstiegsalter, wie die Lebenssituation, die Geschichte des betreffenden Jugendlichen aussieht. Je jünger man ist, desto gravierender sind die Folgen von Drogenkonsum, ob es Tabak, Alkohol oder Cannabis ist, desto höher ist das Risiko für eine Abhängigkeit. Biologische Reifungs- und psychosoziale Entwicklungsprozesse können – so Andreas Gantner vom Berliner Therapieladen – durch frühen und regelmäßigen Cannabiskonsum stark gestört bzw. unterbrochen werden. Cannabis hemmt Konzentrations- und Lernfähigkeit, ein Cannabis-Konsum von fünf Joints wöchentlich lässt, so eine Studie der kanadischen Carlton-Universität, den Intelligenzquotienten von Jugendlichen sinken.

Der Umgang mit Cannabis kann sehr unterschiedlich sein. Es gibt zahlreiche Jugendliche, die nach einer gewissen Zeit ihren durchaus exzessiven Cannabiskonsum wieder reduzieren, andere kiffen mehr und mehr und durchlaufen eine klassische „Kiffer-Karriere". Sie bekommen ihr Leben nicht mehr geregelt, rutschen in der Schule ab, bleiben sitzen, gehen irgendwann vielleicht gar nicht mehr zur Schule, bagatellisieren ihre Probleme, bekommen Geldnöte. Sie werden Cannabis-abhängig, entwickeln Psychosen oder verlieren jegliche Motivation.

Der Berliner Therapieladen hat einen „Kiffer-Fragebogen" entwickelt, der jugendlichen Cannabis-Konsumenten hilft, den eigenen Konsum besser einzuschätzen (www.therapieladen.de oder www.drogen-und-du.de. Für wenig Geld gibt es im Therapieladen auch die Broschüre „Cannabis denn Sünde sein").

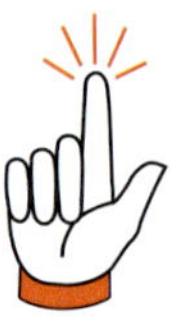

- Auf keinen Fall mehrere Drogen oder nervenwirksame Substanzen kombinieren, vor allem von Cannabis und Alkohol oder Cannabis und Kaffee ist abzuraten.
- Es ist sehr gefährlich, Stoff unklarer Herkunft zu rauchen!

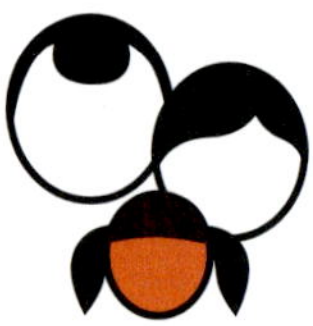

Infos für Eltern

Die Bundeszentrale für gesundheitliche Aufklärung gibt in ihrer Elternbroschüre zur Suchtprävention folgende Ratschläge:

- Eindeutig vom Drogenkonsum Ihres Kindes abgrenzen, keine falsche Toleranz. Kein Verständnis zeigen, sondern die Probleme offen ansprechen.
- Ihr Kind muss die Konsequenzen des Cannabiskonsums (Zu-Spät-Kommen, Schwierigkeiten in der Schule, Geldprobleme, Kontakt mit der Polizei etc.) spüren.
- Keinen Cannabiskonsum im eigenen Haus dulden.
- Maßnahmen unterstützen, die helfen könnten, von der Sucht wegzukommen.
- An eine Suchtberatungsstelle wenden.

Von Seiten anderer Beratungseinrichtungen wird empfohlen, verstärkt den Kontakt und das Gespräch mit den Jugendlichen zu suchen. Hierzu gehört zuzuhören, den „Draht" nicht zu verlieren, Verabredungen zu treffen, die für die individuelle Situation zutreffen, auch über den eigenen Drogenkonsum und die Frage, welche Funktion das Kiffen für den Jugendlichen haben könnte, nachzudenken.

Paula Goodyer: *Kids & Drugs. Ein praktischer Elternratgeber,* Freiburg 1999 (das Buch ist vergriffen, kann aber gebraucht für ca. 4 EUR gekauft werden)
Klaus Hurrelmann, Gerlinde Unverzagt: *Wenn es um Drogen geht. So helfen Sie Ihrem Kind und verlieren Ihre Panik.* Herder Spektrum 2000, 12,50 EUR
Lisa Lindberg: *Wenn ohne Joint nichts läuft. Was man über Cannabis wissen muss.* Walter Verlag 2003, 14,90 EUR (erscheint 2006 als Taschenbuch bei dtv für 7,50 EUR)

Deutsche Hauptstelle für Suchtfragen
Rolf Hüllinghorst
Westring 2
59065 Hamm

www.drugcom.de
ist eine Internetseite der Bundeszentrale für gesundheitliche Aufklärung, die dich ausführlich über Cannabis, aber auch über andere Drogen und Genussmittel informiert. Hier kannst dein Verhalten und dein Wissen über Drogen testen. Unter dem Stichwort „Quit the shit" wird eine anonyme Beratung und Begleitung für 50 Tage angeboten.

Es gibt auch Drogennotdienste mit einer Hotline, die 24 Stunden lang besetzt ist. Der Drogennotdienst Berlin z.B. hat die Rufnummer 030-19237.

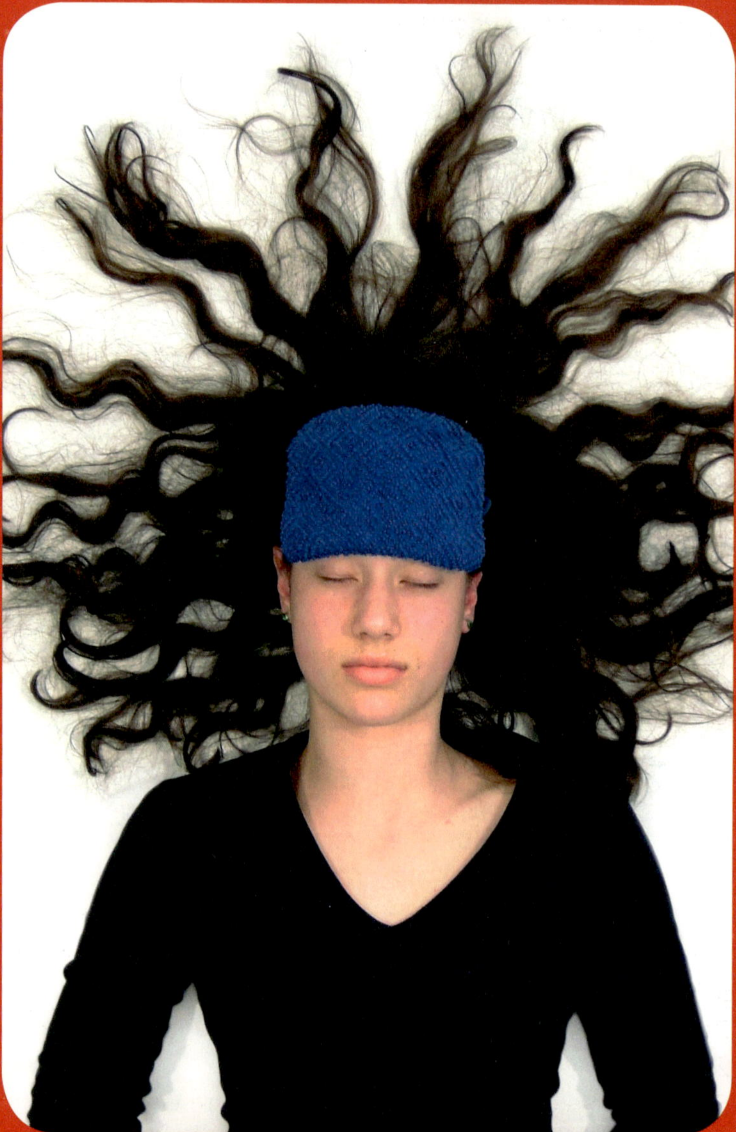

KAPITEL 4: **ALLGEMEINBESCHWERDEN**

In diesem Kapitel geht es um ...

... allgemeine Beschwerden, die deinen ganzen Körper und deine Seele betreffen. Es geht um Erschöpfung, um Ess-Störungen, Übergewicht und Computersucht. Wir erklären, wie du diese Beschwerden einordnen und was du gegen sie tun kannst.

Müdigkeit und Erschöpfung

Müdigkeit und Erschöpfung merkst du nicht nur daran, dass du häufig gähnst, dich schlapp und ausgebrannt fühlst, dass selbst Familie und Freunde dir „zu viel" sind. Es gibt noch andere Hinweise: Du kannst nicht gut einschlafen, wachst nachts oder morgens zu früh auf, hast Angstträume. Auch Frieren oder grundloses Schwitzen, Muskelzuckungen, Kribbeln der Haut oder Probleme mit der Verdauung können für eine Erschöpfung sprechen.

Ursachen

Erschöpfung heißt zunächst einmal nur, dass irgend etwas nicht stimmt. Man muss forschen wie ein Detektiv, um die Ursache herauszufinden. In Frage kommen:

- Zu wenig Schlaf.
- Zu wenig Bewegung.
- Schlechte Ernährung mit wenig Obst, Gemüse und Vollkornprodukten. Dies führt zu einer Minderversorgung mit Vitaminen, Mineralstoffen und Spurenelementen.
- Zu viel Kaffee. Kaffee putscht zwar erst auf, macht danach aber um so schlapper.

- Niedriger Blutdruck (in der Apotheke kannst du den Blutdruck messen lassen).
- Erkrankungen: Infektionskrankheiten (Pfeiffersches Drüsenfieber, Hepatitis), Allergien, Zuckerkrankheit, Probleme mit der Schilddrüse, anhaltende Entzündungen, beispielsweise in den Nasennebenhöhlen, Blutarmut.
- Medikamente.
- Umweltgifte.

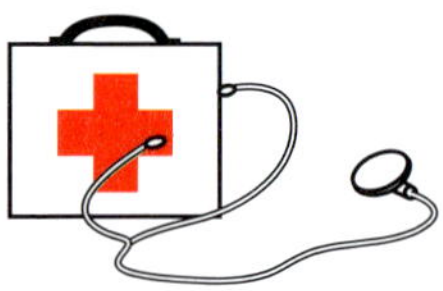

Zum Arzt

- Vielleicht hast du auch eine organische Erkrankung. Das muss überprüft werden.
- Wenn dein Lebenswandel vorbildlich ist und du trotzdem erschöpft bist.
- Wenn du gleichzeitig Gewicht verlierst.
- Wenn du gleichzeitig immer wieder aufflackernden Lippenherpes hast.
- Wenn Wunden bei dir schlecht heilen.
- Bei häufigen oder ständigen Einrissen in den Mundwinkeln.

Selbsthilfe

- Lies dir bitte das Kapitel „Ernährung“ durch. Ernährung hat viel mit Leistungsfähigkeit und Energie zu tun.
- Bewegung wäre gut – und zwar möglichst draußen.
- Zum Schlaf: Ein Radiowecker oder ein Fernseher in der Nähe des Bettes können sich ungünstig auf den Schlaf auswirken. Auch auf Standby geschaltete Fernseher erzeugen elektromagnetische Felder, die den Schlaf stören können.

  Es sollte dunkel sein (dunkle Gardinen in der Stadt). Lass das Fenster nachts auf, aber schlaf nicht direkt unter dem Fenster.
- Faustregel Fernsehen: Für jede Stunde am Bildschirm eine Stunde raus. Ein fernsehfreier Tag in der Woche. Und nicht ständig beim Mittagessen fernsehen, selbst wenn du das besonders gemütlich findest. Das wird schnell zur Gewohnheit, und man kriegt gar nichts mehr vom Essen mit.

Viele Jugendliche haben einen Fernseher in ihrem Zimmer. Dass wir es nicht gut finden, wenn das Gerät permanent läuft, kannst du dir denken.

- Aus der Wasserheilkunde stammt die „Tasse Kaffee der Naturheilkundler" – das kalte Unterarmbad. Heißt auf gut deutsch: Lass den Wasserhahn mit kaltem Wasser laufen und halte deine Hände, Handgelenke und Unterarme darunter. Erfrischend – oder?
- Wie wär's mit einem feuchten Leberwickel. Hört sich vorsintflutlich an, wissen wir. Der Leberwickel kurbelt deine Leber, das Entgiftungsorgan, an.

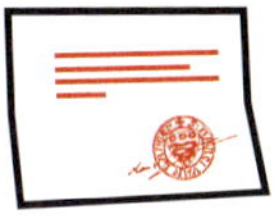

Feuchter Leberwickel:
Nach dem Mittagessen machst du dir eine Wärmflasche (fülle sie mit heißem, aber nicht kochendem Wasser, nur halb voll, Luft rausdrücken, Verschluss testen durch umdrehen, schnappst dir ein Frotteehandtuch, tränkst ein auf Din A4 gefaltetes Geschirrhandtuch in heißem Wasser, wringst es gut aus und wanderst mit Tuch und Wärmflasche in dein Zimmer. Auf den Rücken aufs Bett legen, gefaltetes Tuch auf rechten Oberbauch, Handtuch drüber, Wärmflasche drauf, zehn Minuten abschalten. Vielleicht einfach einmal ausprobieren (siehe die Abbildungen).

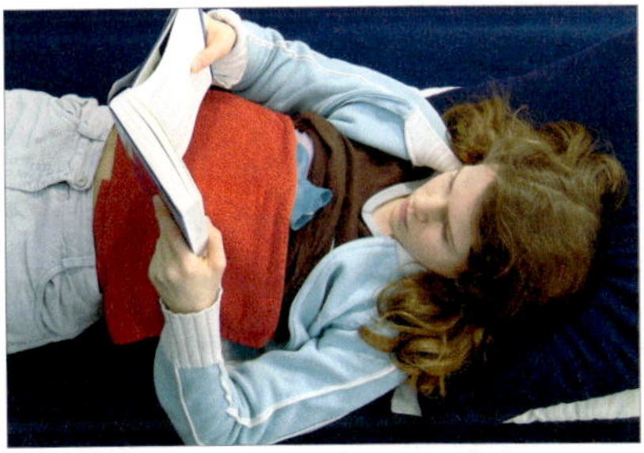

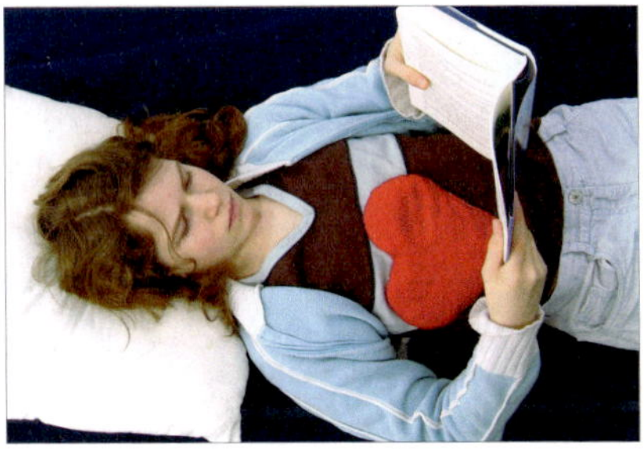

- Zum abendlichen Abschalten: ein warmes Fußbad. Dafür körperwarmes Wasser bis zum Knöchel in die Badewanne laufen lassen, besser noch in einen großen Eimer oder eine Plastiktonne (wie einen Wäschepuff) füllen. Zehn Minuten baden, abtrocknen und ab ins Bett.

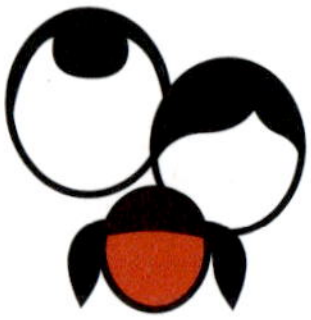

Heilpflanzen & Co – Infos für Eltern

- Die allgemeine gesundheitliche Verfassung kann von innen über eine Anregung der Verdauung gestärkt werden. Dafür eignen sich Bittermittel. Geben Sie Ihrem Kind Chicoree mit zur Schule, mischen Sie Chicoree, Radicchio oder Endivien unter den Salat, bieten Sie zum Frühstück bittere Orangen- oder Grapefruitmarmelade an, bereiten Sie Artischocken zu, die Jugendliche durchaus gerne mit einem leckeren Dipp essen.
- In der Apotheke gibt es ein (gar nicht so bitteres) Bitterelixier. Bittermittel stärken nicht nur den Magen, sondern auch den Kreislauf.
- In diesem Gesundheitsbuch werden Tees aus den aromatischen Bitterstoffdrogen Engelwurz, Schafgarbe und Kalmus vorgestellt. Die Kalmuswurzel wird in der traditionellen Pflanzenheilkunde gerne für anämische junge Mädchen eingesetzt. Man darf den Tee jedoch nicht lange ziehen lassen, da er sonst zu bitter ist und nicht getrunken wird. Trotzdem, die Wurzelstückchen von Engelwurz oder Kalmuswurzel in der Hausapotheke vorrätig zu haben und vielleicht auch einfach zum Kauen anzubieten, ist einen Versuch wert. Unentbehrlich im Haushalt ist der Schwedenbitter nach Maria Treben – ein Universaltonikum für kleine und große Leiden, aber auch bei Erschöpfung, „Außer-sich-sein" und mangelnder Bodenhaftung.
- Bei Müdigkeit durch niedrigen Blutdruck (s. auch Kapitel „Kreislauf") bietet sich an, zwei Tropfen ätherisches Rosmarinöl in eine Bodylotion zu geben und sich damit morgens einzureiben. Man kann zum Aufstehen auch ein mit Rosmarinöl betropftes Taschentuch (zwei Tropfen) neben das Bett legen. Für den Vormittag können Sie einige Tropfen in eine kleine Apothekerflasche abfüllen oder ein Riechsalz herstellen und dies Ihrer Tochter oder Ihrem Sohn für Kreislaufabsacker mitgeben.
- Weißdorn stärkt das Herz. Resultiert die Schwäche aus einer durchgemachten Infektionskrankheit, so ist an die Einnahme von Weißdornpräparaten für drei Wochen zu denken. Fragen Sie in der Apotheke nach geeigneten Präparaten und ihrer Dosierung.
- Bei nervöser Erschöpfung und Schlaflosigkeit das homöopathische Arzneimittel *Avena sativa* (Hafer) D2 einnehmen, 3 x tgl. 5 Tropfen. Bei niedrigem Blutdruck ist *Haplopappus* D3 sinnvoll: morgens im Bett eine Tablette lutschen, 10 Minuten warten und dann aufstehen.

  Anwendung: Homöopathische Arzneimittel werden in der Regel so lange eingenommen, bis eine Besserung der Beschwerden eintritt, dann absetzen.

Ess-Störungen

> *„Also die Dünnen und Superschönen waren oft die Langweiligsten und Verklemmtesten. So gar nicht locker. Immer hatten sie Angst, dass irgendwas nicht stimmt.“*
>
> Jens, 35

Jede dritte Schülerin in Deutschland leidet an Frühformen von Ess-Störungen. Das sagt eine neue Studie des Instituts für Medizinische Psychologie der Friedrich-Schiller-Universität Jena. In dieser Studie wurden 369 Gymnasiastinnen und Gymnasiasten der Jahrgangsstufen 9 bis 11 befragt. 14% der Mädchen haben ein hohes Risiko, eine Ess-Störung zu entwickeln. Typisch für die betroffenen Schülerinnen – und zunehmend auch die Schüler – ist: Sie halten sich selbst für übergewichtig, obwohl dies objektiv nicht stimmt. Tatsächlich war ein Drittel der Betroffenen in der Studie sogar untergewichtig. Interessant am Ergebnis der Jenaer Studie war außerdem, dass ein hoher Leistungsanspruch (von Lehrern, Eltern) auch ein höheres Risiko für Ess-Störungen mit sich bringt.

Symptome

Symptome einer Ess-Störung können sein:

- Eine ausgeprägte Sorge um das Gewicht und die Figur.
- Chronisches Diäthalten.
- Häufige Fastentage.
- Erbrechen.
- Fressanfälle.
- Exzessives Sporttreiben.
- Einnahme von Medikamenten (Appetitzügler, Abführ- und Entwässerungstabletten).

Selbsthilfe

Betroffene Mädchen merken häufig nicht, dass sie an einer Ess-Störung leiden und immer mehr auf ihr Gewicht fixiert sind. Wenn du eine solche Tendenz bei einer Freundin entdeckst, dann schau nicht weg, sondern sprich mit einer vertrauenswürdigen Person oder wende dich an eine Beratungsstelle.

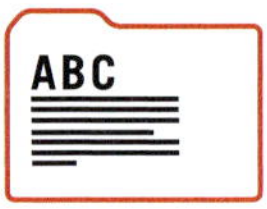

http://www.anad-pathways.de
ANAD steht für „Anorexia Nervosa and Associated Disorders", also: Anorexie und damit verbundene Erkrankungen. ANAD ist eine Selbsthilfeinitiative. Auf der Website gibt es interessante Informationen.

http://www.magersucht-online.de
Die Website bietet interessante Informationen und vor allem eine nach Bundesländern sortierte Adressdatenbank, in der du nach Beratungsstellen suchen kannst.

Wenn du selbst dünn bleiben willst, dann frühstücke viel und verzichte eher auf späte Mahlzeiten. Lass Softdrinks weg.

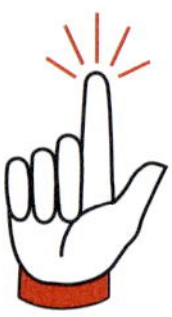

Viele Mädchen rauchen, um dünn zu bleiben oder zumindest, um nicht dicker zu werden. Rauchen nimmt das Hungergefühl und kurbelt den Stoffwechsel an. Der Preis ist aber enorm hoch – steht im Kapitel „Tabak, Alkohol und Cannabis" genauer.

Übergewicht

Wie gerade beschrieben, leidet jedes dritte Mädchen an Frühformen von Ess-Störungen, auch bei Jungen nimmt der Anteil derer, die sich für zu dick halten, stetig zu. Doch auch das Gegenteil ist der Fall: Nachdem Übergewicht unter Teenagern als Massenphänomen lange auf die USA beschränkt war, lässt sich inzwischen auch in Europa ein derartiges Problem beobachten – die Weltgesundheitsorganisation spricht von einer „globalen Epidemie des 21. Jahrhunderts“. In Deutschland ist jeder dritte Jugendliche übergewichtig, 8% der Zehn- bis 14-Jährigen sind krankhaft übergewichtig („adipös“). Übergewicht wird durch folgende Faktoren begünstigt:

- Ein inaktiver Lebensstil: Je länger Kinder und Jugendliche täglich fernsehen, desto dicker sind sie.
- Das Stadtleben.
- Sozial schwache Familien.
- Die Ernährung. Dabei gibt es vor allem einen Zusammenhang mit dem Ausmaß des Übergewichtes und der Menge an täglich konsumiertem Fett und Zucker.
- Ess-Störungen der Mutter, Übergewicht der Eltern.
- Ein niedriger Bildungsstand. „Gesunde Ernährung ist vor allem eine Frage der Kenntnisse, nicht des Geldbeutels“, so Renate Künast, die ehemalige Ministerin für Verbraucherschutz.

Dicke Jugendliche werden beleidigt, ausgegrenzt, gemobbt. Sie leiden unter einem geringen Selbstwertgefühl und neigen zu depressiven Stimmungslagen. Körperlich kann es begleitend zu Schäden des Bewegungsapparates (Spreizfüße, Knicksenkfuß, X-Beine, O-Beine), zu Asthma bronchiale oder nächtlichen Atempausen kommen. Übergewicht verringert, so niederländische Forscher, die Lebenserwartung in gleichem Maße wie Zigarettenkonsum.

Eine Reihe von Erkrankungen werden als Folgeerkrankungen von Übergewicht im Jugendalter gesehen. Dazu zählen z.B.:

- Gicht.
- Früharthrosen.
- Fettleber, Leberentzündung (Hepatitis), Bauchspeicheldrüsenentzündung (Pankreatitis).
- Fettstoffwechselstörungen.
- Zuckerkrankheit (Diabetes, s. Kapitel „Stoffwechsel“).
- Bluthochdruck.
- Arterienverkalkung (Arteriosklerose).
- Herzinfarkt.
- Schlaganfall.

Vorbeugung und Selbsthilfe

Die Vorbeugung von Übergewicht setzt natürlich beim Essen und Trinken an. Also keine Milchschnitten, denn sie enthalten viel Zucker. Auch gesüßte Frühstückscerealien enthalten teilweise bis zu 40% Zucker. Verzichte darauf oder mische sie mit Haferflocken. Verzichte aber nicht generell auf das Frühstück, iss vielmehr nach der alten Regel: „Morgens wie ein König, mittags wie ein Edelmann, abends wie ein Bettelmann." Dabei viel Gemüse und Kartoffeln essen. Döner hat weniger Kalorien als ein Hamburger. Ein Hamburger hat weniger Kalorien als eine Currywurst.

Keine Softdrinks, sondern Mineralwasser oder Apfelsaftschorle trinken. Fruchtnektar enthält bis zu 20% Zucker, den solltest du also eher meiden oder verdünnen. Auch Alkohol hat viele Kalorien:

- × Alkopops: 200 kcal / Flasche.
- × Bier: 126 kcal / 0,3 Liter.
- × Schnaps: 43 kcal / 2 cl Gläschen.
- × Cocktails: 220–336 / 150 ml (kleines Glas).
- × Sangria: 220 / 200 ml (mittleres Glas).

Dörte Kuhn: *Abnehmen für Kinder. So finden dicke Kinder Spaß an der Bewegung. So erlernen sie das richtige Essverhalten. Wie Eltern ihr Kind motivieren können.* Gräfe und Unzer 2003, 12,90 EUR
Thomas Reinehr u.a.: *Therapie der Adipositas im Kindes- und Jugendalter. Das Adipositas-Schulungsprogramm OBELDICKS.* Hogrefe 2003, 29,90 EUR
Eva-Maria Schröder: *Kinder, lasst die Pfunde purzeln!*
Wie übergewichtige Kinder schlank und fit werden. Hirzel 1999, 12,70 EUR

ABC

Es gibt zahlreiche Einrichtungen, die Eltern und betroffenen Jugendlichen mit Rat und Tat zur Seite stehen, z. B.
www.a-g-a.de – Arbeitsgemeinschaft Adipositas im Kindes- und Jugendalter
www.adipositas-stiftung.de
www.fke-do.de – Dortmunder Forschungsinstitut

Computer- und Internetsucht

Das Computerverhalten von Jungen und Mädchen in der Pubertät ist unterschiedlich. Jungs interessieren sich üblicherweise mehr für den Computer, für sie gibt es auch ein weitaus breiteres Angebot an Computerspielen. Sie haben, so die Fachleute, mehr Interesse an Computerspielen und dem Rückzug in die Phantasiewelt, Mädchen interessieren sich dagegen mehr für die virtuellen Chatrooms.

Nach Aussagen von spanischen Psychologen ist ein Drittel aller Kinder, die Computerspiele und Internet verwenden, gefährdet, danach süchtig zu werden.

Woran erkennst du Computer- oder Internetsucht?

- × Du hast keine Lust mehr auf Freunde oder sportliche Aktivitäten.
- × Du kapselst dich zunehmend ab.
- × Du hängst lieber vor dem Computer rum, als an Familienaktivitäten teilzunehmen.
- × Insgesamt verbringst du ca. 15–20 Stunden pro Woche vor dem Computer.
- × Du bist oft müde.
- × Du hältst Chatroom-Bekannte für echte Freunde.
- × Dein Denken dreht sich ständig um den Computer.
- × Du hältst den Computer für das wahre Leben.
- × Dir geht es schlecht, wenn du mal ohne Computer und Internet auskommen musst.
- × Du streitest den Vorwurf der Computersucht ab.

Der Computer ist hier nicht der Bösewicht. Vielleicht kann man es vereinfacht so sagen: Sucht bedeutet oft, dass einem im Leben etwas fehlt. Und das versucht man dann auszugleichen – z.B. mit dem Computer, mit zu viel Essen und manchmal auch mit Drogen. Mehr Infos gibt es unter www.onlinesucht.de oder www.mediarisk.org.

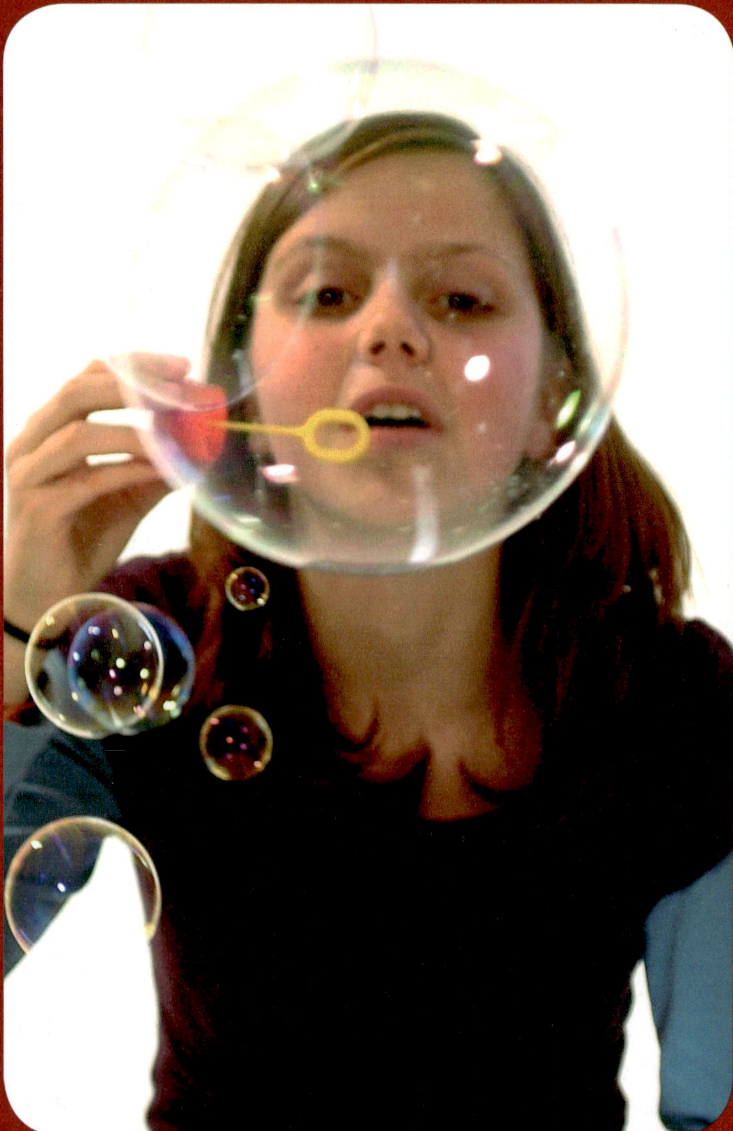

KAPITEL 5:
NERVEN

In diesem Kapitel geht es um ...

... Beschwerden des Nervensystems. Gemeint sind damit nicht nur seelische Probleme wie Angst oder Niedergeschlagenheit, sondern auch körperliche Beschwerden, die durch Reize auf unser Nervensystem oder unsere Sinnesorgane ausgelöst werden. All diese Reize können einen Einfluss auf unsere Verdauung, unseren Schlaf, unsere Atmung haben.

Das Nervensystem

Der menschliche Körper hat ein Nervensystem, das unserem Willen unterliegt – man nennt es willkürliches Nervensystem –, und eines, das nicht unserem Willen unterliegt. Letzteres heißt daher auch unwillkürliches oder autonomes Nervensystem. Vom unwillkürlichen Nervensystem aus werden die Atmung, die Verdauung, der Schlaf, der Kreislauf, der Herzschlag, die Körpertemperatur, das Schwitzen usw. gesteuert. Das ist auch ganz gut so. Stell dir vor, wir müssten jeden Atemzug mit dem Willen steuern. Das würde man doch immer wieder vergessen.

Nun gibt es in diesem unwillkürlichen Nervensystem zwei Gegenspieler, den *Sympathikus* und den *Parasympathikus*. Sie haben unterschiedliche Aufgaben, wie du in der Übersicht auf der nächsten Seite siehst. Optimal ist es, wenn keiner der beiden Gegenspieler des unwillkürlichen Nervensystems überwiegt, wenn also ein Gleichgewicht herrscht.

Das moderne Leben mit Autos, Abgasen, Hektik, Fernsehen, Computer, wenig Bewegung und viel Genussmitteln führt fast zwangsläufig dazu, dass unser unwillkürliches Nervensystem deutlich in Richtung „Flucht-oder-Angriff“ (= Sympathikus) belastet wird und die Ruhe oft zu kurz kommt. Es ist also notwendig, hier ganz aktiv gegenzusteuern, durch Entspannungsübungen, einen Spaziergang, eine warme Badewanne, nichts tun.

Sympathikus	Parasympathikus
× Mobilisiert Energie für Flucht oder Angriff in Gefahrensituationen	× Sorgt für Entspannung, Erholung, Schlaf
× Versorgt Herz, Lunge, Muskeln mit Blut	× Versorgt die Verdauungsorgane mit Blut
× Herz schlägt schneller, Blutdruck steigt, Atmung geht schneller	× Herz schlägt langsamer, Blutdruck singt, Atmung langsamer
× Wird angeregt durch Aufregung, Angst, Stress, Hektik, Sinnesreize (laute und schnelle Musik, Geräusche, Fernsehen, Bilderflut), durch Koffein (Kaffee, Tee), Nikotin	× Wird angeregt durch Ruhe, Wärme, z.B. durch ein warmes Bad oder Fußbad

Noch etwas: Menschen haben unterschiedliche Gemütsverfassungen, unterschiedlich robuste Nervensysteme. Manche sind in dieser Hinsicht stabiler und stecken Aufregung, schlechte Nachrichten, Belastungen oder intensive Gefühle besser weg als andere. Das bedeutet, dass du dich in diesem Punkt nicht mit deinen Freunden und Freundinnen vergleichen solltest. Horch in dich selbst hinein, dann merkst du, wann es dir zu viel wird.

Nervosität und Unruhe

Nervosität und Unruhe zeigen sich z.B. darin, dass du vergesslich und schnell gereizt oder genervt bist. Aber auch an deinem Körper kannst du Symptome, d.h. Krankheitszeichen, einer Unruhe beobachten – das Nervensystem ist ja, wie gerade beschrieben, eng mit Körpervorgängen verbunden. Und so kann es bei Anspannung und Unruhe zu Schwitzen kommen, hektischen roten Flecken, Herzklopfen, Schlafstörungen, einem schnellen Puls oder sogar einer Ohnmacht. Auch Verdauungsstörungen, Übelkeit, Durchfall oder Verstopfung können vorkommen.

Unabhängig von der Konstitution ist das Jugendalter eine Zeit, in der man besonders dünnhäutig ist und Gefühle extrem intensiv erlebt.

Ursachen

Nervöse Unruhe in der Pubertät hat viel mit der hormonellen Umstellung zu tun. Das Hormonsystem beeinflusst den gesamten Körper. Dass sich Hormone auf's Gemüt schlagen, weiß auch jedes Mädchen von der Zeit vor der Periode.

Die zweite, wichtige Ursache für Nervosität und Unruhe sind Stress, Überforderung und Angst, beispielsweise vor Klausuren. Auch durch Nahrungsmittelallergien, Unverträglichkeiten von Nahrungsmitteln oder bestimmten Zusatzstoffen in der Nahrung – z.B. Phosphate in der Cola – kann es zu Unruhe kommen. Mehr dazu steht weiter unten im Kapitel „Hyperaktivität".

Die Überreizung der Sinnesorgane kann zu Unruhe führen. Dazu gehört eine Dauerberieselung von visuellen oder akustischen Reizen durch Fernsehen, Computerspiele, lautes Musikhören. Auf der anderen Seite sind die Muskeln oft gar nicht ausgelastet, nicht müde.

Handy und Computer, Fernseher, Radio und Musikanlage, Radiowecker und Telefon funktionieren über so genannte elektromagnetische Wellen. Sie bilden entsprechend elektromagnetische Felder. Diese Felder haben einen Einfluss auf lebende Organismen, also auch auf uns. Man kann es vielleicht so sagen, dass wir dann selber in gewisser Weise „unter Strom" geraten – und eben nicht zur Ruhe kommen. Was tun? Keinen Radiowecker benutzen, sondern einen ganz normalen Wecker. Abends alle elektrischen Geräte konsequent ausschalten oder, noch besser, Steckdosen ausschalten, durch eine so genannte „Freischaltung". Geräte nicht in unmittelbarer Nähe des Bettes aufbauen, kein Stromkabel unter oder am Bett entlang verlegen. Die Steckdosen sollten mindestens eineinhalb Meter vom Kopf entfernt sein. Ein Fernsehgerät gehört nicht ins Schlaf- oder Kinderzimmer.

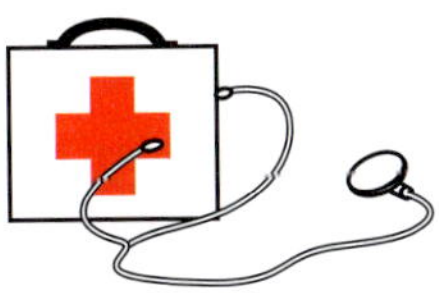

Zum Arzt

- Wenn dich die Beschwerden stark beeinträchtigen.
- Wenn du auch bei „gesundem Lebenswandel" Einschlafstörungen, ein Gefühl, „getrieben" zu sein oder Schweißausbrüche hast, wenn du bei gutem Appetit abnimmst, Durchfälle oder Haarausfall hast. Diese

Beschwerden können auch im Zusammenhang einer organischen Erkrankung, z.B. einer Überfunktion der Schilddrüse, stehen.

Selbsthilfe

- Zehn Minuten am Tag im Schneidersitz sitzen, Augen zumachen, nichts tun, einfach atmen.
- Beim Musikhören nicht Dauerberieseln, sondern immer wieder Erholungspausen für das Ohr einlegen.
- Möglichst Computer und Fernsehen gerade im Alltag auf ein mit deinen Eltern abgesprochenes Maß reduzieren, damit sich die Augen und das Gehirn erholen können.
- B-Vitamine sind gut für die Nerven. Sie sind beispielsweise in Haferflocken enthalten. Günstig, gerade im Winter, wäre ein warmer Haferflockenbrei, lecker mit etwas Salz, Zimt und Zucker und darüber ein wenig Sahne. Probier's mal aus, bevor du die Nase rümpfst. Oder, wer es lieber etwas kerniger mag, ein Müsli.

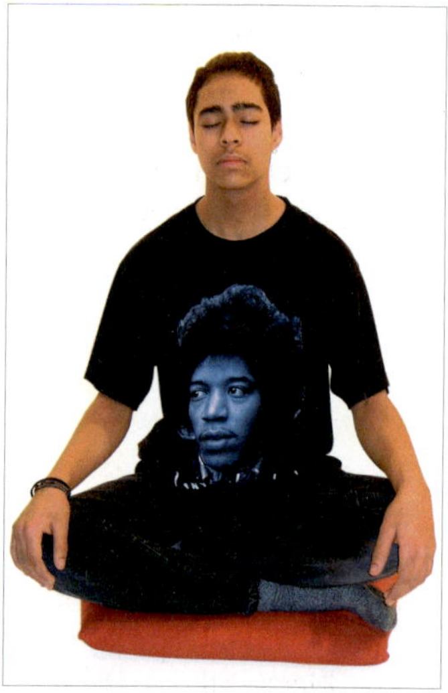

- Meide phosphathaltige Lebensmittel. Schau einmal auf die Packung. Wenn z.B. bei Wurst und Käse die Nummern E 338, E 339, E 340 oder E 341 stehen, wurden Phosphate zugesetzt. Versuche außerdem, möglichst wenig Cola zu trinken.
- Auch wenn es dir extrem altmodisch vorkommt: Eine kleine Ruhepause nach dem Mittagessen gibt dem Körper die Chance, mehr Energie für die Verdauung einzusetzen. Wenn die Verdauung gut funktioniert, hast du keine Magenbeschwerden, Blähungen etc., und die Nahrung wird auch sehr viel besser verwertet, so dass dir die Nährstoffe schneller und besser zu Gute kommen.

× Ideal wäre natürlich abends zum Abschalten ein warmes Fußbad. Beschrieben ist es im Kapitel „Erschöpfung". Bei warmen Beinen kannst du alternativ die Unterschenkel einmal kurz kühl abduschen. Dann nicht abtrocknen, sondern gleich ins Bett.

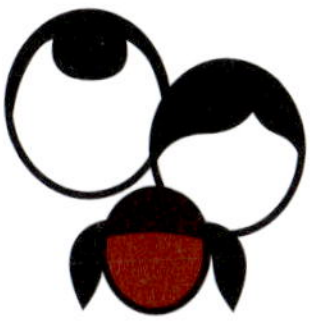

Heilpflanzen & Co – Infos für Eltern

× Zur allgemeinen Stärkung bietet sich ein homöopathisches Arzneimittel aus dem Hafer an: *Avena sativa* 3 x täglich 3 Globuli D2, über vier Wochen.

× Entspannend ist ätherisches Lavendelöl, beispielsweise als Badezusatz. Wichtig: keine künstlichen, sondern nur „naturreine" ätherische Öle verwenden.

Anwendung: Für ein Vollbad mischt man fünf Tropfen von dem Öl mit einer halben Tasse Milch, Sahne oder Honig und gibt es dann dem Badewasser zu. Optimale Badedauer für ein Entspannungs-Vollbad sind zwanzig Minuten.
Warum die Milch, Sahne oder den Honig? Ätherische Öle oder „Duftöle" lösen sich nicht in Wasser. Sie müssen daher erst wasserlöslich gemacht werden – eben durch Sahne oder Honig – damit sie sich im Badewasser verteilen und nicht als einsame glänzende Tropfen auf der Wasseroberfläche schwimmen. Es gibt auch gute fertige Badezusätze von Wala oder Weleda.
Wenn das Vollbad zu aufwändig ist, kann man auch einfach einen Tropfen Lavendelöl auf das Kopfkissen tropfen.

× Wohl der leckerste von allen Kräutertees hilft gegen Nervosität und Unruhe, insbesondere, wenn sie auf den Magen schlägt: Zitronenmelisse. Einen gehäuften Teelöffel Melissenblätter mit einer großer Tasse heißem Wasser überbrühen, zugedeckt zehn Minuten ziehen lassen, abseihen. Man kann auch einige Blätter der frischen Melisse überbrühen.

× Bei Unruhe und Anspannung kann auch die Einnahme von Mineralien und Spurenelementen helfen, diesmal Zink oder Magnesium, jeweils als Brausetablette. Zink unterstützt die Abwehr, man kann es gut vor dem Schlafengehen einnehmen. Magnesium dagegen hilft gegen Stress. Hier ist es besser, nachmittags eine Brausetablette aufzulösen – Magnesium wirkt anregend und würde abends zu munter machen. Magnesium kann übrigens auch vor körperlichen Anstrengungen, z.B. vor sportlichen Wettkämpfen, genommen werden. Bei den Brausetabletten aus der Apotheke nach Präparaten ohne Süß- und Geschmacksstoffe fragen.
Als Snack für zwischendurch: Bananen oder getrocknete Aprikosen essen, sie enthalten auch Magnesium.

ADS, ADHS und Hyperaktivität

Ein wachsender Anteil von Kindern und Jugendlichen leidet unter Konzentrations- und Aufmerksamkeitsstörungen. Beeinträchtigen diese Störungen den Alltag, nehmen sie einen gewissen Schweregrad an, so spricht man vom Aufmerksamkeitsdefizit-Syndrom, kurz: ADS. Hier gibt es zwei Unterformen:

- Die Betroffenen sind sehr unruhig, impulsiv bis aggressiv. In diesem Fall handelt es sich um eine Aufmerksamkeitsdefizit-/Hyperaktivitätsstörung, auch als „Zappelphilipp-Syndrom“ oder hyperkinetisches Syndrom oder Hyperaktivität bezeichnet. Hier wird – wegen der Hyperaktivität – auch von ADHS gesprochen.
- Die Betroffenen sind auffallend verträumt und schusselig, lassen sich leicht ablenken, sind nicht bei der Sache – und zwar in einem Maße, das ihr Leben belastet. Diese Kinder leiden unter einer Aufmerksamkeitsstörung ohne Hyperaktivität. Daher wird nur von ADS (also ohne H) gesprochen. Hans Guck-in-die-Luft wäre z.B. so ein Kind.

Derzeit leiden etwa 10–15% der deutschen Kinder und Jugendlichen an diesen Verhaltensauffälligkeiten.

Woran erkennt man ADS und ADHS?

Konzentrationsmangel. Kinder mit AD(H)S übersehen bei Schularbeiten und anderen Tätigkeiten Einzelheiten und machen häufig Flüchtigkeitsfehler. Sie vergessen oder verlieren häufiger Gegenstände. Ebenso haben sie bei Aufgaben oder Spielen Schwierigkeiten, längere Zeit bei der Sache zu bleiben. Sie hören nicht zu und sind leicht ablenkbar.

Unruhe. Kinder mit AD(H)S zappeln mit Händen und Füßen oder rutschen auf dem Stuhl herum. Im Unterricht stehen sie plötzlich auf, können auch nicht ruhig spielen oder sich alleine beschäftigen. Sie laufen oder klettern ständig herum.

Impulsives Verhalten. Kinder mit AD(H)S können nicht warten, bis sie an der Reihe sind, sie unterbrechen oder stören und reden übermäßig viel.

ADS und ADHS als komplexe Beschwerdebilder haben zahlreiche Ursachen, Auslöser oder Verstärker. Als Hauptursache wurde vor Jahrzehnten eine minimale Hirnschädigung angesehen („minimale zerebrale Dysfunktion"). Als weitere Ursachen oder verstärkende Faktoren werden diskutiert:

- Störungen bestimmter Botenstoffe im Gehirn.
- Vererbung.
- Alkohol- oder Nikotinkonsum der Mutter während der Schwangerschaft.
- Nahrungsmittelallergien und -unverträglichkeiten.
- Familiäre Konflikte.
- Unklare, unstrukturierte und inkonsequente Erziehung.

Konventionell therapiert wird mit dem Wirkstoff Methylphenidat (Ritalin®, Medikinet®), der auf das zentrale Nervensystem (Gehirn, Rückenmark) wirkt. ADS und ADHS sind schwer zu fassende Krankheitsbilder. Die Frage, ab welchem Grad Schusseligkeit, Unruhe und Konzentrationsmangel krankhaft sind, ist nicht einfach zu beantworten, ebenso wenig wie die Frage, ab wann mit Hilfe von chemisch-synthetischen Medikamenten regulierend eingegriffen werden muss.

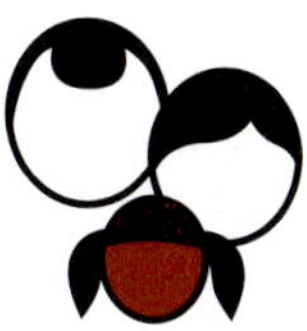

Infos für Eltern und Selbsthilfe

Aus naturheilkundlicher Sicht sollte der Umgang mit einem unruhigen oder verträumten Kind stets auf mehreren Säulen basieren. Dazu im Folgenden einige Anregungen:

- Es gibt Hinweise, dass Zusatzstoffe wie **künstliche Farb- und Geschmacksstoffe** oder **Phosphate** auf das Nervensystem wirken (wie auch im Kapitel „Kopfschmerzen" beschrieben). Phosphate werden manchen Lebensmitteln zugesetzt, beispielsweise bestimmen Käse- und Wurstsorten. In der Erklärung über die Inhaltsstoffe auf der Packung sind sie unter den Nummern E 338, 339, 340 und 341 angegeben. Auch in Cola ist der Gehalt an Phosphaten sehr hoch. Generell ist daher bei AD(H)S eine Ernährung günstig, die arm an Fertigprodukten, an Nahrungsmittelzusätzen, Konservierungs- und Farbstoffen wie auch chemisch stark veränderten Lebensmitteln ist.

- **Hoher Zuckerkonsum** wurde ebenfalls als ein Verstärker von hyperaktivem Verhalten diskutiert. Auffallend ist, dass Kinder mit ADS oft einen Heißhunger auf Süßigkeiten haben. Der Zusammenhang konnte bisher nicht geklärt werden, dennoch ist es sicherlich eine Überlegung wert, unruhige Kinder im Hinblick auf ihren Zuckerkonsum zu beobachten und diesen eher zu mäßigen.
- Auch ein **Mangel an Vitamin B6** und **Zink** wird diskutiert (Pyrolurie). Zinkmangel führt zu kleinen weißen Pünktchen auf dem Fingernagel.
- Bei Kindern mit Konzentrationsstörungen und ADHS-Syndrom konnte ein verminderter Wert an **essentiellen Fettsäuren** im Blut festgestellt werden. Unklar ist, ob ein Zusammenhang besteht bzw. ob die Gabe von essentiellen Fettsäuren zu einer Verbesserung der Beschwerden führt. In Amerika werden bereits entsprechende Nahrungsergänzungsmittel angeboten. Essentielle Fettsäuren, also Fettsäuren, die der Körper nicht selbst herstellen kann, sind in kaltgepressten und naturbelassenen Pflanzenölen enthalten ebenso wie in See-Fischen (Lachs, Makrele, Thunfisch). Bitte möglichst keine Fische aus Fischfarmen kaufen: Sie enthalten durch andersartige Futterzusammenstellung weniger Fettsäuren.

  Ein einfacher Lieferant für essentielle Fettsäuren sind Nüsse. Erd- und Haselnüsse rufen bei manchen Leuten allergische Reaktionen hervor, Cashew- oder Walnüsse werden üblicherweise besser vertragen.
- Daneben ist an individuelle **Nahrungsmittelallergien** zu denken, da diese nicht nur Probleme im Verdauungsbereich sondern auch Konzentrationsstörungen oder Verhaltensauffälligkeiten nach sich ziehen können. Häufige Allergene sind in Kuhmilch, Schokolade, Weizen, Käse, Ei, Zitrusfrüchten enthalten. Diese ausfindig zu machen, ist zwar oft eine rechte Detektivarbeit, lohnt sich aber. So gibt es mittlerweile ganzheitlich orientierte Labors, die zahlreiche Allergien über eine Blutbestimmung ermitteln können. Von den meisten Autoren wird eine individuelle Diät, die Nahrungsmittelallergien berücksichtigt, bei hyperaktiven Kindern befürwortet.
- Man nimmt an, dass bei AD(H)S auch eine **Wahrnehmungsstörung** des eigenen Körpers vorliegt. Dies lässt sich mit Bewegung sinnvoll ausgleichen.

Aus der Wissenschaft

In mehreren Studien konnten eindrucksvolle Erfolge der Homöopathie bei Aufmerksamkeitsstörungen und Hyperaktivität beobachtet werden. Bei der Homöopathie handelt es sich um eine Therapie, bei der durch ein individuell gewähltes Arzneimittel die Selbstheilungskräfte angeregt und die körpereigenen Funktionen harmonisiert und optimiert werden. Die

Homöopathie ist bei richtiger Anwendung nebenwirkungsfrei. Die Studien konnten belegen, dass die Homöopathie erstens besser wirkt als das in der Kontrollgruppe verwendete Scheinmedikament (Placebo), zweitens im Vergleich mit der konventionellen Therapie bei drei Viertel der behandelten Testpersonen so gut ansprach, dass sie keine Medikation mit Methylphenidat benötigten. Vor diesem Hintergrund empfehlen wir, mit einem unaufmerksamen oder hyperaktiven Kind einen klassisch arbeitenden Homöopathen (Homöopathie mit individuell gewählten Einzelmitteln) aufzusuchen.

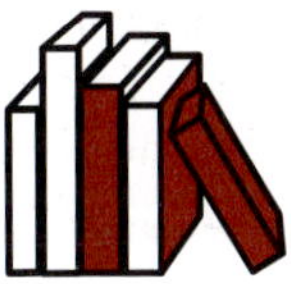

Christian Lucae: *Aufmerksamkeitsdefizit-/Hyperaktivitätsstörung (ADHS)*, KoKo 30/August 2004, erhältlich bei Natur und Medizin (Bestelladresse im Anhang)
Elisabeth Aust-Claus, Petra M. Hammer: *Das ADS-Buch. Aufmerksamkeits-Defizit-Syndrom – Neue Konzentrationshilfen für Zappelphilippe und Träumer.* Neu: Das OptiMind-Konzept für Eltern, Lehrer, Therapeuten. Oberstebrink 1999, 19,80 EUR

Stimmungsschwankungen und Niedergeschlagenheit

Die Pubertät ist wohl der Lebensabschnitt, in dem man seinen Gefühlen am meisten ausgeliefert ist. Nie sonst ist der Mensch so sensibel und verwundbar, gleichzeitig so schutzlos wie in diesen Jahren. Nicht selten wird dieser Lebensabschnitt als „Hummerjahre" bezeichnet (wenn ein Hummer seinen Panzer ablegt, ist er besonders schutzlos, bis ihm ein neuer Panzer gewachsen ist). Die starken Gefühle, die vielen Anforderungen, auch die wachsende Erkenntnis, was in dieser Welt alles schief läuft, gleichzeitig aber das Gefühl, selbst kaum etwas verändern zu können, außerdem der Alltagsstress zuhause – all das ist schon eine anstrengende Kombination.

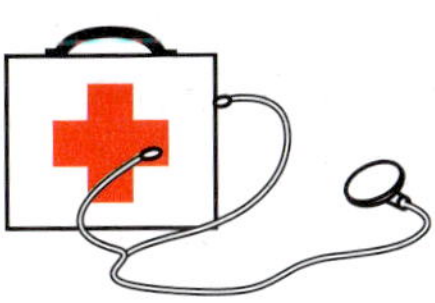

Zum Arzt

- Wenn du alles nur noch schwarz siehst, keine Freunde um dich herum haben möchtest und dich immer mehr zurückziehst.

× Wenn du nicht mehr mit deinen Eltern sprichst, keinen Schlaf findest, und wenn die Menge an Genussmitteln (Zigaretten und Alkohol) steil ansteigt.

Selbsthilfe

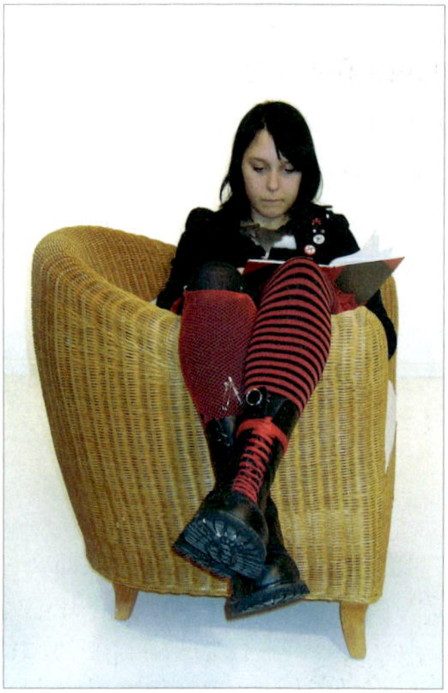

× Bei allen stressigen Situation: Einmal tief durchatmen.
× Reden hilft, schreiben auch.
× Es gibt eine Atemübung, die dir hilft, Ärger loszuwerden: Tief einatmen, ausatmen, dabei nacheinander die Laute „sch" und „ß (scharfes s bzw. sz)" zischen und schließlich den letzten Atemrest mit „ha" aushauchen. Hört sich komplizierter an, als es ist. Also nochmal: einatmen, beim ausatmen schschsch ... szszszsz ... ha. Das ganze dreimal.
× Einfach mal den Ärger und die Frustration rausschreien oder weinen. Du musst nicht alles runterschlucken.
× Das Leben ist oft anstrengend und hart. Vielleicht kannst du es dir trotzdem gemütlich machen. Mit einer schönen Platte und einem leckeren Tee. Hier sind drei Varianten:

Rotbusch-Tee Vanille. Rotbusch (Aspalathus linearis) oder Roibush-Tee enthält die nadelartigen, getrockneten Blätter eines südafrikanischen Strauches. Er hat ein mildes Aroma und enthält kein Teein wie schwarzer Tee. Rotbusch-Tee sagt man krampflösende und allergiemindernde Eigenschaften nach. Rotbusch-Tee gibt es mittlerweile mit vielen Aromen: Irish Honey, Sahne Karamell, Multivitamin, Erdbeer-Vanille, oder auch als Rotbusch Kalahari mit Zimt, Zitronengras und Kornblumen. All diese Nuancen sind sicherlich Geschmackssache. Wirklich lecker ist der Rotbusch-Vanille-Tee.

Die Blätter mit kochendem Wasser übergießen, fünf Minuten ziehen lassen, abseihen. Mit Honig und etwas Milch abgeschmeckt trinken. Der lose Tee ist sehr fein. Man verwendet am besten einen Papierfilter (einen Teelöffel Tee pro Tasse), beim Teesieb rutschen die Blätter durch. Auch Teebeutel sind bei diesem Tee gut geeignet.

Yogi-Tee. Yogi-Tee ist im Vergleich zum Rotbusch-Tee etwas würziger und hat den typisch indischen Geschmack aus scharf und süß. Yogi-Tee (Classic) besteht aus Zimt, Kardamom, Ingwer, Nelken und schwarzem Pfeffer. Ingwer und Pfeffer sind für die Schärfe zuständig. Yogi-Tee schmeckt, mit Milch und Honig als wärmendes Getränk im Winter, eisgekühlt im Sommer.

Der Tee besteht aus Rinden, Früchten und Wurzeln, anders als der Rotbush-Tee. Diese Pflanzenteile müssen kurz köcheln.

Einen Teelöffel der Gewürzmischung in einen Liter kochendes Wasser geben (richtig, nur einen Teelöffel). Herd runterstellen und das Ganze zugedeckt zehn Minuten köcheln lassen. Achtung, der Tee darf nicht richtig kochen, weil er sonst zu scharf wird. Danach den Herd ausmachen und noch mal 10–15 Minuten ziehen lassen. In einem anderen Topf pro Liter Yogi-Tee einen viertel bis halben Liter Milch warm machen, ganz nach Geschmack. Tee dann durch ein Teesieb in die Milch abgießen, alles in eine Kanne oder zugedeckt (sonst bildet sich eine Haut) auf dem Herd lassen.

Yogi-Tee gibt es auch noch mit den Geschmacksrichtungen „Himalaya" (Zimt, Ingwer, Anis, Fenchel, Koriander), „Schoko" (Kakao, Zimt, Kardamom, Ingwer, Zichorienwurzel, Nelken, schwarzer Pfeffer), „Rotbusch" (Zimt, Ingwer, Karob, Zichorien, Kardamom, Nelken, schwarzer Pfeffer, Vanillearoma, Rotbusch), „Jamaika" (Zichorien, Zimt, Karob, Gerstenmalz, schwarzer Pfeffer, Kardamom, Süßholz, Baldrianwurzel) und „Lakritz" (Süßholz, Zimt, Ingwer, Orangenschalen, Kardamom, Zichorienwurzel, schwarzer Pfeffer, Nelken, Gerstenmalz und Vanilleextrakte).

Teebeutel sind einfacher zu handhaben. Wenn du den Beutel nur mit kochendem Wasser aufgießt, schmeckt er allerdings etwas wässrig. Besser ist es, Wasser im Topf mit dem Teebeutel warm zu machen und einige Minuten erst köcheln, dann ziehen zu lassen. Milch zugießen.

Ein pflanzlicher **„Nerventee“** (modifiziert nach J. Karl) aus Johanniskraut, Zimtrinde, Ingwerwurzel, Rosmarinblättern und Pomeranzenschale wirkt stärkend für die Nerven und allgemein wärmend. In der Apotheke mischen lassen und gut verschlossen und dunkel aufbewahren. Johanniskraut hebt die Stimmung, Zimt wärmt und schmeckt gut, Ingwerwurzel macht ein bisschen Feuer, Rosmarin wirkt kreislaufanregend und Pomeranzenschalen sorgen für einen leicht fruchtig-bitteren Kick. Einfach mal ausprobieren.

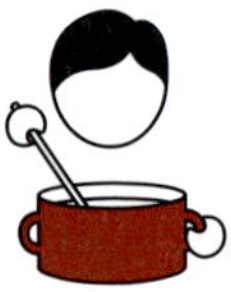

Johanniskraut	40,0 g
Zimtrinde	20,0 g
Ingwerwurzel	20,0 g
Rosmarinblätter	10,0 g
Pomeranzenschale	10,0 g

Einen Teelöffel der Kräutermischung überbrühen, zugedeckt zehn Minuten ziehen lassen, abseihen. Nachmittags eine Tasse trinken, mit Honig und etwas Zitronensaft. Da der Tee anregend ist, bitte nicht mehr abends trinken!

Depressionen

Unter dem Begriff „Depression“ wird eine traurige Verstimmtheit verstanden. Man hat das Gefühl, die Belastungen und Anforderungen von außen sind zu hoch, die eigenen Fähigkeiten zu gering. Depressionen entstehen, wenn man immer wieder negative Erfahrungen macht oder Probleme im eigenen Leben anhalten: Vernachlässigung, Probleme der Eltern, körperliche Erkrankungen, Trennung, langfristige schulische Überforderung. Manche Jugendliche – auch hier kommt es auf den Einzelnen an – können derartige Belastungen verkraften, andere sind verwundbarer; sie haben das Gefühl, den Erwartungen, die an sie gestellt werden, und dem Leben selbst nicht gewachsen zu sein.

Nicht selten sind gerade die pflegeleichten, ruhigen und unauffälligen Jugendlichen innerlich niedergeschlagen und verzweifelt. Typisch sind ein innerer Rückzug und Antriebslosigkeit, auch Wutanfälle, Schulprobleme. Alles ist egal. Aber auch körperliche Symptome wie Bauchschmerzen und Kopfschmerzen können etwas mit dem Stimmungstief zu tun haben.

Depressionen unter Jugendlichen sind außerordentlich häufig: 180 von 1000 befragten Jugendlichen litten, so eine Studie der Universität Bremen, an Depressionen. Das kann dramatische Folgen haben. In Deutschland nehmen sich jedes Jahr 50 bis 60 Kinder im Alter von zehn bis 15 Jahren das Leben. Dieses Buch ist ein medizinisch-naturheilkundlicher Selbsthilferatgeber. Wir, die Autoren, sind keine Psychologen. Bei Depressionen ist ärztliche und psychologische Behandlung gefragt. Dennoch im Folgenden ein paar Tipps:

Selbsthilfe und Erste Hilfe

- Vertrau dich jemandem an. Manchmal sieht man den Ausweg nur nicht. Aber es gibt immer eine Lösung, auch wenn etwas schief gelaufen ist, auch wenn du etwas verbockt hast. Man kann sein Leben radikal verändern. Bestes Beispiel: die Autorin: Ich habe mit 19 Jahren innerhalb von zwei Tagen ein Medizinstudium hingeschmissen, bin zu Leuten gezogen, die ich vorher kaum kannte, an einen neuen Ort, hab ein Praktikum angefangen, über das ich noch nie nachgedacht hatte, eine Psychotherapie gemacht und Klavierunterricht genommen. Und plötzlich gab es neue Chancen.
- Wenn du merkst, dass ein Freund oder eine Freundin sich permanent überfordert fühlt, sich innerlich verabschiedet oder schon Sätze sagt wie „Ist doch eh alles sinnlos“, dann unternimm etwas. Sprich mit deinen oder seinen/ihren Eltern. Wende dich an Beratungsstellen. Glaub nicht, dass du deinen Freund alleine wieder aus dem Loch herausholen musst, sondern vertraue dich jemandem an und nimm Hilfe in Anspruch.

Heilpflanzen & Co – Tipps für den Profi
Die Verabreichung von Johanniskrautpräparaten und die Lichttherapie haben sich bei leichten Depressionen als unterstützende Therapie bewährt, insbesondere dann, wenn das Stimmungstief im Herbst und Winter auftritt. Das Johanniskraut verbessert durch verschiedene Inhaltsstoffe die Lichtausbeute. Dies hat einen Einfluss auf den Stoffwechsel des Hormons Melatonin, welches wiederum das Nervensystem beeinflusst.

Prüfungsangst

15 von 100 Jugendlichen leiden unter Ängsten. Die häufigsten Ängste von Kindern und Jugendlichen sind Schul- und Prüfungsangst, bei denen es nicht selten zu einem Teufelskreis kommt: Durch die Angst vor der Schule – und angstbedingte Kopf- und Bauchschmerzen – fehlen die Betroffenen ganz oder beteiligen sich aus Angst vor falschen Antworten nicht am Unterricht. Sie bekommen schlechte Noten, was den Druck in Prüfungssituationen erhöht.

Selbsthilfe

Atmen. Wenn du mitten in der Prüfung nicht mehr weiter weißt, dann nimm dir etwas Zeit für eine kurze Entspannungsübung:

Kurzentspannung bei Prüfungen

- Mach die Augen zu.
- Leg die Hände auf die Oberschenkel.
- Atme ruhig ein und aus.
- Such dir ein positives Wort oder einen Satz wie „Ich schaffe das." – „Ruhe" „Klarheit", was auch immer. Atme tief in den Bauch, denke an dieses Wort, sprich es lautlos aus.
- Atme langsam aus.
- Mach eine kleine Pause und denk wieder an „dein" Wort.
- Wiederhole diesen Zyklus drei bis vier Minuten lang. Das schafft eine innere Ruhe, wenn du blockiert bist.

Heilpflanzen & Co – Infos für Eltern
Angenommen, bei Ihrem Sohn oder Ihrer Tochter steht eine Prüfung an, dann bieten pflanzliche oder homöopathische Mittel eine gewisse Rückendeckung.

- **Baldrian** ist geeignet bei Unruhezuständen und nervös bedingten Einschlafstörungen. Auch die Konzentrations- und Leistungsfähigkeit am Tag wird verbessert. Baldrian gibt es als Tinktur (für Jugendliche nicht ganz unproblematisch, da sie auf Alkoholbasis hergestellt ist) und in Tablettenform. Fragen Sie bitte in der Apotheke nach der genauen Dosierung, da diese von Alter, Körpergröße und -gewicht des Kindes abhängt.
  Wichtig ist: Mit der Einnahme muss ein bis zwei Wochen vor der Prüfung begonnen werden!
- Schlägt die Aufregung auf den Magen, ist **Melissentee** geeignet, er bietet sich auch für die Thermoskanne am Prüfungstag an (siehe weiter oben im Kapitel „Unruhe").
- Zur **Homöopathie.** *Argentum nitricum* D6 ist das richtige Mittel, wenn der Prüfling vor der Prüfung Durchfall bekommt; *Gelsemium* D6, wenn vor der Prüfung ein verstärkter Harndrang auftritt; *Strophantus* D6, wenn vor der Prüfung Herzklopfen auftritt. Diese Symptome können Sie im Gespräch mit Ihrem Sohn oder Ihrer Tochter, sofern sie Erfahrungen mit früheren Prüfungssituationen haben, ermitteln.
  Anwendung: Einnahme der homöopathischen Arzneimittel als Globuli (Kügelchen). Am Abend vor der Prüfung 5 Kügelchen im Mund zergehen lassen (in die Wangentasche neben die Zähne, oder unter die Zunge). Direkt vor der Prüfung noch 1 x 5 Kügelchen. Wenn es in der Apotheke keine Kügelchen gibt, kann man Tropfen nehmen: 5 Tropfen in einem Glas Wasser auflösen, davon einen Teelöffel voll einnehmen.

Heimweh

Klassenfahrt, Jugendlager, Konfirmandenfahrt. Eigentlich freust du dich total, aber wenn du angekommen bist, kommt auch das Heimweh. Das ist normal, nichts Schlimmes.

Heilpflanzen & Co – Infos für Eltern

Zwei homöopathische Mittel haben sich zur Behandlung von Heimweh bewährt:

- *Capsicum* wird aus dem scharfen Paprika hergestellt. Es hat sich bewährt bei Beschwerden, die durch Heimweh ausgelöst werden, insbesondere bei Kindern. Mittelweisend: Der Betroffene will in Ruhe gelassen werden („Lass mich!"), ist gereizt, hat keinen Appetit und will nicht schlafen. Die Wangen sind rot. Anregung bessert die Beschwerden.
- *Ignatia*, hergestellt aus der Ignazbohne, ist ein wichtiges homöopathisches Arzneimittel für jeden Trennungsschmerz und Verlust. Es wird in diesem Gesundheitsbuch auch im nächsten Teil unter der Überschrift „Trauer und Verlust" genannt. Der Betroffene ist still, in sich gekehrt, launenhaft, unbeständig in den Gefühlen, innerlich angespannt, muss schluchzen und seufzen, hat einen Kloß im Hals.
  Anwendung: Wenn die Merkmale zutreffen, *Capsicum* D12 oder *Ignatia* D12 als Kügelchen (Globuli), 2 x täglich 3 Globuli, bis Besserung eintritt.

Trauer und Verlust

Der Verlust von einem Freund, einem Familienmitglied, einem Haustier oder auch einem Lebensabschnitt geht stets mit Trauer einher. Kinder und Jugendliche reagieren oft anders, als man sich das vorstellt. Scheinbar stecken sie einen Verlust einfach so weg, verhalten sich unauffällig. Häufig jedoch zeigen Kinder und Jugendliche erst dann Zeichen Ihrer Trauer, wenn einige Zeit vergangen ist und die betroffenen Erwachsenen sich schon etwas gefangen haben.

Heilpflanzen & Co – Infos für Eltern

Bei Trauer hat sich das homöopathische Arzneimittel *Ignatia* bewährt. *Ignatia* stammt aus der strychninhaltigen Frucht der Ignazbohne, einer Giftpflanze. Sie erzeugt beim Gesunden eine Verstärkung der Empfindungslage, starke Gemütsbewegungen und Krampfzustände.

Wegweisend für den Einsatz beim Kranken ist das Hauptsymptom „stiller Kummer", unterdrückter Kummer, langgezogenes Seufzen, Schluchzen. Der Kummer wird beschönigt und verborgen. Die Betroffene – *Ignatia* schlägt besonders gut bei Mädchen und Frauen an – möchte mit dem Kummer allein sein, Berührung

verschlimmert die Beschwerden sogar.
Ein weiteres wichtiges Merkmal: Veränderlichkeit der Stimmung, Schwanken zwischen Heiterkeit, Traurigkeit und Ärger. Schreckhaftigkeit. *Ignatia* wird auch bei psychosomatischen Beschwerden eingesetzt, die mit Kummer im Zusammenhang stehen, beispielsweise bei nervösen Kopfschmerzen, Schlaflosigkeit mit langanhaltenden Träumen, Globusgefühl („Kloß im Hals"), Reizhusten, nervösen Verdauungsbeschwerden, Herzbeschwerden, Kreuzschmerzen oder Menstruationsbeschwerden.
Anwendung: Sollten die o.g. Merkmale zutreffen, ist an eine Gabe von 2 x täglich 3 Globuli *Ignatia* D12 über drei Wochen zu denken. Sinnvoll wäre, sich zuvor mit einem Arzt mit Zusatzbezeichnung Homöopathie oder einem Heilpraktiker zu besprechen.

Schlafstörungen

Du hast Schlafstörungen, wenn du nicht richtig einschlafen kannst, mitten in der Nacht oder morgens viel zu früh aufwachst und nicht mehr einschlafen kannst; außerdem, wenn du dich morgens nicht erholt fühlst.
Der Schlaf ist eine wichtige Quelle, deine Batterie aufzuladen und – um im Bild der Eingangskapitel zu bleiben – auf dein Gesundheitskonto einzuzahlen. Anhaltende Schlafstörungen führen zu Erschöpfung, eingeschränkter Leistungsfähigkeit oder Reizbarkeit.

Ursachen

× Du gehst zu spät ins Bett.
× Es ist zu hell, zu laut oder zu muffig, ein lauter Wecker tickt, die Hamster werden munter.
× Irgendwas raubt dir den Schlaf: Hast du Sorgen oder Kummer? Hast du Angst vor dem nächsten Tag?
× Dein Körper ist nicht müde.
× Du bist überdreht. Dein Nervensystem ist zu stark stimuliert, durch Fernsehen, Computerspiele, Cola, Kaffee, Zigaretten, Alkohol, Telefonieren, SMSen. Nun tut es sich ein wenig schwer, herunterzufahren und abzuschalten.

× Wenn man spät am Abend noch viel isst, muss der Körper und der gesamte Stoffwechsel für die Verdauung noch „wach" bleiben. Oder er schaltet auf Entspannung, und das Essen liegt einem unverdaut und schwer im Magen und macht Bauchschmerzen.

Selbsthilfe

× Dein Körper muss abends allmählich „runtergefahren" werden. Das geht nicht von jetzt auf gleich. Lass dir also immer etwas Zeit zwischen Nachhause-Kommen und der Bettzeit. Packe alles für den nächsten Tag, lüfte dein Zimmer und dreh die Heizung runter.

× Ein warmes Fußbad verhilft deinem Körper zur nötigen Bettschwere. Wenn es schneller gehen muss, die (warmen!) Unterschenkel kurz kühl abzubrausen.

× Verträgst du Milch? Wie wäre es mit einer warmen Milch mit einem Löffel Honig. Gerade in den Wintermonaten sehr gemütlich. Ein leckerer Tee ist auch Roibush-Vanille mit Milch und Honig.

× Auch das hilft dir, innerlich zur Ruhe zu kommen: Beten, Autogenes Training, Progressive Muskelentspannung; dabei spannst du nach und nach alle Muskeln deines Körpers kurz an und entspannst sie wieder. Spürst du die wohlige Wärme und Schwere?

Weitere Tipps findest du in den Kapiteln „Erschöpfung" und „Unruhe".

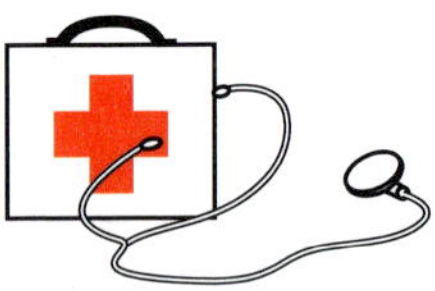

Zum Arzt
Wenn die Schlafstörungen trotz deiner Bemühungen länger als eine Woche anhalten, dann sprich mit deinen Eltern. Und geh zum Arzt, wenn es nicht besser wird.

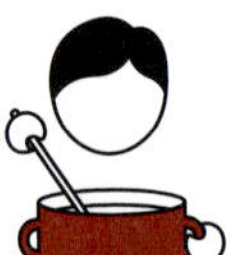

Ein wohlschmeckender Kräuter-Abendtee besteht aus Melissenblättern, Lavendelblüten, Hopfenzapfen, Apfelschalen und Pomeranzenschalen (Pomeranzen sind Bitterorangen).
Zu gleichen Teilen in der Apotheke mischen lassen. Einen gehäuften Teelöffel der Mischung mit einer großen Tasse kochendem Wasser

übergießen und zugedeckt zehn Minuten ziehen lassen, abseihen. Für die ganze Familie brauchst du vier gehäufte Teelöffel auf einen Liter Wasser.

Was ihr über Epilepsie wissen solltet

Vielleicht hast du schon einmal gesehen, dass ein Mensch auf dem Boden liegt und ganz stark zittert und sich verkrampft. Der Betroffene leidet wahrscheinlich unter Epilepsie, früher wurde die Krankheit als „Fallsucht" bezeichnet. Es handelt sich um eine Funktionsstörung des Gehirns. Bei einem epileptischen Anfall reagieren die Nervenzellen des Gehirns zu stark, sie entladen sich völlig ungesteuert, es kommt zu Krämpfen. Der Epileptiker – so nennt man einen Menschen, der unter Epilepsie leidet – kann nichts dafür, er kann auch nichts machen und ist dem Anfall hilflos ausgeliefert. Manche spüren, dass der Anfall kommt, es kann aber auch aus heiterem Himmel passieren. Zwei Drittel der Epilepsien treten zum ersten Mal in der Kindheit und Jugend auf. Übrigens: Früher galten die Epileptiker als Lieblinge der Götter.

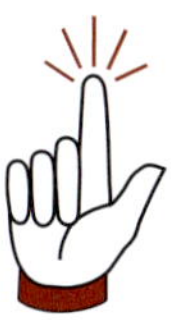

Ein Jugendlicher kann einen epileptischen Anfall bekommen, ohne dass dies vorher schon einmal passiert ist.

Ursachen und Auslöser

Bestimmte Formen der Epilepsie sind vererbbar. Epilepsie kann aber auch ohne erkennbaren Grund auftreten oder – bei einer entsprechenden Veranlagung – durch Schlafmangel, Fieber, übermäßige Anstrengung, unregelmäßige Ernährung, Hunger, Alkoholgenuss, Drogengenuss (oder Drogenentzug), außerdem durch bestimmte Medikamente, Erkrankungen wie einer Gehirnentzündung oder nach Kopfverletzungen. Bei Frauen kann ein Zusammenhang mit der Menstruation bestehen.

Ablauf

Ein epileptischer Anfall („Grand mal") läuft folgendermaßen ab: Der Betroffene wird blass, seine Augen sind weit geöffnet und starr. Manchmal schreit er. Dann verliert er sein Bewusstsein und fällt hin. Die Arme und Beine werden steif. Er hört auf zu atmen und wird bläulich. Es kann auch sein, dass er dann in die Hose macht und Blase und Darm entleert. Man könnte denken, er stirbt. Dann löst sich die Muskelstarre und die Muskeln fangen an, zu zucken, erst kurz und schnell, dann langsamer. Der Epileptiker schnappt nach Luft und kann auch Schaum vor dem Mund haben. Durch die Krämpfe kann er sich auf die Zunge oder in die Wangeninnenseite beißen, ohne es zu merken. Langsam hören die Muskelzuckungen auf, der Betroffene fällt in einen tiefen Schlaf.

Gerade klassisch ist – bei Jugendlichen – der Anfall in der Disco: Grelles oder flackerndes Licht, laute Musik und Alkohol kommen hier zusammen.

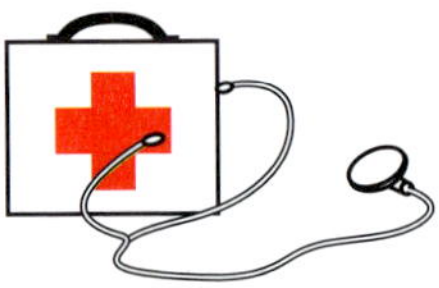

Erste Hilfe
Wenn du merkst, dass jemand kurz vor einem epileptischen Anfall ist, dann mach Folgendes:

- Notarzt, Sanitäter oder Feuerwehr (112, auch vom Handy aus) rufen (lassen)!
- Reagiere schnell: Pass auf, dass er sich beim Fallen nicht verletzt, räume gefährliche Gegenstände aus der Nähe weg. Auf keinen Fall Arme oder Beine festhalten!
- Beengende Kleidung (Gürtel, Hemdkragen) sollte, wenn dies möglich ist, geöffnet werden.
- Es besteht immer die Gefahr, dass sich der Epileptiker auf die Zunge beisst. Manche haben sich schon ein Stück der Zunge abgebissen. Du kannst also versuchen, dem Epileptiker etwas Weiches – ein Päckchen Papiertaschentücher, einen zusammengerollten Socken o.ä. – zwischen die Zähne zu schieben. Aber Vorsicht: Epileptiker verkrampfen sich unter einem Anfall so stark, dass auch die Helfer verletzt werden können.
- Notfallmäßig kann man den in der Abbildung gezeigten Akupunktur-Punkt stimulieren: zwischen Nasensteg und Oberlippe, genau in der Mitte. Mit dem Fingernagel ganz stark drücken.

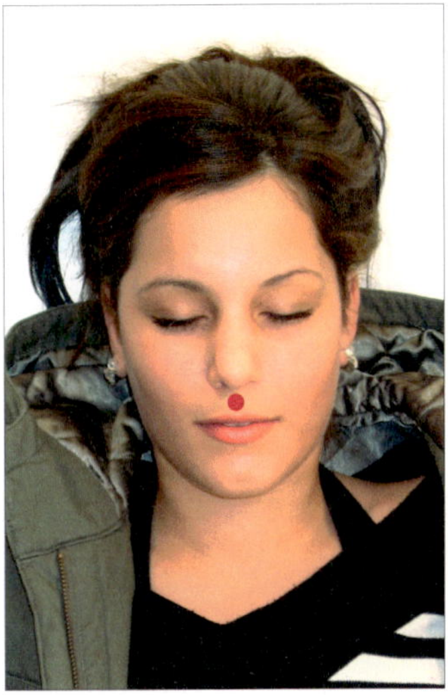

× Wenn der Anfall vorüber ist – und erst dann! –, muss der Bewusstlose in die stabile Seitenlage gebracht werden. Das ist die Lage, in der alle Bewusstlosen liegen sollen (s. nächste Seite).

Wenn ihr einen Epileptiker zum Freund habt oder kennt, dann überredet ihn oder sie nicht zu Alkohol. Das kann einen Anfall auslösen, ebenso wie Drogen, wenig Schlaf, Nahrungsentzug und starke Sinnesreize (Musik und Lichter etc.). Hier immer besonders vorsichtig sein.

Epilepsiekranke Jugendliche – insbesondere wenn sie häufiger Anfälle haben – sollten mit dem Schwimmen aufpassen, ebenso bei Sportarten mit einer erhöhten Unfall- oder Verletzungsgefahr. Jungen werden in der Regel vom Wehrdienst befreit. Der Erwerb des Führerscheins kann bei wiederholten Anfällen schwierig werden. Die Deutsche Gesellschaft für Epilepsie nennt Anfallsambulanzen und Schwerpunktpraxen für Kinder und Jugendliche.

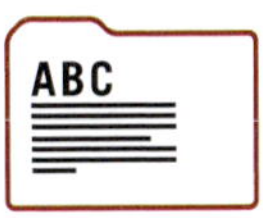

www.ligaepilepsie.de

Schritt 1: Bewusstlose flach auf den Rücken legen

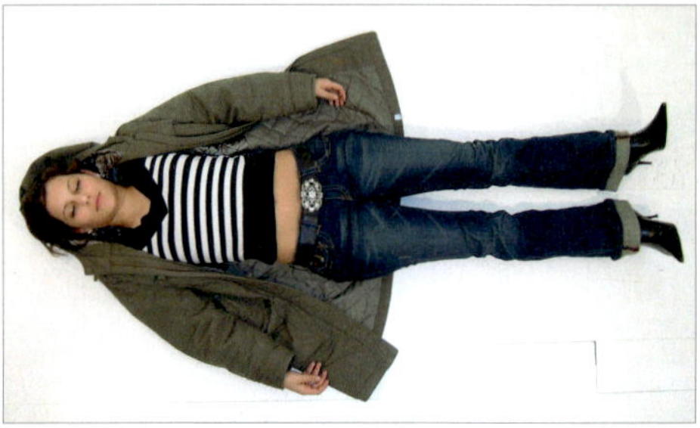

Schritt 2: Linke Hand auf den Bauch legen

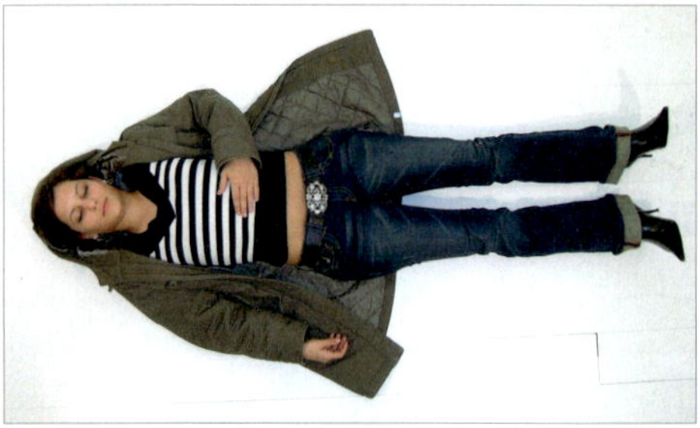

Schritt 3: Rechtes Bein aufstellen

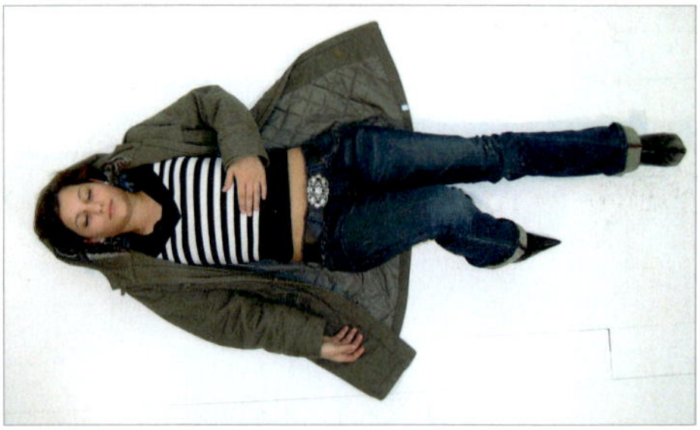

Schritt 4: Rechte Hand unter den Rücken schieben

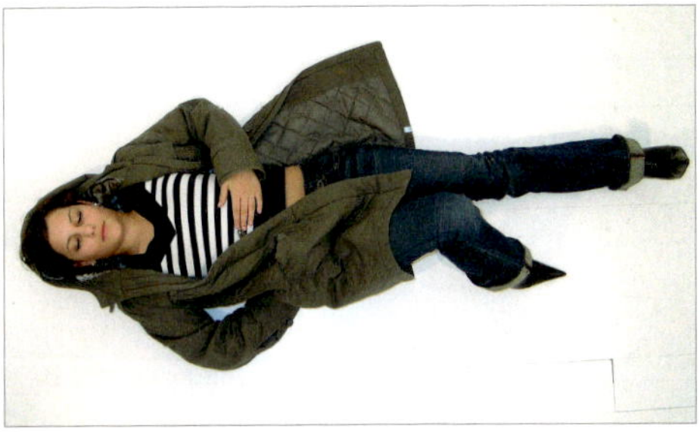

Schritt 5: Am linken Arm und der Hüfte nach rechts drehen. Das rechte Bein bleibt angewinkelt, das linke gestreckt.

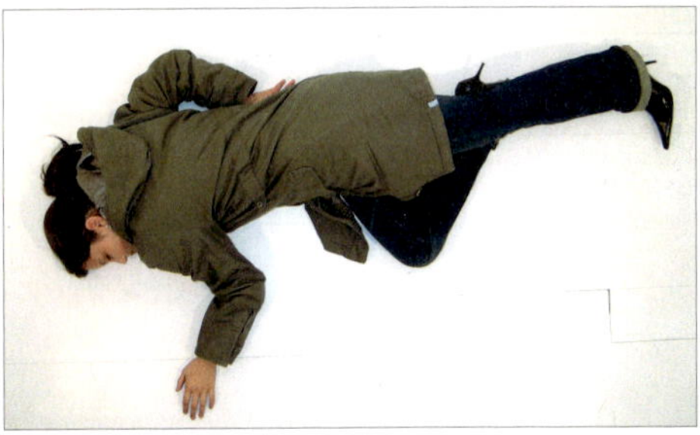

Schritt 6: Den linken Arm unter das Kinn schieben

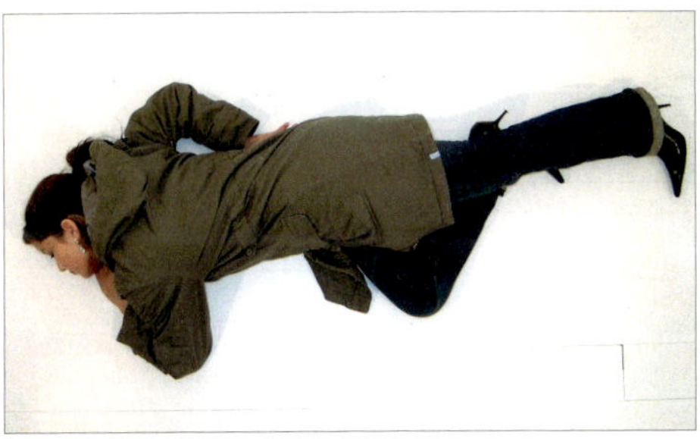

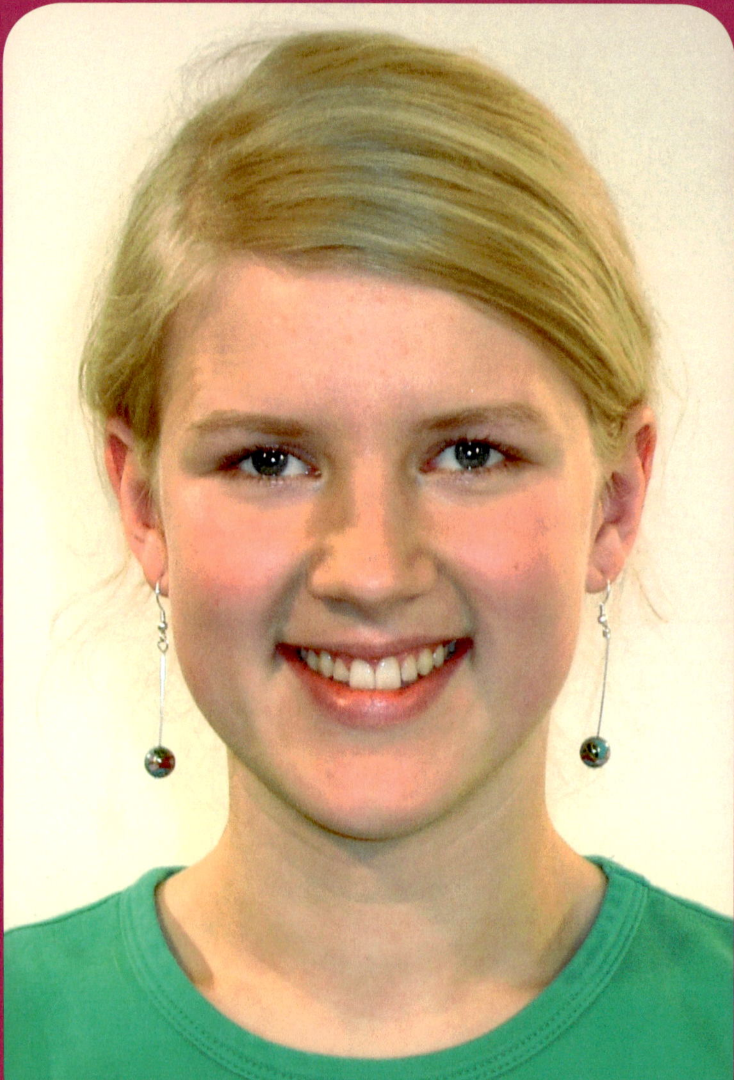

KAPITEL 6
KOPF

In diesem Kapitel geht es um ...

... Beschwerden, die deinen Kopf betreffen, also Augen, Nase, Ohren und Mund bzw. Zähne. Ganz wichtig: Mit den Sinnesorganen muss man immer vorsichtig sein und lieber früher als später zum Arzt gehen.

Sehschwäche

Wenn du in der Schule nicht mehr lesen kannst, was an der Tafel steht, wird es Zeit für einen Sehtest. Auch wenn du nach der Schule oder dem Lesen häufig unter Kopfschmerzen leidest, könntest du unter einer Fehlsichtigkeit leiden.

Unterschieden wird zwischen Kurz-, Weit- und Stabsichtigkeit. Bei der Kurzsichtigkeit ist der Augapfel zu lang, bei der Weitsichtigkeit ist er zu kurz. Bei Stabsichtigkeit führen Unregelmäßigkeiten auf der Hornhaut dazu, dass man verzerrt und unscharf sieht.

Was viele nicht wissen: Neben den beschriebenen, eher bekannten Störungen gibt es minimale Sehstörungen, insbesondere ein ganz leichtes Schielen, die vom Gehirn ausgeglichen werden und nur bei Müdigkeit bemerkbar sind. Die permanente Anforderung an das Gehirn kann zu Ermüdung führen und eine Lese- und Schreibschwäche nach sich ziehen. Daher ist es sinnvoll, bei anhaltender Lese- und Schreibschwäche auch eine Augenuntersuchung durchführen zu lassen.

Bindehautentzündung

Eine Bindehautentzündung ist eine Entzündung der durchsichtigen Haut, die die Innenseite deines Ober- und Unterlides und den Augapfel selbst überzieht. Eine entzündete Bindehaut ist rot, die Augen jucken und brennen, du hast das Gefühl, dass ein Fremdkörper in deinem Auge ist.

Ursachen

Eine Bindehautentzündung kann als Begleiterscheinung einer Erkältung oder bestimmter Erkrankungen wie z.B. Masern oder Windpocken auftreten. Auch Zugluft, Fremdkörper oder Sonnenstrahlung (im Solarium immer eine Brille aufsetzen und Augen schließen!) können eine Bindehautentzündung verursachen.

Eine **infektiöse** Bindehautentzündung wird durch Krankheitserreger, beispielsweise Viren oder Bakterien verursacht. Sie kann sehr gefährlich sein und unbehandelt zur Erblindung führen.

Eine **allergische** Bindehautentzündung kann z.B. bei Heuschnupfen auftreten. Auch eine allergische Reaktion auf Stoffe, die man am Auge anwendet (z.B. Wimperntusche oder Kajalstift) kommt vor. Hier hilft nur eines: Etwas tiefer in die Tasche greifen und Kosmetika kaufen, die allergiegetestet sind.

× Bitte die Augen nicht mit Kamillentee spülen! Kamillentee enthält winzige Schwebteile, die das Auge reizen, er kann Allergien erzeugen und das Auge zu stark austrocknen.
× Mit den Sinnesorganen spaßt man nicht. Im Zweifelsfall zum Arzt!

Heilpflanzen & Co – Infos für Eltern

× Für die Behandlung einer Bindehautentzündung kommen, wenn sie durch einen Heuschnupfen bedingt ist, vor allem zwei homöopathische Mittel in Frage: Der Augentrost (*Euphrasia* D4) ist dann das richtige Mittel, wenn die Lidränder geschwollen und rot sind, die Augen immerzu tränen und man sehr lichtempfindlich ist.

Dosierung: anfangs bis zu stündlich 5 Kügelchen, bei eintretender Besserung 3 x täglich 5 Kügelchen. Unterstützend einige Tropfen *Euphrasia*-Tinktur in einem halben Glas abgekochtem Wasser auflösen, Stofftaschentücher damit tränken (leicht auswringen!) und auf die Augen legen.

× Ein richtiges „Heuschnupfenmittel“ ist das homöopathische Arzneimittel *Galphimia glauca*, das aus einer in Mittelamerika beheimateten Pflanze gewonnen wird. Es ist vor allem geeignet, wenn der Heuschnupfen folgende Symptome hat: Schwellung und Rötung der Augenbindehaut mit starkem Tränen und Brennen; häufiges Niesen und Zuschwellen der Nasenschleimhäute.

Anwendung: Zur Vorbeugung *Galphimia* D12 (Tropfen) abends 7 Tropfen über vier bis sechs Wochen vor dem erwarteten Beginn der Beschwerden einnehmen. (Das hört sich sehr „vorsorglich" an, aber wer wirklich unter Heuschnupfen leidet, der denkt auch zwei Monate vorher daran, ganz bestimmt!) Wenn es dann mit dem Heuschnupfen richtig losgeht, wird das Mittel in einer anderen Potenz eingenommen, der D4 (Tropfen). Nehmt hier alle zwei bis drei Stunden 3 Tropfen.

Galphimia glauca ist auch im DHU-Heuschnupfenmittel (DHU= Deutsche Homöopathie-Union) enthalten.

Trockene Augen

Wenn du viel am Rechner sitzt, kann das zu trockenen Augen führen. Wichtig: Immer wieder blinzeln, Augen schließen, aus dem Fenster gucken. Außerdem ab und zu mal ein Augenbad machen. Die einfachste Form geht folgendermaßen: Fülle eine saubere Schüssel mit lauwarmem Wasser und tauch das Gesicht hinein (nicht übertreiben, die Haare sollten trocken bleiben!). Öffne dann langsam die Augen und klimpere mit den Augenlidern.

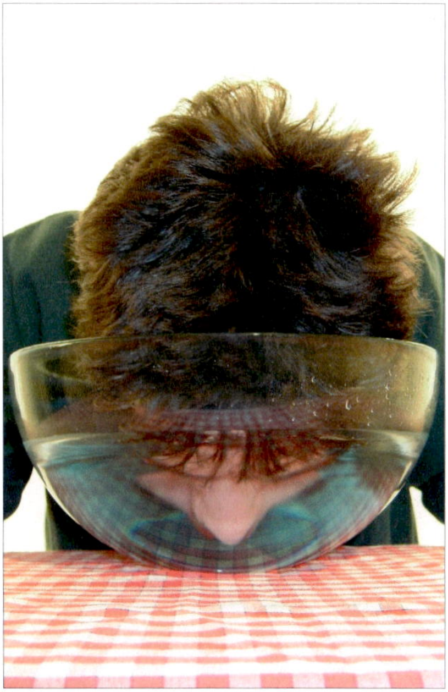

Heilpflanzen & Co – Infos für Eltern

Wenn die Augen müde sind und weh tun, nach langer, angestrengter Bildschirmarbeit, dann ist an das homöopathische Arzneimittel *Ruta* D6 zu denken, 1 x 5 Globuli in der Wangentasche zergehen lassen.

Kopfschmerzen

Kopfschmerzen zählen in den industrialisierten Ländern zu den häufigsten gesundheitlichen Problemen von Jugendlichen. Über 93% der 15- bis 16-Jährigen – also fast alle! – hatten bereits mit Kopfschmerzen zu tun. Die Hälfte von ihnen leidet sogar unter anhaltenden (chronischen) Kopfschmerzen. Kopfschmerzen sind ein Symptom, ein Krankheitszeichen. Man muss nach den Ursachen forschen – und das ist bei Kopfschmerzen eher knifflig.

Ursachen

Es gibt eine ganze Reihe von Ursachen, an die man bei Kopfschmerzen immer denken sollte:

- Nicht korrigierte Sehschwäche.
- Falsche Brille.
- Nackenverspannungen, Blockaden der Halswirbel.
- Zu viel Kaffee, Nikotin, Alkohol.
- Stress.
- Zahnspange.
- Chronische Nasennebenhöhlenentzündungen.
- Nahrungsmittelunverträglichkeiten oder -allergien.
- Medikamente, z.B. die Anti-Baby-Pille.
- Elektrosmog: Handys, Computer, schnurloses Telefon.
- Übersäuerung. Dies bedeutet, dass das Körpergewebe zu „sauer“ wird. Übersäuerung entsteht durch eine Ernährung, die zu viel Zucker, Weißmehl, Kaffee, Alkohol und Fleisch enthält.
- Verstopfung.

Um der Ursache für Kopfschmerzen auf die Spur zu kommen, ist es sehr wichtig, den Schmerz genau zu beobachten, am besten in einem Kopfschmerztagebuch. Darin kannst du dir folgende Fragen stellen:

- Wann treten die Schmerzen auf?
- Sind sie immer gleich?
- Wie beginnen die Kopfschmerzen?

- Wie lang halten sie an?
- Werden sie bei körperlicher Aktivität stärker? usw.

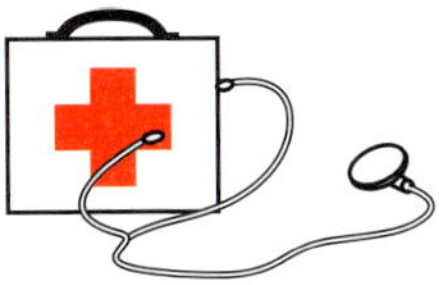

Zum Arzt

- Wenn die Kopfschmerzen plötzlich auftreten und du sonst noch nie Kopfschmerzen gehabt hast.
- Wenn es keine plausible Ursache für die Kopfschmerzen gibt.
- Wenn die Kopfschmerzen anders sind als sonst.
- Wenn Allgemeinsymptome dazu kommen, z.B. Erbrechen, Kreislaufprobleme, Schwindel, Ohrenrauschen, hohes Fieber, Sehstörungen, Taubheitsgefühl im Gesicht, in den Armen oder Beinen.

Selbsthilfe

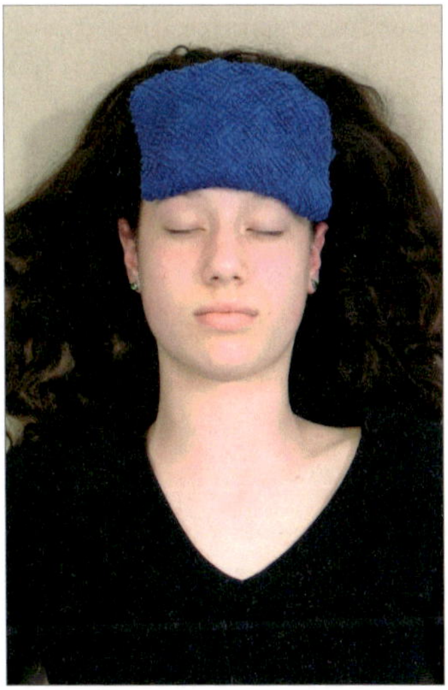

- Im akuten Fall: Mach die Musik aus, die Gardinen zu und Licht aus. Leg dich auf den Rücken und mach die Augen zu. Am besten legst du einen kalten Waschlappen (gut auswringen) auf die Stirn. Zehn Minuten nichts tun, schlafen.
- Lass deine Augen checken: Hast du eine Sehschwäche, hat deine Brille die richtige Sehstärke etc.
- Manchmal ist der Körper zu trocken. Viele Jugendliche trinken zu wenig. Am besten wäre es, auf einen bis eineinhalb Liter Wasser am Tag zu kommen.
- Bei Kopfschmerzen Kaffee, Zigaretten und Alkohol meiden.
- Gegen Nackenverspannungen durch Arbeit am Rechner: ab und zu mal Schultern hochziehen, fallen lassen, Schultern kreisen lassen. Und lass ab und zu mal den Kopf hängen. Kontrolliere deine Haltung: Stelle dir vor, du wärst an einem Band am hinteren Scheitelpunkt aufgehängt, das dich sanft noch oben zieht.

× Armbäder haben einen Einfluss auf die Durchblutung des Kopfes. Wichtig ist, dass du bequem sitzt, dir schon vorher einen Stuhl ans Waschbecken stellst. Wenn der Kopf klopft, sich heiß und geschwollen anfühlt oder so, als ob ein Reifen darum enger gezogen würde, und wenn dir Kälte gut tut – dann ist ein temperatur**absteigendes** Armbad von warm nach kalt das Richtige.

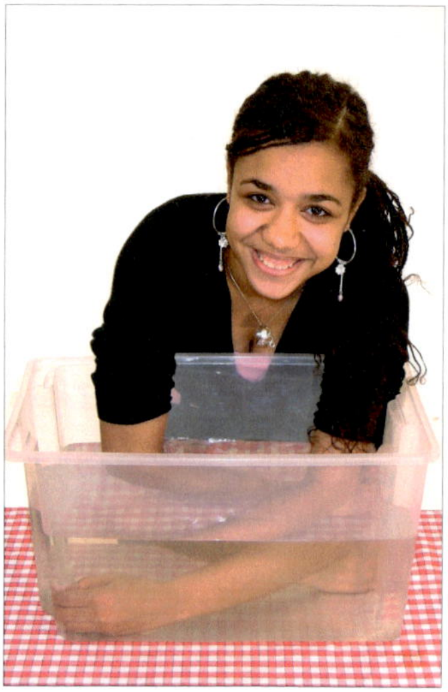

Anwendung: Man füllt eine Plastikwanne (oder notfalls das Waschbecken) halb mit körperwarmem Wasser, taucht die Unterarme ein und lässt nun langsam kühles Wasser zulaufen. Wenn dich Kopfschmerzen, so wie beschrieben, in der Schule überfallen, dann kannst du auch einfach die Unterarme unter kühles Wasser halten.

Wenn der Kopf sich leer und dumpf anfühlst, du dich selbst wie betäubt fühlst, wenn eher Wärme gut tut – dann ist ein temperatur**ansteigendes** Armbad von kalt nach warm das Richtige.

Anwendung: Beide Arme in ein Gefäß mit Wasser (34–37 Grad, also leicht unter Körpertemperatur) und allmählich heißes Wasser im Verlauf von 10–15 Minuten zufließen lassen, bis eine Temperatur von 40 Grad erreicht ist.

Aus der Wissenschaft

Die Karl und Veronica Carstens-Stiftung förderte von 1998 bis 2001 ein Projekt am Sozialpädiatrischen Zentrum des Evangelischen Krankenhauses Oberhausen, das den Zusammenhang von Ernährung und Kopfschmerzen bei Kindern untersuchte. Das Ergebnis zeigte, dass durch eine Ernährungsumstellung die Häufigkeit und Intensität der Kopfschmerzen um mehr als die Hälfte reduziert werden kann. Wurden die Familien intensiver beraten, konnte sogar bei mehr als zwei Dritteln der Kinder eine Besserung beobachtet werden. Bei Migräne und migräneartigen Kopfschmerzen waren noch bessere Erfolge erkennbar.

Folgende Lebensmittel und Zusatzstoffe können in besonderem Maße Kopfschmerzen verursachen:

- × Der Geschmacksverstärker Glutamat (E 621) – in Chips, Fertigsuppen und -soßen, Würzmischungen, chinesischen Gerichten und vielen Fertiggerichten.
- × Künstliche Süß- und Aromastoffe (z.B. Aspartam, E 951) – in Light-Getränken, Kaugummi und fertigen Süßspeisen.
- × Verdickungsmittel Carrageen (E 407) – in Milchprodukten und kalorienreduzierten Produkten.
- × Vanillin – in Speiseeis und Tomatenketchup.
- × Schokolade.
- × Weizen (durch Dinkelprodukte ersetzen).
- × Milch – wenn du das Milcheiweiß nicht verträgst.
- × Käse – enthält wie Schokolade die Substanz „Tyramin", die Kopfschmerzen verursachen kann.

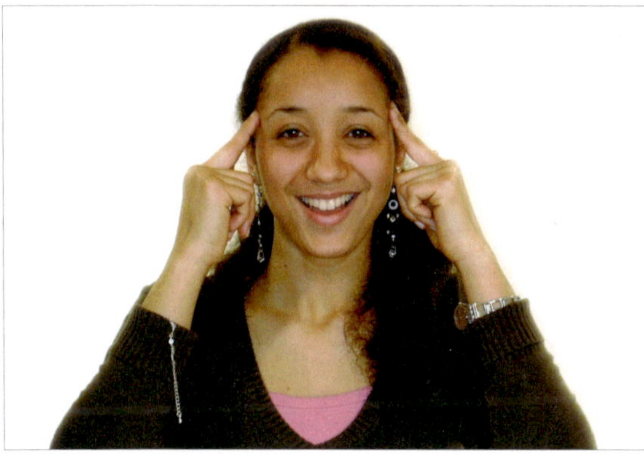

Heilpflanzen & Co – Infos für Eltern

- × Bei stressbedingten Kopfschmerzen, auch als „Spannungskopfschmerzen" bezeichnet, wie auch bei den ersten Anzeichen einer Migräne wäre an ein so genanntes biochemisches Mittel nach Schüßler zu denken (s. Kapitel 2).

Dabei handelt es sich um das potenzierte Mineralsalz *Magnesium phosphoricum* D6. Sieben Milchzuckertabletten in einer Tasse sehr heißem Wasser auflösen, umrühren, alle fünf Minuten einen Schluck trinken.

× Insbesondere bei erkältungsbedingten Kopfschmerzen hilft es, 1 Tropfen Pfefferminz- oder japanisches Heilpflanzenöl in die Schläfen einzureiben. Der Kältereiz des in dem Öl enthaltenen Menthols blockiert die Nervenleitungen, die zuvor den Schmerzimpuls weitergeleitet haben. Achtung: Hände danach sehr gut waschen! Nicht zu nah an die Augen kommen! Außerdem nicht während einer homöopathischen Behandlung benutzen, da man annimmt, dass das Menthol die homöopathische Arznei unwirksam macht.

Lärmschädigung

Unsere Welt ist lauter geworden, im Vergleich zu den 50er Jahren sogar 30mal lauter! Die akustische Belastung durch laute Musik auf Partys oder Konzerten, auch durch lautes CD- oder MP3-Player-Hören ist enorm. Bereits vor einigen Jahren ergab eine Studie, die die Hörgewohnheiten von 16- bis 25-jährigen Berufsfachschülern untersuchte, dass jeder Zweite regelmäßig Walkman hört – und zwar in einer Lautstärke, die dem Getöse eines Presslufthammers gleichkommt.

Gemessen wird die Lautstärke in Dezibel, kurz dB. Da die Schallmessung mit der Dezibel-Skala A erfolgt, findet man in der Literatur auch die Angabe dB(A). Nach dem Arbeitsschutzgesetz müssen Arbeitgeber ihren Beschäftigten bei einer permanenten Lautstärke von 85 dB einen Hörschutz zur Verfügung stellen, den diese ab einer Lautstärke von 90 dB auch tragen müssen. Die verträgliche wöchentliche Schallbelastung in einem Bereich über 100 dB ist nach 90 Minuten erreicht.

Ein laut eingestellter CD- oder MP3-Player hat eine Lautstärke von über 100 dB – kein Wunder, dass 8% der Schüler, die regelmäßig laut mit Kopfhörern Musik hören, massive Probleme mit dem Hören haben. Und in Diskotheken liegt der Schallpegel in der Regel ebenfalls höher als verträglich, nämlich zwischen 80 und 113 dB.

Auch plötzliche laute Geräusche – z.B. von Trillerpfeifen, Sylvesterknallern, Knallfröschen, Spielzeugpistolen, beim Platzen von Luftballons und aufgeblasenen Tüten – belasten das Gehör massiv und können zu lebenslangen Hörschädigungen führen. Durch die Druckwelle werden Innen- und / oder Mittelohr geschädigt.

Eine andauernde Lärmbelästigung von „nur“ 65 dB wirkt außerdem als anhaltender Stress-Reiz auf das unwillkürliche Nervensystem. Es kommt zu Konzentrationsstörungen, Erschöpfung, Schlafstörungen, Abfall der Leistungsfähigkeit. Auch Atemorgane, Herz und Verdauung werden beeinträchtigt.

Zur Erinnerung: Das unwillkürliche oder autonome Nervensystem unterliegt nicht unserem Willen. Es steuert wichtige Vorgänge wie die Atmung, die Verdauung, den Schlaf, den Herzschlag usw.

Eine Lärmschädigung bemerkst du durch eine Hörminderung, Ohrgeräusche (Tinnitus) oder einen Hörsturz (s. weiter unten). Beim Auftreten von Ohrgeräuschen hört man ohrnahe Muskel- oder Gelenkgeräusche, das Pulsieren des Blutes oder das „Knistern“ von Flüssigkeiten. Man kann aber auch Brummen, Pfeifen, Rauschen oder Klingeln hören. Ohrgeräusche sind schwer zu behandeln und beeinträchtigen den Betroffenen extrem in seinem Wohlbefinden. In schweren Fälle kann es zu einer anhaltenden Hörminderung oder einem Dauer-Ohrgeräusch kommen.

Derartige Beschwerden sind unter Jugendlichen weit verbreitet. Angeblich kennen zwei Drittel der 18- bis 25-Jährigen vorübergehende Ohrgeräusche. Probleme im Elternhaus, im Freundeskreis oder in der Schule können Lärmschädigungen, insbesondere Tinnitus, verstärken.

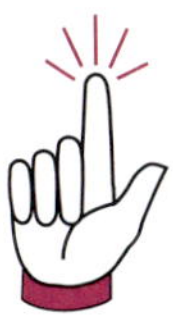

Hauptursachen für Lärmschädigungen im Jugendalter sind zu laute Musik aus Kopfhörern, regelmäßiger Disko-Besuch, Knallfrösche und Sylvesterknaller.

Hörsturz

Ein Hörsturz ist die häufigste Funktionsstörung des Innenohres, von dem etwa 250.000 Menschen pro Jahr in Deutschland betroffen sind. Es trifft vor allem ältere Menschen, mittlerweile tritt er aber auch immer mehr bei Jüngeren auf.

Bei einem Hörsturz kommt es innerhalb von Sekunden oder Minuten zu einer zumeist einseitigen Hörminderung. Du hörst plötzlich schlechter oder gar nicht mehr oder fühlst einen Druck im Ohr. Oft kommt es zu Ohrgeräuschen, manchmal auch zu Schwindel. In drei Viertel der Fälle lassen die Hörminderung und der Schwindel innerhalb von Stunden oder Tagen nach. Das Ohrgeräusch kann noch länger bestehen bleiben.

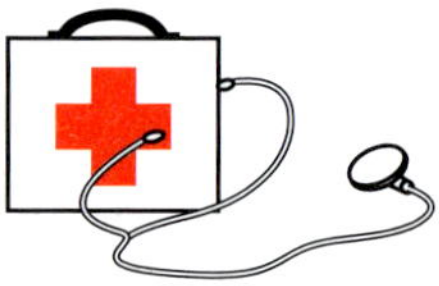

Zum Arzt
Mit den Sinnesorganen spaßt man nicht: Bei ersten Anzeichen eines Hörsturzes – plötzliche Hörminderung, dumpfes Gefühl im Ohr, Ohrgeräusche, Schwindel, Taubheitsgefühl – sofort den Hals-Nasen-Ohrenarzt aufsuchen. Wird ein Hörsturz nicht rechtzeitig behandelt, kann es zu einer dauerhaften Hörminderung bis zur völligen Taubheit kommen.

Vorbeugung

- Höre wenigstens zuhause möglichst nicht über Kopfhörer laute Musik, sondern über die Anlage.
- Die Ohren brauchen Pausen, um sich zu erholen. Das bedeutet vor allem eines: Stille. Viele Jugendliche meinen, dass ständig das Radio oder der Fernseher laufen muss. Versuch es, deinem Ohr zuliebe, einmal mit Ruhe und Stille.
- In Beratungsstellen der Umweltschutzorganisationen und der Verbraucherverbände kann man Ausleih-Möglichkeiten von Geräten, die den Lärmpegel messen, erfragen.
- Optimal wäre es, sich vor Ereignissen mit lauter Musik (Konzerte, Disko, die Berliner Love-Parade etc.) mit Ohrstöpseln zu versorgen.
- Stress verstärkt die Anfälligkeit für einen Hörsturz. Daher liegt es nahe, sich vor einem Diskobesuch oder einem Konzert gut auszuruhen, viel zu trinken (Wasser, Saftschorle, Tee) und etwas zu essen. Nervengifte wie Alkohol und Nikotin belasten die Sinnesorgane zusätzlich.

Heilpflanzen & Co – Infos für Eltern
Bei einem Hörsturz gibt es gute Erfolge durch eine auf den Einzelnen zugeschnittene Behandlung mit Homöopathie oder Akupunktur. Unterstützend können Präparate mit standardisierten Ginkgo-Extraktpräparaten eingesetzt werden. Die Dosierung der Präparate sollte in jedem Fall mit einem Arzt besprochen werden.
Achtung: Bei Jugendlichen sollte bei Hörsturz keine Sauerstoffdruck- oder Sauerstoffüberdrucktherapie durchgeführt werden. Es besteht das Risiko einer Schädigung der Wachstumsfugen.

Ohrenschmerzen

Ohrenschmerzen weisen auf eine mögliche akute Mittelohrentzündung (Otits media acuta) hin. Dabei handelt es sich um eine Entzündung der Schleimhaut, die hinter dem Trommelfell im so genannten Mittelohr liegt. Da das Mittelohr über einen Gang mit dem Rachen verbunden ist, werden Ohrenschmerzen häufig durch Krankheitserreger verursacht, die durch die Nase eingeschleppt wurden. Aber auch Zugluft oder Unterkühlung kann Ohrenschmerzen begünstigen, z.B. ein kalter Kopf mit nassen Haaren nach dem Schwimmen.

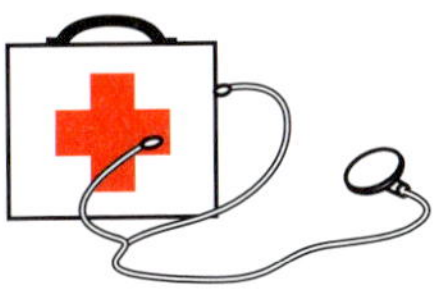

Zum Arzt
Auch bei Ohrenschmerzen gilt: Bei Problemen mit den Sinnesorganen immer zum Arzt.

Aus der Wissenschaft

Die Carstens-Stiftung förderte 1998 eine Studie mit 131 Kindern, in der die Wirksamkeit von konventioneller Behandlung (Antibiotika) oder homöopathischer Behandlung bei Mittelohrentzündung untersucht wurde. Im Ergebnis zeigte die Studie vielversprechende Hinweise darauf, dass die homöopathische Behandlung eine echte Alternative ist. Die individuell ausgewählten homöopathischen Arzneimittel halfen ebenso gut wie Antibiotika. Komplikationen traten genauso selten oder häufig wie unter einer Antibiotika-Behandlung auf. Zudem war die Krankheitsdauer bei homöopathischer Behandlung deutlich kürzer, und es traten weniger Rückfälle auf!

Selbsthilfe

- Zur Vorbeugung einer Mittelohrentzündung: Kopf und Füße warm halten.
- Bei Schnupfen immer darauf achten, dass die Nase frei bleibt (Nasendusche, Nasentropfen mit Meersalz).
- Bei ersten Anzeichen von Ohrenschmerzen ein bisschen Watte ins Ohr stecken, damit das Ohr vor Zugluft geschützt ist.

Heilpflanzen & Co – Infos für Eltern

- Zwiebeln enthalten schwefelhaltige Verbindungen (Alliin, Allicin, Polysulfide), die entzündungs- und keimmindernd wirken. Ein Zwiebelwickel ist eine bewährte Erstmaßnahme bei Ohrenschmerzen.

Anwendung: Eine Zwiebel schälen und würfeln, in einem Sieb über Wasserdampf leicht erwärmen. Dann Zwiebelwürfel auf ein Stofftaschentuch häufen, ein Päckchen falten und mit Leukoplast zukleben oder mit einem Gummiband zubinden. Das Päckchen auf bzw. leicht hinter das Ohr legen. Mit einem Stirnband oder Schal fixieren.

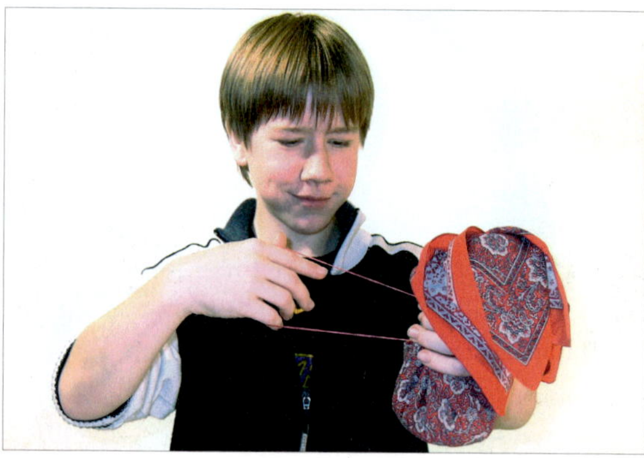

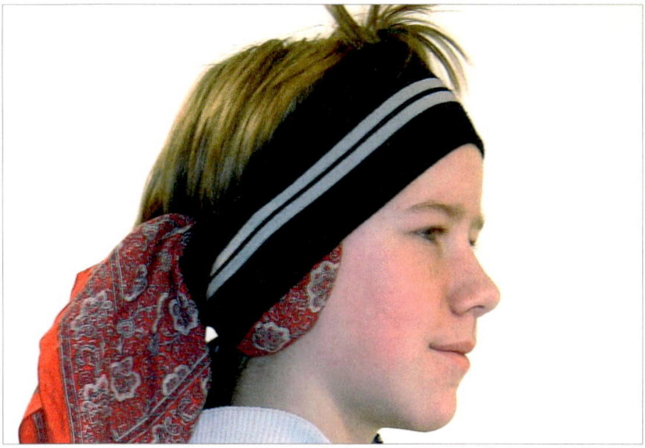

Besser noch ist es, einen Fingerverband (aus der Apotheke) vorrätig zu haben – gerade wenn eine Neigung zu Ohrenschmerzen bekannt ist –, die erwärmten Zwiebelstückchen in den Schlauch zu füllen und diesen an beiden Enden zuzuknoten.
Die „Wurst" sollte so lang sein, dass man sie einmal ganz um das Ohr legen kann. Mit einem Stirnband oder Schal fixieren.
Bei druckschmerzhaftem Ohr kann man etwas Watte zwischen die Zwiebelpackung und das Stirnband/den Schal legen. Dauer der Anwendung: 30 bis 60 Minuten.

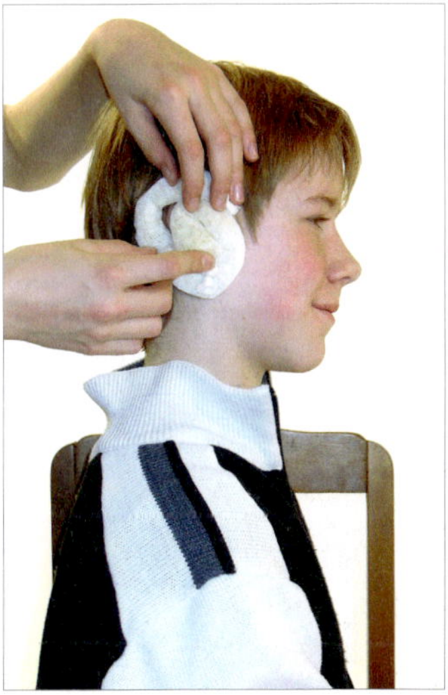

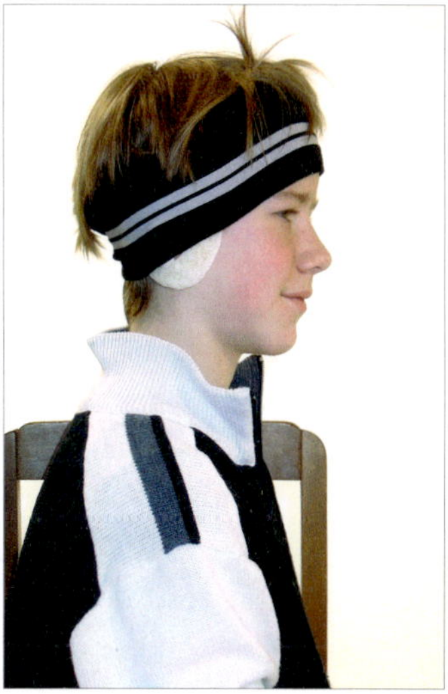

Bei leichteren Formen der Mittelohrentzündung ist eine homöopathische Behandlung empfehlenswert:
Eine in der Praxis vielfach bewährte Mittelwahl ist die Kombination von *Belladonna* D6 Globuli und *Ferrum phosphoricum* D6 Globuli im stündlichen Wechsel, je 5 Globuli in der Wangentasche zergehen lassen. Bei Besserung Einnahmeabstände reduzieren.

Annette Kerckhoff und Sigrid Kruse: *Was tun bei Mittelohrentzündung.* KVC 2004, 4,90 EUR

Ohrlöcherstechen

Das Wichtigste beim Ohrlöcherstechen ist: Pass auf, wo du hingehst. „Möglichst billig" lohnt sich hier nicht. Wenn nämlich der billige Juwelier um die Ecke schlampig arbeitet, nicht richtig trifft und die beiden Ohrlöcher nicht symmetrisch sind, zu weit unten oder oben, dann ärgerst du dich dein Leben lang. Wenn er unsauber arbeitet, entzündet sich das Ganze, vernarbt, wächst wieder zu, von Ansteckungskrankheiten wie Gelbsucht (Hepatitis) oder AIDS mal ganz zu schweigen. Denn woher will man wissen, wie die Nadeln desinfiziert wurden.

Ein seriöses Studio ist sauber, gut besucht und fragt nach der Einwilligung der Eltern, zeichnet die Ohrlöcher vorher an und gibt eine Desinfektionslösung mit nach Hause.

Wenn deine Haut sehr empfindlich ist – trockene Stellen, rote Flecken, raue Haut, brüchige Nägel, Juckreiz, allergische Reaktionen – solltest du das Stechen von Ohrlöchern gut überlegen und einen Zeitpunkt wählen, an dem du dich insgesamt wohl fühlst und dein Abwehrsystem nicht gerade mit einem Infekt oder einer Krankheit beschäftigt ist.

Selbsthilfe

- Besprich mit deiner Mutter oder deinem Vater, was du vorhast. Nimm eine Freundin oder einen Freund mit. Guckt euch den Laden erst mal an.
- Überleg dir vorher genau, wo du die Löcher haben willst an deinem Ohr. Lass die Ohrlöcher anzeichnen. Wenn dir die Punkte nicht gefallen oder sie vor allem asymmetrisch sind – genau dafür brauchst du eine Freundin oder deine Mutter – dann bitte umgehend um eine Korrektur, selbst wenn es dir unangenehm ist.
- Nie mit ungewaschenen Fingern ans Ohr, wenn du an den frisch eingesetzten Ohrsteckern drehst, damit sie nicht festwachsen.
- Jeden Tag desinfizieren. Peinliche Hygiene ist das A und O, sonst entzünden sich die Löcher.
- Es gibt heute mehr und mehr Menschen, die empfindlich auf die Metalle der Ohrringe reagieren, insbesondere auf Modeschmuck (Nickelverbindungen). Am besten vertragen wird reines Gold und Titan. Weil das aber recht teuer ist, kannst du erst versuchen, die Stecker von Modeschmuck, der dir gefällt, dick mit Sprühverband einzusprühen.

Entzündete Ohrlöcher

Wenn die Ohrlöcher sich entzünden, sind sie rot und dick, tun weh, geben vielleicht Eiter ab oder bluten.

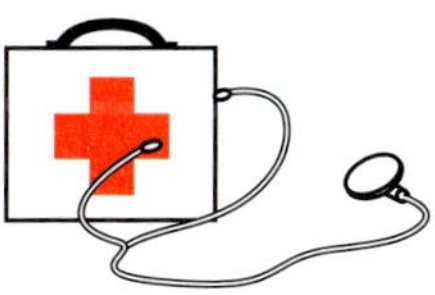

Zum Arzt
Bei entzündeten Ohrlöchern ist ein Gang zum Kinder- oder HNO-Arzt sinnvoll. Oft heilen die Löcher zwar von alleine, aber grundsätzlich ist das Ohr empfindlich.

Selbsthilfe

- Peinliche Hygiene. Hände gut waschen und am besten mit Händedesinfektionsmittel (Apotheke) desinfizieren. Ohrläppchen mit Desinfektionslösung reinigen, mit sauberen Wattepads oder sogar sterilen Kompressen (Apotheke).
- Ringelblumenblüten (Calendula) enthalten wundheilungsfördernde Inhaltsstoffe. Ringelblumentinktur sollte in jeder Hausapotheke vorhanden sein. Bei entzündeten Ohrlöchern einen Teelöffel Ringelblumen-Tinktur mit einem viertel Liter abgekochten Wasser verdünnen. Ohr mit einem in der Lösung getränkten Wattebausch abtupfen.

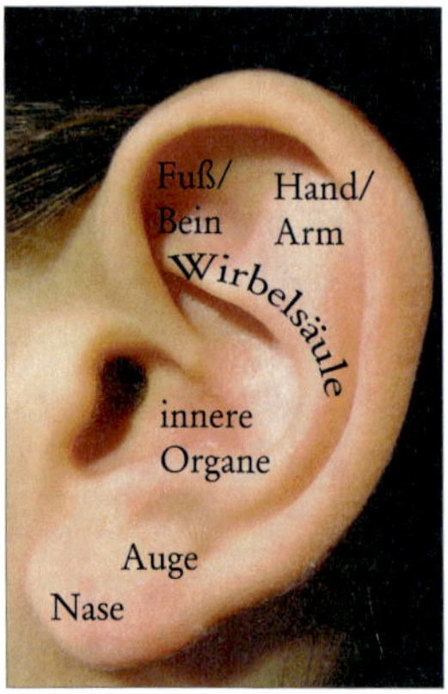

Vielleicht ja ganz interessant: Nach der Lehre der chinesischen Medizin ist der ganze Körper im Ohr abgebildet. Daher ist es nach dieser Lehre ungünstig, Ohrlöcher zu stechen.

Zahnpflege

Für eine gute Zahnpflege muss man ein paar grundsätzliche Regeln beachten:

- Gute Zahnbürsten haben einen eher kleinen Kopf sowie abgerundete Kunststoffbürsten.
- Die Zahnbürste sollte alle acht Wochen erneuert und nach dem Zähneputzen immer gut unter fließendem Wasser abgespült werden.
- Mindestens zweimal am Tag die Zähne putzen, davon einmal richtig gründlich.
- Wenig Zahncreme ist besser als viel.
- Zu viel Druck beim Putzen schadet.
- Keine Zahnfläche auslassen. Besonders gerne werden die Innenseiten vernachlässigt.

- Nach Mahlzeiten, bei denen du Obst gegessen oder Obstsaft getrunken hast, ist es besser, vor dem Putzen 15 Minuten zu warten, bis die Säuren neutralisiert oder abgebaut sind. Möglichst nach dem Essen oder Trinken von säurehaltigen Lebensmitteln Mineralwasser nachtrinken.
- Bei einer festen Zahnspange Interdentalbürstchen verwenden. Die Größe kann der Kieferorthopäde oder Zahnarzt bestimmen.

Zahnseide

Täglich abends Zahnseide oder Interdentalbürstchen verwenden, und zwar nach dem Zähneputzen mit der Bürste. Mit Zick-Zack-Bewegung zwischen zwei Zähne einziehen und mit beiden Fingern gegen den Zahn drücken. Mehrfach auf beiden seitlichen Zahnflächen auf- und abwärts bewegen und dabei immer wieder sauberen Abschnitt verwenden.

Zahnpflege nach BASS-Methode

Bürste im 45 Grad-Winkel ansetzen, im Oberkiefer schräg von unten, im Unterkiefer schräg von oben. Die Bürsten sollten die Zähne und das Zahnfleisch berühren. Zuerst die Innenflächen putzen, immer zwei bis drei Zähne auf einmal, dann die Außenseite, wieder im 45 Grad Winkel. Die Frontzähne werden anders geputzt, hier wird die Zahnbürste senkrecht hinter die Zähne gehalten, geputzt wird mit Auf- und Abwärts-Bewegungen. Schließlich Kauflächen putzen. Zum Schluss Zunge bürsten.

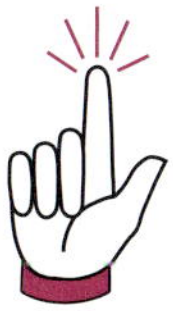

Rauchen schädigt das Zahnfleisch massiv. Durch das Nikotin und die im Rauch enthaltenen Schadstoffe kommt es zu einer Reizung des Zahnfleisches. Zahnfleischentzündung und Zahnfleischbluten sind die Folge.

Karies

Die Zahnsubstanz ist beim Einen schlechter und beim Anderen besser. Es hängt von den Erbanlagen ab, von der Ernährung der Mutter während der Schwangerschaft, der eigenen Ernährung etc.

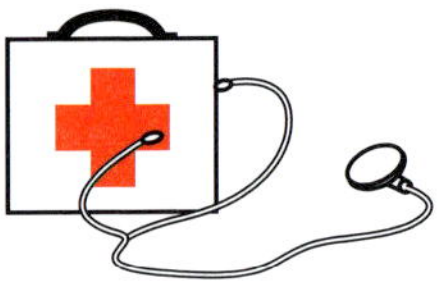

Zum Arzt
Vorbeugen ist besser als Bohren. Deshalb zweimal im Jahr zur Kontrolle und sofort, wenn du Schmerzen hast, zum Zahnarzt. Gerade bei den Zähnen rächt es sich, wenn man die Angelegenheit vor sich herschiebt.

Vorbeugung

- Zweimal, möglichst dreimal täglich Zähne putzen. Abends Zahnseide verwenden, denn Zahnbelag, der zu Karies führt, bildet sich besonders in Zahnzwischenräumen oder in den Furchen der Kauflächen.
- Zucker nicht über den Tag verteilt immer wieder essen, sondern möglichst nur einmal am Tag und danach Zähne putzen.
- Schlecht für die Zähne sind Säuren, z.B. Phosphatsäure in Cola, oder auch Obstsäure in Säften.
- Bei schlechter Zahnsubstanz (man kriegt schnell Löcher) Aufbaukalk oder Kieselerde aus dem Reformhaus einnehmen.
- Ein Spezialtipp für diejenigen, denen die Mundhygiene besonders wichtig ist und die auch noch oft unter Halsschmerzen, Husten oder Schnupfen leiden: Ölkauen. Was das ist? Ein altes ukrainisches Volksmittel.

  Anwendung: Man nimmt morgens einen Teelöffel Sonnenblumenöl oder Olivenöl in den Mund und zieht es für zehn Minuten durch die Zähne, bis es eine weißliche Farbe hat. Die Maßnahme führt dazu, dass im Mundraum – einer „Eintrittspforte“ für Krankheitserreger – genau diese Erreger und ihre Giftstoffe gebunden werden. Anschließend ausspucken (Toilette), Mund mit kaltem Wasser ausspülen und Zähne gut putzen.

Zahnschmerzen

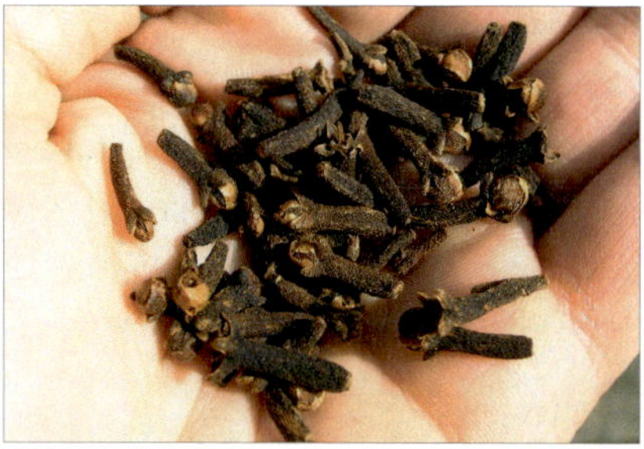

Gewürznelke

Im Notfall, bei akuten Zahnschmerzen, hilft Nelkenöl, weil es desinfiziert und örtlich betäubend wirkt. Dafür wird ein Tropfen Nelkenöl – auf keinen Fall mehr, da es sehr scharf ist! – mit einem Wattestäbchen auf die schmerzende Stelle aufgetragen (Zahnfleisch aussparen!). In der allergrößten Not kann man auch die Blütenknospe einer Gewürznelke kauen (also das kleine runde Kügelchen, das vorne an der Nelke sitzt, die gibt es in fast jedem Haushalt).

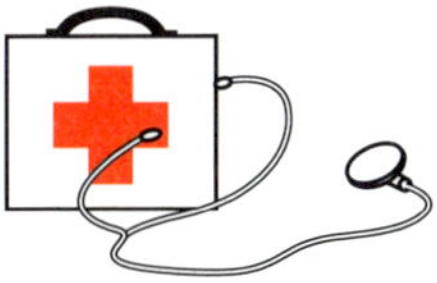

Bei Zahnschmerzen auf jeden Fall zum Zahnarzt gehen – auch wenn die Schmerzen wieder nachlassen! Nicht aufschieben!

Selbsthilfe

Spüle den Mund regelmäßig mit Salzwasser (ein TL Meersalz auf einen viertel Liter Wasser), bei akuten Entzündungen alle halbe Stunde.

Entzündungen des Zahnfleisches

Viele Jugendliche leiden häufiger unter Zahnfleischentzündungen. Dabei kommt es zu einer zunächst schmerzlosen Rötung und Schwellung des Zahnfleisches, insbesondere im Bereich zwischen den Zähnen; dann zu schmerzhaften Entzündungen (das Zahnfleisch ist geschwollen, rot und empfindlich). Bisweilen bilden sich schmerzhafte kleine Stellen im Zahnfleisch. Sind sie weißlich belegt und haben einen roten Rand, dann spricht man von „Aphthen“.

Selbsthilfe

- Kann es sein, dass die Zahnspange zu Druckstellen führt? Besprich das offen mit dem Kieferorthopäden, wenn du das nächste Mal dort bist (Zettel schreiben).
- Wenn du schon früher empfindlich im Mund warst oder die Entzündungen immer wieder kommen, dann kann es auch sein, dass du die Füllungsmaterialien deiner Zähne oder die Materialien der Zahnspange oder auch nur irgendwelche Nahrungsmittel nicht verträgst. Insgesamt solltest du wissen, dass die Mundschleimhaut sehr viel mit dem Rest des Verdauungstraktes zu tun hat. In diesem Fall solltest du mit deinen Eltern und/oder dem Zahnarzt bzw. dem Kieferorthopäden reden.
- Wechsel bei Entzündungen nicht nur die Zahnbürste, sondern auch die Zahnpasta, und verzichte dabei auf mentholhaltige Zahnpasta.

Heilpflanzen & Co – Infos für Eltern

- Es gibt bei Entzündungen im Mundraum ein sehr gutes pflanzliches Mittel, mit dem man verdünnt gurgeln oder den Mund ausspülen kann: Salviathymol. Es enthält Eukalyptusöl, Pfefferminzöl, Zimtöl, Nelkenöl, Fenchelöl, Anisöl, Levomenthol (mentholhaltiges Öl) und Thymol, den Wirkstoff aus dem Thymian. Ca. 20 Tropfen auf ein halbes Glas Wasser, mehrmals täglich gurgeln, unverdünnt für Pinselungen nehmen.
- Wer sich nicht gleich zur Apotheke aufmachen will, der hat vielleicht zufällig Salbei im Haus. Salbei ist die Pflanze für den Mundraum schlechthin, da sie durch die ätherischen Öle desinfiziert und durch die Gerbstoffe die Schleimhaut abdichtet. Also: Für den Tee einen halben Teelöffel Salbeiblätter mit einem viertel Liter kochenden Wasser überbrühen, zehn Minuten ziehen lassen, abseihen. Mit dem Tee gurgeln und den Mundraum spülen.
- In der Apotheke gibt es einen sehr guten Zahnfleischbalsam (Weleda Zahnfleischbalsam). Er enthält verschiedene Heilpflanzen und Mineralien.
- Bei Aphthen hilft ein homöopathisches Arzneimittel: *Borax* D6, bei Bedarf alle zwei Stunden eine Tablette lutschen.
- Gegen Wunden ist Myrrhe das Beste. Myrrhe, ein Gummiharz aus der Rinde des gleichnamigen Baumes, gibt es auch als Zahnpulver. **Achtung:** Wenn man die Tinktur unverdünnt anwendet, kann es zu einem leichten Brennen kommen, das aber nach kurzer Zeit wieder verschwindet.

Mundgeruch

Mundgeruch ist ein Symptom, keine Krankheit. Die Ursache muss geklärt werden. Auch wenn du einen Freund oder eine Freundin mit Mundgeruch hast, dann solltest du ihn oder sie in einer entspannten Situation darauf hinweisen.

Ursachen

Wenn du insgesamt einen guten Gesundheitszustand hast, dann ist Mundgeruch aller Wahrscheinlichkeit nach auf schlechte Zahnpflege, auf Karies, Alkohol, Rauchen oder einen Besuch im griechischen Restaurant zurückzuführen.

Daneben kann es zu Mundgeruch kommen beim Fasten, bei Erkrankungen der Mundhöhle – insbesondere bei Rauchern kommt es zu chronischen Entzündungen der Mandeln. Erkrankungen der Atemwege aber auch des Verdauungstraktes führen ebenfalls zu Mundgeruch.

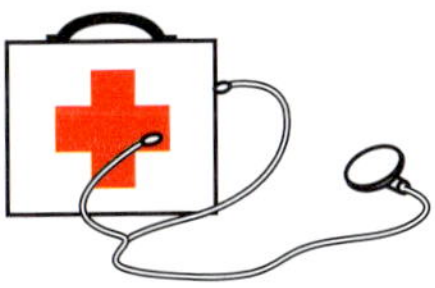

Zum Arzt

- Bei Mundgeruch in Kombination mit Allgemeinbeschwerden wie Müdigkeit, mangelnder Leistungsfähigkeit etc.
- Bei süßlichem Mundgeruch mit großem Durst und häufigem Wasserlassen – das kann ein Hinweis auf eine Zuckerkrankheit (Diabetes mellitus) sein.

Selbsthilfe

- Um eine vernünftige Mundhygiene kommst du nicht herum, da helfen auch „Zahnpflege-Kaugummis“ nicht viel.
- Wenn es nicht besser wird: Besprich dich mit deinem Arzt, ob es Probleme im Magen, im Darm oder mit anderen Organen geben könnte.
- Ansonsten: Kaugummis möglichst zuckerfrei (Achtung: Manche Süßstoffe machen Kopfschmerzen). Wenn du homöopathisch behandelt

wirst, dann greif auf Spearmint-Kaugummis zurück. Spearmint enthält kein Menthol und verträgt sich dadurch besser mit homöopathischen Arzneimitteln.
- Beim Zähneputzen auch die Zunge mitputzen.

Lippenherpes

Herpes wird durch einen Virus verursacht, der sich in die Nervenendigungen einnistet und dort immer wieder aktiviert werden kann. Das heißt: Wer einmal Herpes hatte, kann es immer wieder bekommen. Heißt auch: Bitte aufpassen, welche Faktoren einen Ausbruch begünstigen, weil man dann Situationen meiden oder rechtzeitig etwas tun kann.

Wie läuft die Infektion ab? Nach Ansteckung kommt es nach zwei bis sieben Tagen zu Juckreiz und Spannungsgefühl, danach bilden sich Bläschen, erst eines, dann Grüppchen. Sie heilen nach acht bis zehn Tagen wieder ab. **Achtung:** Herpes ist durch Küssen übertragbar!

Ursachen

Der Herpes-simplex-Virus hat ein leichteres Spiel, wenn du gerade schlapp oder erkältet bist. Stress, Ekelgefühl, Sonnenbestrahlung, bei Mädchen die Periodenblutung können ebenfalls als Auslöser wirken.

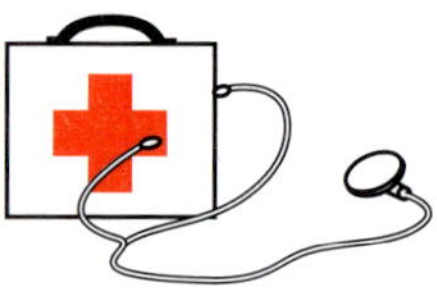

Zum Arzt
Wenn der Herpes sich ausbreitet oder an anderen Körperstellen, beispielsweise im Geschlechtsbereich, auftritt. Dies kann Zeichen einer allgemeinen Schwäche des Immunsystems sein und sollte ärztlich abgeklärt werden.

Selbsthilfe

- Wasch dir lieber einmal zu viel als zu wenig die Hände.
- Das einfachste Rezept gegen Lippenherpes: Windelcreme (zinkhaltig)

auftragen! Das trocknet die Bläschen aus und verhindert eine weitere Verbreitung.

- Zur Not tut's auch Zahnpasta!

Heilpflanzen & Co – Infos für Eltern

- Die „Anti-Herpes-Pflanze" Nr. 1 ist die Melisse, da sie virenabtötend wirkt. Es gibt eine gute Salbe mit Melissenextrakt: Lomaherpan®. Diese Salbe kann man auch vorbeugend auftragen, wenn man in die Sonne geht und das Gefühl hat, dass sich Herpesbläschen ankündigen.
- Alternativ kann man bei schwacher Abwehrlage Echinacea-Salbe auftragen. Die Verordnung von innerlich einzunehmenden Echinacea-Präparaten (Sonnenhut) sollte von einem Arzt oder Heilpraktiker vorgenommen werden.
- Bei starkem Juckreiz Cardiospermum-Salbe (Halicar®) auftragen.
- Johanniskrautöl (Rotöl), auf die Herpesbläschen aufgetragen, wirkt wundheilend und leicht schmerzlindernd und hält die Haut geschmeidig.
- Bei Ausbruch des Herpes oder auch vorbeugend als Kur ist zur Nervenstärkung – die Viren sitzen ja an den Nerven – an einen Vitamin B-Komplex aus der Apotheke zu denken. Der Stärkung des Abwehrsystems dient auch Zink (über ein viertel Jahr abends eine Tablette bzw. Dosierung nach Beipackzettel).

Aufgerissene Mundwinkel

Wenn du immer wieder unter aufgerissenen Mundwinkeln leidest, solltest du zum Arzt gehen und ein Blutbild machen lassen – es ist oft ein Symptom für Eisen- oder Vitamin B12-Mangel. Gerade junge Mädchen haben in der Pubertät nicht selten einen zu geringen Eisenspiegel (s. auch Kapitel „Blutarmut"). Eingerissene Mundwinkel können aber auch bei einer Mangelernährung auftreten, oder infektiös bedingt sein etc.

Selbsthilfe

- Immer wieder etwas Honig, Sahne oder Butter auf die Mundwinkel streichen, bei Entzündungen auch Johanniskraut-Öl (Rotöl).
- Viel Wasser trinken.

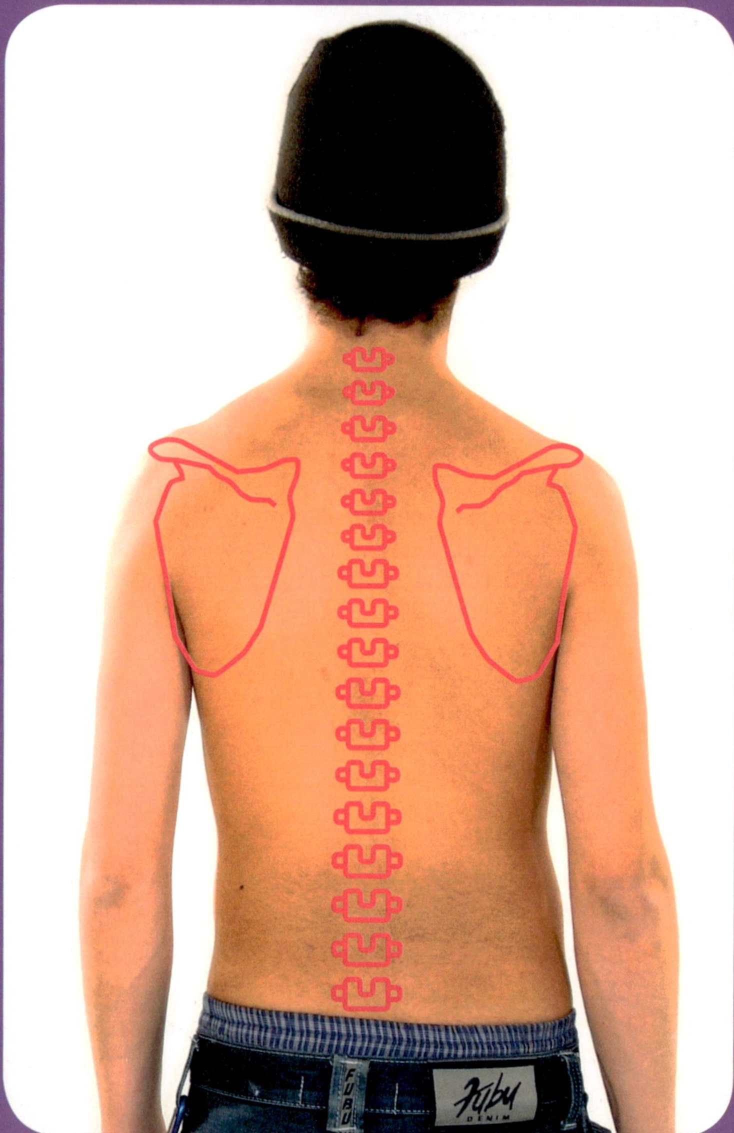

Wirbelsäule

KAPITEL 7
KNOCHEN UND MUSKELN

In diesem Kapitel geht es um ...

... dein Skelett und deine Muskeln. Wir beschreiben, welche Körpergröße „normal" ist und wie man sie bestimmt, was es mit Wachstumsschmerzen auf sich hat und was man gegen eine Haltungsschwäche tun kann. Außerdem erklären wir, was Muskelkater ist und woher Verspannungen kommen.

Körpergröße

Die Durchschnittsgröße von 18-jährigen Mädchen liegt in Deutschland derzeit bei 168 cm (als normal gelten 156 bis 176 cm Körpergröße), von 18-jährigen Jungen bei knapp 180 cm (als normal gelten 168 bis 195 cm). Das Längenwachstum ist bei Mädchen in der Regel mit dem 16. Lebensjahr, bei Jungen mit dem 18. Lebensjahr abgeschlossen.

Einen Wachstumsschub gibt es häufig zwischen dem 13. und 15. Lebensjahr, wobei Mädchen gerade in der beginnenden Pubertät früher wachsen als Jungen.

Zur genaueren Bestimmung der Endgröße kann die Hand geröntgt werden. Auf dem Röntgenbild kann man sehen, ob die Wachstumsfugen bereits geschlossen sind und daraus Vermutungen über die zu erwartende Körpergröße anstellen. Derartige Prognosen bedürfen allerdings sehr viel Erfahrung.

Dein Körper kann in der Wachstumsphase asymmetrisch wachsen, die Beine können plötzlich in die Länge, die Brüste ungleich wachsen, das Gesicht kann sich in Länge, Breite oder sonst wie leicht verändern (große Nase, großer Mund). Alles harmonisiert sich, wenn du ausgewachsen bist. Will man die Endgröße eines Jugendlichen berechnen, so kann man auch die „genetische Zielgröße nach Tanner" bestimmen. Dafür wird die Körpergröße beider Eltern addiert und das Ergebnis anschließend halbiert. Für Jungs werden zu diesem Wert 6 cm hinzugezählt, für Mädchen werden 6 cm abgezogen. Nun funktioniert das Körperwachstum nicht bei allen Menschen gleich. Deshalb muss man vom errechneten Wert 8,5 cm abziehen, um die voraussichtliche Mindestgröße zu errechnen und 8,5 cm dazuzählen, um die voraussichtliche Maximalgröße zu errechnen. Den Bereich zwischen dem Minimal- und dem Maximalwert nennt man Streubreite.

Ein Beispiel: Wenn die Mutter 180 cm groß ist und der Vater 200 cm, dann müsste der Sohn 180 + 200 = 380 : 2 = 190 + 6 = 196 cm groß werden, mindestens 187,5 cm und höchstens 204,5 cm. Die zu erwartende Körpergröße der Tochter beträgt 180 + 200 = 380 : 2 = 190 - 6 = 184 cm. Sie könnte aber (wegen der Streubreite) auch 192,5 cm oder 173,5 cm groß werden.

Anmerkung des Statistikers der Carstens-Stiftung, Dipl.-Stat. Rainer Lüdtke:
Man weiß aus Erfahrung und Beobachtung, dass die Kinder großer Eltern in der Tendenz kleiner als ihre Eltern werden und die Kinder kleiner Eltern eher größer als ihre Eltern.

Klein- und Hochwuchs

Wenn ein Jugendlicher sehr langsam oder sehr schnell wächst, ist es sinnvoll, das Wachstum zu beobachten und eine Wachstumskurve zu erstellen. Vom Arzt kann durch verschiedene Untersuchungen – Messung von Körperhöhe und Gewicht, Bestimmung der Körperproportion – schon ein erster Eindruck von der Wachstumsgeschwindigkeit gewonnen werden. Außerdem kann er beobachten, in welchem Verhältnis das Körperwachstum zur Entwicklung in der Pubertät steht, also beispielsweise zum Wachstum der Geschlechtsorgane, zum Haarwuchs etc. Die Röntgenaufnahme der linken Hand wurde bereits beschrieben. Ein Blutbild gibt weiteren Aufschluss über den Status von Mineralien, Enzymen und vor allem Hormonen im Blut. Das Wachstum hat nämlich sehr viel mit dem Hormonhaushalt zu tun.

In Deutschland herrscht die Übereinkunft unter den Ärzten, die Wachstumsstörungen behandeln, dass für Mädchen bei einer vermuteten Endlänge von über 185 cm und bei Jungen von über 205 cm eine Therapie in Erwägung gezogen wird. Wie sieht die Therapie aus?

Da das Wachstum von Wachstumshormonen gesteuert wird und diese wiederum von den Geschlechtshormonen beeinflusst werden, behandelt die konventionelle Medizin Hochwuchs mit hochdosierten Geschlechtshormonen. Dadurch lässt sich die Geschlechtsentwicklung beschleunigen und die Wachstumsdauer verkürzen Es handelt sich um eine Therapie, die im Einzelfall entschieden und vor allem von erfahrenen Fachärzten für den kindlichen Hormonhaushalt (pädiatrische Endokrinologie) durchgeführt werden sollte.

Hormongaben haben einen massiven Einfluss auf den Körper. Aus naturheilkundlicher Seite kommt eine derartige Behandlung nur in Einzelfällen nach ausführlicher Beratung in Frage. Es ist sehr wichtig, sich gut zu informieren, bei Befürwortern wie bei Kritikern.

Die Frage, wie man sich als großer Mann, große Frau fühlt, hängt sehr vom kulturellen Umfeld ab. Während es gerade große Mädchen und Frauen in Kleinstädten nicht leicht haben, sieht dies in Großstädten anders aus. Viele Männer mögen große Frauen, insbesondere, wenn sie sich mit ihrem Körper rundum wohl fühlen.

www.klub-langer-menschen.de

Wachstumsschmerzen

Wachstumsschübe können mit Schmerzen einhergehen. Wachstumsschmerzen treten meist nachts auf und äußern sich durch mehr oder weniger unangenehmes Ziehen im Bereich der Knie und der Unterschenkel.

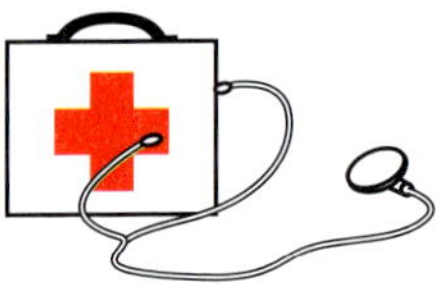

Zum Arzt
Normalerweise ist das Wachstum schmerzlos, deshalb sollte man, wenn die Schmerzen längere Zeit anhalten, beim Orthopäden abklären lassen, ob es vielleicht eine andere Ursache gibt. Vorsicht ist auch geboten, wenn die Gelenke anschwellen oder sich im Knochen Verdickungen bilden.

Selbsthilfe

- Eine gute Ernährung ist wichtig für das Knochenwachstum: Die Nahrung wird in kleinste Bestandteile abgebaut (Eiweiße zu Aminosäuren, Kohlenhydrate zu Zucker, Fette zu Fettsäuren und Cholesterin), mit denen dann der Körper aufgebaut wird. Die Qualität der Knochen-, Muskel- und Organsubstanz, die in der Wachstumsphase aufgebaut wird, ist also identisch mit der Qualität der Nahrung, die man einnimmt (schon eine merkwürdige Vorstellung, dass Haut und Knochen letztendlich irgendwie aus Pizza, Hühnerfrikassee und Tiramisu bestehen, oder?).
- Besonders ungünstig sind Nahrungsmittel schlechter Qualität. Dazu gehören auch Lebensmittel mit Zusatzstoffen, vor allem phosphathaltige Lebensmittel wie Cola, zahlreiche Fertigprodukte oder Würste. Phosphate stehen in Wechselwirkung mit Calcium, man kann sie als Calcium-Gegenspieler bezeichnen. Calcium aber ist wichtig für den Knochenaufbau. Damit verhindern Phosphate einen guten Knochenaufbau. Es wäre also besser, wenn man phosphathaltige Genuss- und Lebensmittel nur in begrenztem Maße zu sich nimmt, beispielsweise nur am Wochenende.

Heilpflanzen & Co – Infos für Eltern

- Bei Wachstumsschmerzen kann man die schmerzhaften Stellen mit Johanniskrautöl (Rotöl aus der Apotheke oder dem Reformhaus) einreiben. Johanniskraut ist eine Heilpflanze, die schmerzlindernd und nervenstärkend wirkt.
- Während Johanniskraut die Nerven beruhigt, unterstützt die Heilpflanze Beinwell die Knochenbildung. Verwendet werden sollten Beinwellsalben (z.B. Kytta-Salbe, Kytta-Plasma) nicht länger als drei bis vier Wochen.
- Die Heilpflanze Arnika schließlich fördert – am besten als Massageöl – die Durchblutung. Auch das kommt den Knochen zu Gute. **Achtung:** Keine Präparate mit Arnika auftragen, wenn es offene Wunden auf der Haut gibt.
- Zu guter Letzt gibt es ein homöopathisches Arzneimittel, das sich bei Wachstumsschmerzen bewährt hat, insbesondere bei schlanken, zarten, schnell erschöpften Typen: *Calcium phosphoricum* D6 Tabletten, 3 x täglich 1 Tablette im Mund zergehen lassen. 3–4 Wochen einnehmen, dann Pause und bei Bedarf wiederholen.

Haltungsschwäche

„Haltung", das ist in der deutschen Sprache ein Wort für die Körperhaltung, aber auch für die innere Einstellung. Und tatsächlich hängt beides eng miteinander zusammen, auch im Jugendalter. So konnte beobachtet werden, dass Jugendliche mit einer positiven inneren Grundstimmung eher gestreckt und aufrecht gehen, Jugendliche, die sich niedergeschlagen und erledigt fühlten, eher eine schlaffe Körperhaltung haben. Vielleicht probierst du das einfach mal aus: ganz aufrecht, fast überstreckt durch den Raum marschieren, oder aber eingefallen, mit Schultern nach vorne und Blick nach unten. Macht schon einen Unterschied, nicht wahr?

Bei allen Haltungsschäden und Schmerzzuständen sollte auch einmal an die seelische Verfassung gedacht werden. Selbst bei Wirbelsäulenverkrümmungen wie der Skoliose (seitliche Wirbelsäulenverschiebung) ist es wert, sich zu fragen: „Welcher Druck lastet auf mir?" und offen darüber zu sprechen.

Gerade, wenn du besonders schnell wächst, ist deine Wirbelsäule anfällig. Hier wäre es also gut, wenn du die Haltung immer wieder kontrollierst und viel Sport treibst. Die Realität sieht allerdings anders aus. Haltungsschäden unter Jugendlichen nehmen stark zu – in den letzten 60 Jahren haben sie sich verdoppelt. Dies scheint an der Lebensführung vieler Jugendlicher zu liegen: Jugendliche sitzen in der Schule, außerdem im Schnitt täglich drei Stunden vor Fernsehen und Computer. Dass das viele Sitzen und die wenige Bewegung die Ursache für Haltungsschäden sein könnten, wird auch durch die Beobachtung gestärkt, dass Jugendliche in der Stadt häufiger unter Haltungsschäden leiden als Jugendliche auf dem Land.

Selbsthilfe

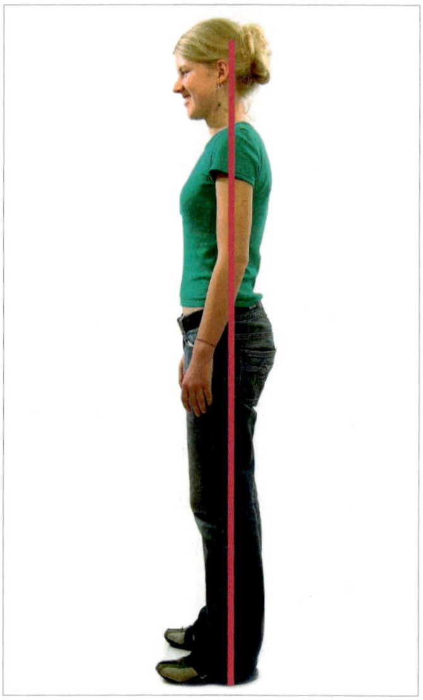

- Für jede Stunde vor dem Bildschirm eine Stunde nach draußen.
- Logisch: Sport treiben.
- Immer wieder auf die Haltung achten. Stell dir vor, an deinem Scheitelpunkt, oben auf dem Kopf ist ein Faden befestigt, der dich sanft nach oben zieht. Deine Füße stehen fest auf dem Boden. Der Körper pendelt sich dazwischen ein, bis eine gerade Line zwischen Fußknöcheln, Hüftgelenken, Schultern und Ohren entsteht. Probier das doch mal aus.

Skoliose

Eine Skoliose ist eine seitliche Verkrümmung der Wirbelsäule, die man weder aktiv (selbst) noch passiv (Arzt oder Physiotherapeut) vollständig ausgleichen kann. Gleichzeitig sind die Wirbelkörper deformiert und verdreht. Je nach Ausmaß der Verkrümmung kann es zu Schmerzen, im

Laufe der Zeit zu stärkeren Abnützungserscheinungen oder sogar zu Beeinträchtigungen der inneren Organe (z.B. Herz und Lunge) kommen. Eine Skoliose tritt bei Mädchen deutlich häufiger auf als bei Jungen.

Info für Eltern
Für die Früherkennung der Skoliose gibt es einen einfachen Test, den so genannten Vorneigetest:
Dazu muss der Betroffene den nackten Oberkörper nach vorne beugen. Anschließend betrachten Sie erst von vorn und dann von hinten aus den Rücken Ihres Sohnes/Ihrer Tochter und achten darauf, ob der Rücken beiderseits der Wirbelsäule gleich hoch ist. Wenn sich eine Rückenhälfte hochwölbt und die andere besonders flach erscheint, besteht der Verdacht auf eine Skoliose.

Ursachen

- Unterschiedliche Beinlängen – das messen die Orthopäden und empfehlen dann, einen Absatz in die Schuhe zu legen.
- Sinnvoll ist daneben eine Untersuchung von einem Osteopathen, einer ganzheitlich ausgerichteten Krankengymnastin oder einem Dorn-Therapeuten. Nicht selten wird nämlich festgestellt, dass die Beine gleich lang sind, das Becken aber verdreht oder verschoben ist und dadurch eine Beinlängenuntersuchung unterschiedliche Ergebnisse ergibt. In diesem Fall bringt ein Absatz im Schuh nicht viel, sondern verstärkt das Problem eher.

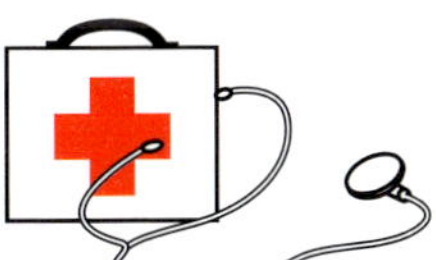

Zum Arzt
Je früher, desto besser.

Selbsthilfe

- × In der Krankengymnastik lernst du Übungen, die du jeden Tag oder möglichst oft selbst machen kannst.
- × Trag die Schuhe mit Fußbett oder Einlagen – es gibt auch flexible Einlagen für Sportschuhe –, die dir der Orthopäde verschrieben hat.
- × Schwimmen, vor allem Rückenschwimmen.
- × Mit einem Luftkissen auf dem Schreibtischstuhl verändert man ständig seine Position. Das entlastet die Wirbelsäule.

Asklepios
Katharina-Schroth-Klinik
Orthopädisches Rehabilitationszentrum für Skoliose und andere Wirbelsäulendeformitäten
Korczakstraße 2
55566 Bad Sobernheim
Tel.: 06751-874-0, Fax: 06751-874-170
www.skoliose.com

Muskelkater

Ursachen

Über die genaue Ursache von Muskelkater gibt es zwei Theorien. Die eine geht von kleinsten mechanischen Schädigungen aus: Durch die Anstrengung kommt es zu winzigen Rissen der Muskelfasern. Die zerstörten Faserstrukturen werden abgebaut, was zu Wassereinlagerungen in den Zellen, zu Schwellung und Schmerzen führt.

Die andere Theorie hat mit den etwas komplizierten Vorgängen in unseren Zellen zu tun. Es gibt zwei verschiedene Formen der Zellatmung. Bei mäßiger Belastung „atmet" die Zelle, indem sie Sauerstoff verbrennt (der wird durch das Blut zugeführt). Bei massiver Belastung oder wenn man nicht trainiert ist, reicht der Sauerstoff nicht, und die Zelle muss auf eine andere Art der Zellatmung umschalten (anaerobe Zellatmung). Dabei entsteht als Endprodukt Milchsäure, die, so vermutet man, Muskelkater verursacht.

Selbsthilfe

- × Beide Erklärungen weisen darauf hin, dass man nicht übertreiben und den Körper allmählich an steigende Leistungen heranzuführen soll. Gerade die mechanische Erklärung legt nahe, die Muskeln vor und nach dem Sport besonders gut zu dehnen.
- × Direkt nach dem Sport ist Mineralwasser ohne Kohlensäure gut (die Kohlensäure verstärkt die durch Milchsäure entstandene Übersäuerung des Muskelgewebes. Diese Übersäuerung kann den Körper belasten).
- × Wenn der Muskelkater sich meldet, besorge dir ein Massageöl mit Arnika (z.B. von Weleda). Arnika wirkt durchblutungsfördernd, und das kommt den strapazierten Muskeln zugute. Am angenehmsten ist es, wenn du das Öl erst ein wenig im Wasserbad erwärmst (d.h. ein Gefäß mit etwas Öl in einen Topf mit heißem Wasser stellen).
- × Ein „heißer" Tipp ist auch die heiße Auflage, vielleicht kennt deine Mutter oder Großmutter das noch. Dafür wird ein Geschirrhandtuch auf die Größe des schmerzenden Bereiches gefaltet, in heißes Wasser getaucht, gut ausgewrungen und auf den betroffenen Bereich gelegt. Darüber kommt ein Frottehandtuch, um die Wärme zu speichern, und eine Wärmflasche. Das Ganze ca. zehn Minuten aufliegen lassen. Bitte einen Erwachsenen, dir zu helfen.
- × Viel trinken, so lange der Muskelkater anhält; dadurch werden die Säuren besser verdünnt und ausgeschieden.
- × Manchen tut es auch gut, wenn sie gleich nach dem Sport kaltes Wasser über die beanspruchten Körperteile laufen lassen (Kneipp-Guss).

Nackenverspannungen

Ursachen

Auf der Abbildung siehst du am Rücken einen starken Muskel, der von den Schultern zum Schädelansatz und gleichzeitig bis tief an die Wirbelsäule reicht. Weil er aussieht wie eine große Kapuze, heißt dieser Muskel auch Kapuzenmuskel, im Fachchinesisch heißt er wegen seiner Form Musculus trapezius (Trapezmuskel). Ihm haben wir es normalerweise zu verdanken, wenn uns der Nacken weh tut – und zwar durch zu große Belastungen oder durch Bewegungsmangel.

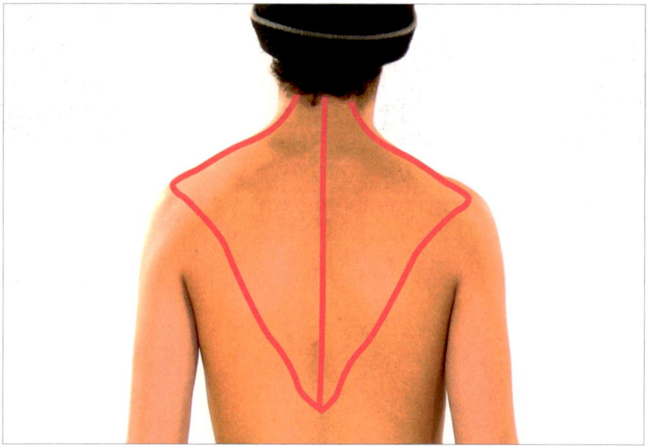

Verspannungen können aber auch einen „inneren" Grund haben. Wenn man sich falsch ernährt, wenig trinkt, viel Stress hat und viel Kaffee oder Alkohol trinkt, kommt es zu einer Übersäuerung des Gewebes. Dies führt dann ebenfalls zu schmerzhaften Verspannungen.

Vorbeugung

- Wenn du viel mit der Hand schreibst oder am Computer mit der Maus arbeitest, kommt es zwangsläufig zu einseitigen Belastungen. Es ist wichtig, den betreffenden Arm immer wieder zu lockern. Zieh ab und zu mal die Schultern hoch, lass sie fallen, lass sie kreisen. Eine andere Übung: Stell dir vor, durch deine Nase verläuft eine waagerechte Achse. Wenn du deinen Kopf um diese Achse nach rechts und links drehst, dehnst du deine Nackenmuskeln (siehe Abbildung).

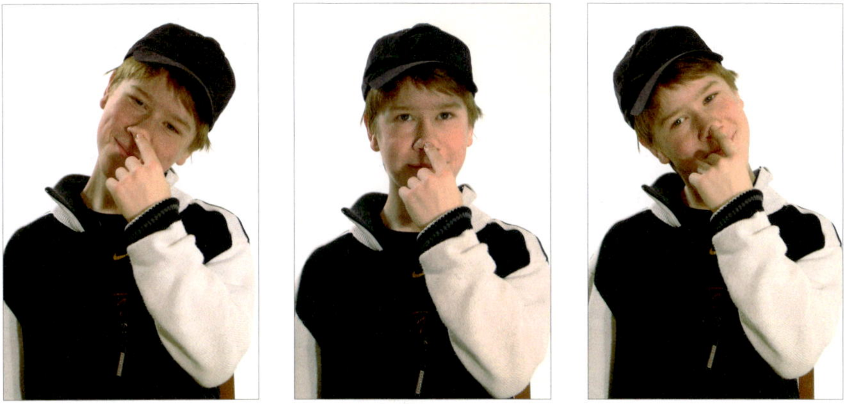

- Lass den Kopf manchmal ganz bewusst hängen.
- Versuch, „gerade" zu sitzen. Stell dir dazu einen Faden oben auf deinem Kopf vor, der dich immer wieder in die Höhe zieht.
- Klar, das macht letztendlich keiner, aber dennoch wäre es optimal, sich alle 20 Minuten aufrecht hinzusetzen, die Hände auf die Oberschenkel zu legen, die Augen in die Ferne zu richten und drei- bis viermal tief ein- und auszuatmen.
- Trag ein Unterhemd. Richtig gelesen: ein Unterhemd – im Winter, Frühling und Herbst. Ohne Unterhemd, gerade bei weiten T-Shirts, gibt es unmittelbar auf der Haut einen permanenten Luftzug. Durch leichte Unterkühlung oder Zugluft spannen sich aber auch die Muskeln immer wieder ganz leicht an. Das kennt man von der Gänsehaut: Hier spannt der Muskel am Ansatz des Haares an. Dadurch kommt es zu unmerklichen dauerhaften Verspannungen.
- Ungünstig ist auch – gerade für die Nackenmuskulatur – Zugluft am Hals. Wenn der Hals warm gehalten wird, durch einen Schal, ein Halstuch, einen hochgeschlagenen Kragen, bleiben Hals und Nacken warm, was die Muskeln entspannt.

- Sauna ist wirklich gut. Nicht nur für den Nacken, auch für deine Haut.
- Gegen Rücken- und Nackenverspannungen hilft Rückenschwimmen.

Selbsthilfe

- Feuchte Wärme wird eigentlich immer als angenehm empfunden. Mit einer heißen Dusche kommt man an alle Regionen im Nacken. Auch ein oder zwei Wärmflaschen tun gute Dienste. Wichtig: Wärmflasche mit heißem, aber nicht kochendem Wasser füllen; Luft ausdrücken, verschließen, Verschluss prüfen, indem du die Wärmflasche über dem Waschbecken umdrehst.
- Ansteigende Armbäder. Du organisierst eine Wäschewanne, ein Badethermometer (vielleicht gibt es noch den Fisch aus Babyzeiten) und einen Freund. Fülle körperwarmes Wasser in die Wanne, bis sie zu einem Drittel voll ist (die Küche ist für das Bad sicher geeigneter als das Wohnzimmer). Tauche die nackten Unterarme ein, winkle sie an. Nun soll dein Freund langsam heißes Wasser zugießen. Achtung: Nicht direkt aus dem Wasserkocher, sondern vorher in eine Kaffee- oder Teekanne füllen, da ist der Strahl dünner und die Verbrühungsgefahr nicht so groß. Allmählich wird so viel heißes Wasser zugefüllt, bis die Temperatur ca. 42 Grad beträgt. In diesem Wasser badest du deine Arme noch fünf Minuten, dann trocknest du sie ab, und dein Freund ist an der Reihe.
- Eine Entsäuerung des Körpers wirkt Verspannungen entgegen. Das heißt: Nimm wenig säurebildende Nahrungsmittel wie Kaffee, schwarzen Tee, Cola, Alkohol, weißes Mehl, Zucker, tierisches Eiweiß zu dir. Dafür viel Gemüse, Obst, Trockenfrüchte. Mit Rosinen, Feigen, Aprikosen und Nüssen bist du auf der richtigen Seite. Was auch gut ist: tief atmen, Vollbäder, mit einer Körperbürste oder einem Sisal-Massagehandschuh abbürsten. Verwende den Sisalhandschuh trocken, feuchte Massagehandschuhe werden schnell muffig.

Heilpflanzen & Co – Infos für Eltern

× In der Apotheke gibt es ein Massage-Öl mit Arnikazusatz. Es riecht gut, nicht zu süß, und fördert die Durchblutung von verspannten Muskeln.

× Für stärkere Beschwerden ein „heißer" Tipp: Pfeffer. Es gibt eine Salbe mit Auszügen aus Cayenne-Pfeffer (Capsamol Salbe). Vorsichtig auf die schmerzenden Stellen am Nacken oder am Rücken auftragen und einmassieren. Hände danach gut waschen!

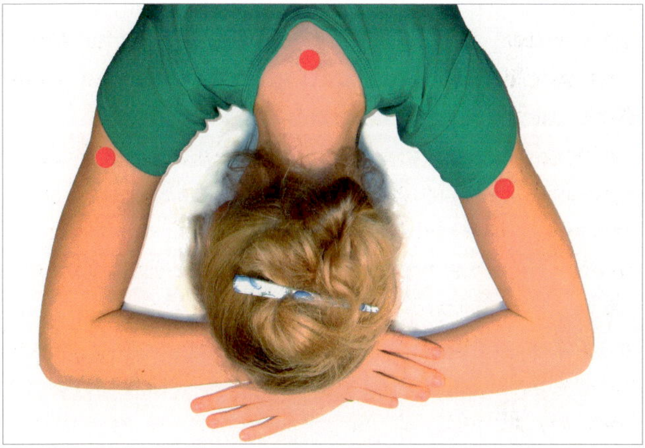

× Eine Empfehlung aus der chinesischen Medizin: Kaufen Sie in der Apotheke ein ABC-Pflaster und schneiden drei Stücke in der Größe von 1x1 cm heraus. Nun werden diese Pflaster, die ebenfalls stark erwärmen, auf bestimmte Punkte der Akupunkturmeridiane – das sind Energieleitbahnen in unserem Körper – aufgelegt. Sie heißen 3E14 (beidseitig rechts und links) und LG (ToU Mo) 13/14 (in der Mitte, siehe Abbildung).

Was ihr über Morbus Scheuermann wissen solltet

So witzig sich die Krankheitsbezeichnung Morbus Scheuermann auch anhören mag, so bitter ist sie für die Betroffenen. Die Krankheit – bezeichnet nach dem Röntgenarzt Holger Scheuermann (1877–1960), „Morbus" steht immer für eine Krankheit – ist die häufigste Schädigung der Wirbelsäule bei Jugendlichen. Sie wird auch als „Adoleszentenkyphose" bezeichnet. „Adoleszenz" ist das Jugendalter (so wie das englische Wort „adolescence"), „Kyphose" beschreibt eine Wirbelsäulenkrümmung nach vorne. Angenommen, ein Freund oder eine Freundin von dir hat einen Rundrücken und klagt öfter über Rückenschmerzen oder darüber, dass körperliche Arbeiten sehr anstrengend sind, dann sollte er oder sie sich mal einen Termin beim Orthopäden geben lassen, der ein Röntgenbild anfertigen kann, um die Diagnose abzuklären.

Morbus Scheuermann kommt häufig mit dem 18. Lebensjahr zum Stillstand. Auch danach müssen Betroffene aber mit schwerer körperlicher Arbeit aufpassen. Sie sind auch in späteren Jahren anfälliger und leiden häufiger unter Rückenschmerzen.

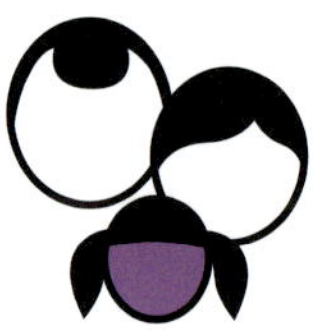

Info für Eltern

Man kann die Erkrankung mit dem sogenannten „Rutschhaltetest" feststellen: Ihr Sohn/Ihre Tochter muss sich dazu auf den Boden knien und mit den Händen so lange nach vorn rutschen, bis Rücken und Arme eine gerade Linie bilden. Wenn das nicht klappt, sollte ein Orthopäde aufgesucht werden.

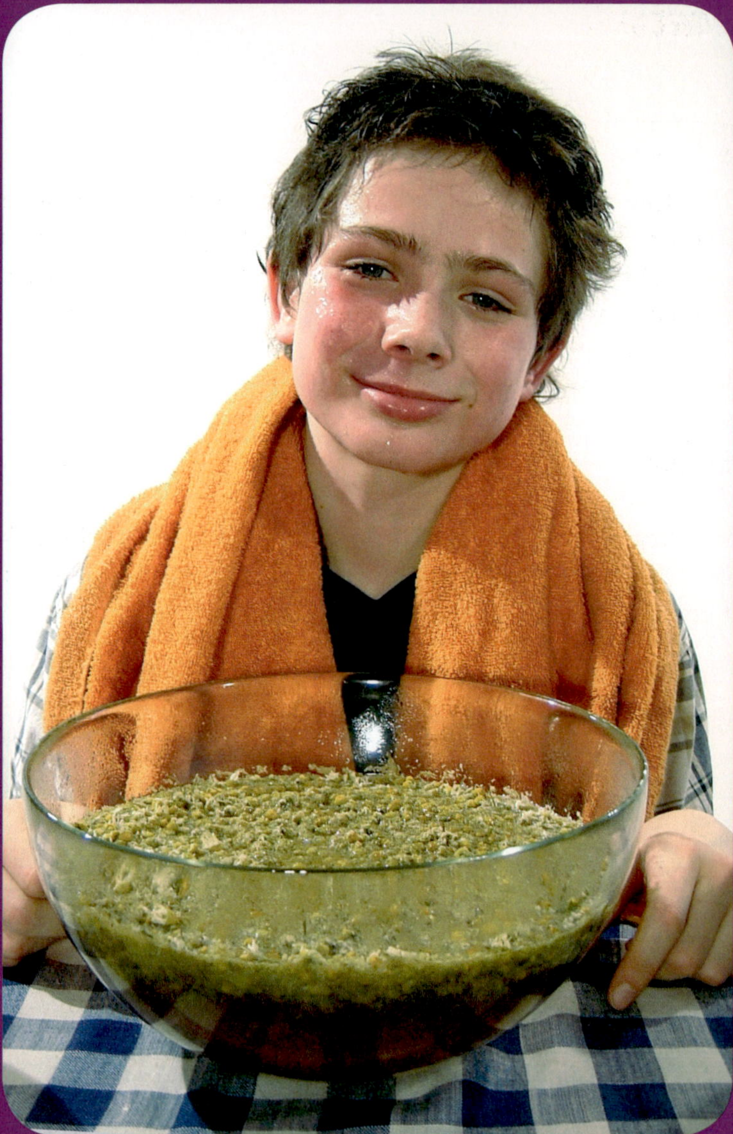

KAPITEL 8
ATEMWEGE

In diesem Kapitel geht es um ...

... deine Atemwege, also um die Gesundheit deiner Nase und deiner Bronchien. Wir erklären, was du bei einer Erkältung beachten musst, wie du mit einem „dicken Kopf", Halsschmerzen oder Husten umgehst, was du zur Raucherentwöhnung tun kannst und was du über Asthma und Pfeiffersches Drüsenfieber wissen solltest.

Erkältung

Als Faustregel kann man sich für jede Erkältung merken: Drei Tage kommt sie, drei Tage bleibt sie, drei Tage geht sie. Wenn's länger dauert, bitte zum Arzt gehen.

Ursachen

Erkältungen werden von Viren, d.h. winzigen Krankheitserregern, verursacht. Vielleicht ist dir schon einmal aufgefallen, dass bei einer Erkältungswelle nicht jeder krank wird. Ein starker Körper kann mit seinem Abwehrsystem die Schnupfenviren bekämpfen. Ist das Abwehrsystem jedoch geschwächt, weil du müde, erschöpft oder gestresst bist oder weil dein Körper bereits eine Erkrankung durchgemacht hat, kannst du leichter eine Erkältung bekommen. Auch bei Wind oder Zugluft, Unterkühlung, insbesondere bei kalten Füßen oder nassen Haaren fängt man sich schnell eine Erkältung ein. Das kommt daher, dass die Kälte reflexartig auf die Blutgefäße in der Nase wirkt und dann die dortige Abwehr nicht mehr so gut funktioniert.

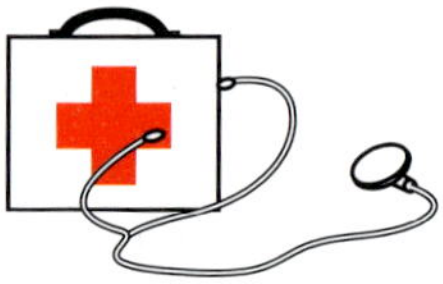

Zum Arzt

- Bei plötzlichem Fieberanstieg über 39,5 Grad Celsius rektal (Po).
- Bei schweren Allgemeinbeschwerden, speziell Kopfschmerzen, die mit Brechreiz einhergehen.
- Bei Nackensteifigkeit (Schmerz wird stärker, wenn der Kopf auf die Brust gedrückt wird).
- Bei Kreislaufkollaps.
- Wenn die „Erkältungs-Faustregel" von oben nicht hinhaut.

Selbsthilfe

- Nimm eine Aus-Zeit. Sag ein paar Termine ab, ruh dich aus.
- Egal ob in Europa oder Amerika, die Hühnersuppe von einem richtigen Suppenhuhn scheint ein fester Bestandteil der Volksmedizin zu sein, wenn es um die Behandlung von Erkältungen geht. Nach der chinesischen Ernährungslehre wird das Huhn dem Element Metall zugeordnet, welches wiederum in Beziehung zu den Atemwegen steht. Außerdem ist Hühnerfleisch zinkhaltig – und Zink unterstützt das körpereigene Abwehrsystem. Wichtig scheint dabei auch zu sein, die Suppe lange köcheln zu lassen. Wie wäre es also mit einer Hühnersuppe mit Karotten, Sellerie und Porree, außerdem mit wärmenden Kräutern wie Thymian (antibakteriell), Rosmarin (kreislaufanregend), Bohnenkraut (verdauungsfördernd), Majoran (erwärmend, sekretverflüssigend) und Liebstöckel (harntreibend)?

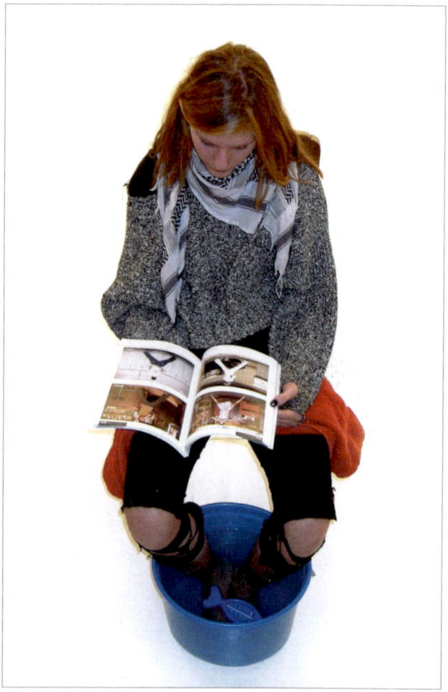

× Einfach und wirkungsvoll: ein warmes Fußbad, in dem man einige Esslöffel Salz auflöst. Oder ein temperaturansteigendes Fußbad. Du suchst eine große Wäschewanne, einen Eimer oder besser noch eine Plastiktonne, in der beide Füße bequem Platz haben und füllst sie bis zu den Knöcheln mit körperwarmem Wasser. Gieße dann vorsichtig heißes Wasser dazu, zum Schutz der Unterschenkel am besten vorn an den Zehen. Pass auf, dass du dich nicht verbrennst! Wenn du ganz genau sein willst, erhöhst du die Wassertemperatur auf 42 Grad. Darin die Füße noch fünf Minuten baden. Wenn dir schwindlig wird, sofort aufhören.
× Nächster Tipp: Abends ein großes Glas kaltes Wasser trinken. Durch den Kältereiz wird der Sympathikus, ein Nerv des unwillkürlichen Nervensystems, angeregt – beschrieben ist er genauer zu Beginn des Kapitels „Das Nervensystem". Dies führt zu einer Aktivierung des Abwehrsystems. Deshalb werden ja auch viele Abhärtungsmaßnahmen mit kaltem Wasser durchgeführt.
× Nase mit Salzwasser spülen. Dafür einen drittel Teelöffel Salz in einem viertel Liter lauwarmem Wasser auflösen, in eine Schale oder die hohle Hand füllen, mit dem einen Nasenloch „hochziehen", das andere Nasenloch zuhalten. Dann die Seite wechseln. Ist nicht besonders angenehm, aber sehr wirkungsvoll. Noch besser ist eine fertige Nasendusche aus der Apotheke (Emser Nasendusche, RhinoCare) zusammen mit fertigen Portionsbeuteln von besonders mineralhaltigem Salz (Emser Salz).
× Viel trinken.

Heilpflanzen & Co – Infos für Eltern

× Entzündungshemmend wirkt ein Kopfdampfbad mit Kamillenblüten. Dafür werden zwei Hände voll Kamillenblüten in einer großen Schüssel mit kochendem Wasser übergossen und die aufsteigenden Dämpfe eingeatmet. Im Prinzip die gleiche Maßnahme ist auch im Kapitel „Pickel" beschrieben. Kamillenblüten enthalten entzündungsmindernde Inhaltsstoffe, die nicht nur den Schleimhäuten in den Atemwegen, sondern auch der Haut gut tun.

Bitte beachten Sie folgenden Unterschied bei der Anwendung: Wenn man ein Kopfdampfbad als Gesichtsreinigung für die Haut durchführt, kann ohne Bedenken der ganze Kopf mit dem Handtuch bedeckt werden. Wenn Ihr Sohn oder Ihre Tochter aber erkältet ist und aus diesem Grund ein Kopfdampfbad macht, ist es besser, wenn mit dem Handtuch ein „Trichter" um das Gesicht geformt wird (s. Abbildung). So werden die Haare nicht feucht, was bei einer Erkältung immer ganz schlecht ist, insbesondere, wenn sie hinterher nicht geföhnt werden.

Vorsicht: Manche Menschen sind allergisch gegen Kamillenblüten. Sie sollten stattdessen Kochsalz nehmen, und zwar einen Esslöffel Salz auf eine Schüssel mit Wasser. Ob man allergisch ist, merkt man z.B. daran, wenn ein Kopfdampfbad geschwollene Schleimhäute, Niesen, rote Augen oder Hauterscheinungen auslöst.

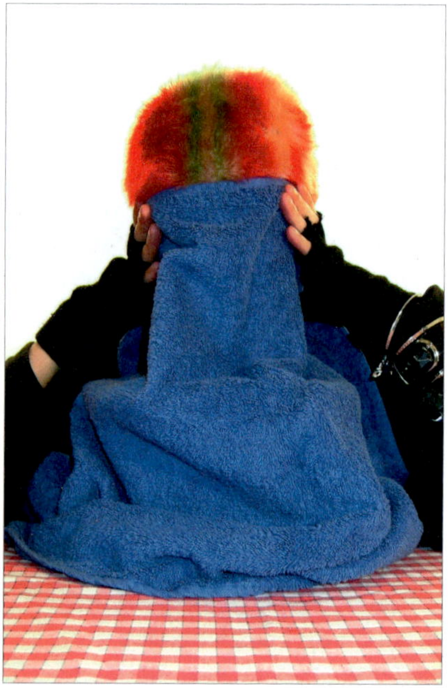

- × Alternativ zum Kopfdampfbad kann ein Inhalator eingesetzt werden, ein Plastikgefäß, in das man nur die Nase steckt und warme Dämpfe einatmet. Im Inhalator wird mit Salz oder mit Salben, die reich an ätherischen Ölen sind, inhaliert.
- × Erkältungsbalsame mit Menthol, einem ätherischen Öl, das ursprünglich aus der Minze stammt, wirken kühlend. Man hat subjektiv das Gefühl, besser atmen zu können. Dieses Öl ist besonders günstig, wenn Hitzegefühl und Kratzen im Rachen vorherrschen und viel Schleim vorhanden ist. Bei eher trockenen Schleim-

häuten wirkt Menthol hingegen austrocknend, in diesem Fall sind Pastillen mit schleimhaltigen Pflanzen (z.B. Isländisch Moos in Form von Isla-Moos-Pastillen) besser.

× Ein Tipp aus der chinesischen Medizin ist Ingwer. Ingwer enthält Scharfstoffe die verdauungsanregend wirken. Nach der chinesischen Heilkunde ist Ingwer „heiß“, er stärkt ein Energie-System, das mit den Atemwegen in Verbindung steht. Bei Erkältungen ist dieses System geschwächt oder unausgeglichen. Bildlich gesprochen hat unser Abwehrpanzer Löcher bekommen. Wir leiden an zu viel innerer Kälte, insbesondere dann, wenn wir uns die Erkältung durch eine Unterkühlung geholt haben. Ingwer wirkt also entgegengesetzt zum kühlenden Menthol.

Heißer Ingwertrunk mit Honig und Zitrone
Ein Stück frische Ingwerwurzel abschneiden und schälen (pro Tasse ein daumennagelgroßes Stück) und in kleine Stückchen schneiden. Den Ingwer in eine Tasse füllen und mit kochendem Wasser übergießen, mit etwas Zitronensaft verfeinern und mit Honig süßen. Durch ein Teesieb abseihen.
Viele Jugendliche mögen keinen Ingwer. Dies liegt oft daran, dass er ihnen zu scharf ist. In diesem Fall den Ingwer in größere Stückchen schneiden und nach zehn Minuten abseihen. So hält sich die Schärfe in Grenzen.
Erwachsene, die etwas mehr Schärfe vertragen, können den Ingwer reiben statt schneiden und länger ziehen lassen.

„Dicker Kopf“

Bei der Kombination von „Kopf dicht – Nase dicht“ ist Pfefferminzöl das Beste, weil das darin enthaltene Menthol einem das Gefühl gibt, freier atmen zu können: zwei Tropfen Pfefferminz- oder Minzöl in die Schläfen einmassieren. **Achtung:** Nicht zu nah an die Augen kommen und hinterher gut die Hände waschen.

Ein Tipp aus der Praxis: Zwei Tropfen Pfefferminzöl in ein großes Glas heißes Wasser tropfen. Zuerst inhalierst du, d.h. du atmest den Pfefferminzgeruch ein (Augen zu, brennt sonst). Dafür hältst du ein Nasenloch zu und atmest mit dem anderen Nasenloch tief ein. Hin und her wechseln zwischen den Nasenlöchern, bis die Nase frei ist. Dann gurgelst du mit dem Zeug und trinkst den Rest. Besonders gut abends vor dem Schlafengehen, die Nase ist dann schön frei.

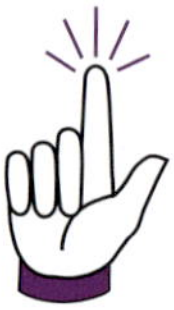

Bitte kein Pfefferminzöl anwenden, wenn du gerade eine homöopathische Behandlung durchführst. Die Wirkung der Arzneimittel kann durch das ätherische Öl beeinträchtigt werden.

Halsschmerzen

Ursachen

Halsschmerzen sind – wie alle Schmerzen – zunächst ein Symptom, ein Krankheitszeichen. Halsschmerzen können dadurch verursacht werden, dass deine Rachenmandeln entzündet sind (Mandelentzündung, Angina). Es kann sich um das so genannte Pfeiffersche Drüsenfieber handeln (haben junge Leute häufiger, wird auch als „kissing disease" bezeichnet oder altmodisch als „Studentenkuss-Krankheit", weiter unten beschrieben), oder du hast einfach einen Schnupfen, eine Erkältung, die allmählich den Rachen und den Hals hinunterwandert.

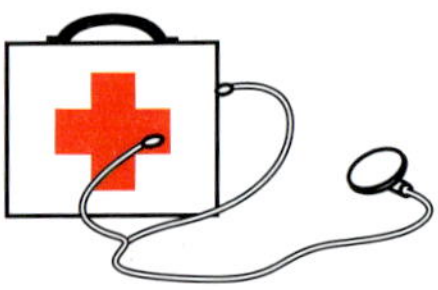

Zum Arzt

- Üblicherweise gilt auch für Halsschmerzen die Drei-Tage-Regel (wie bei der Erkältung): Drei Tage kommen sie, drei Tage bleiben sie, drei Tage gehen sie. Wenn die Beschwerden länger anhalten – zum Arzt.
- Bei Schüttelfrost.
- Bei andauernden schmerzhaften Schluckbeschwerden.
- Bei Anschwellen des äußeren oder inneren Halses.

Selbsthilfe

- Schal oder Halstuch umbinden.
- Das einfachste Mittel bei Halsschmerzen ist, mit Salzwasser zu gurgeln. Dafür löst du einen halben Teelöffel Salz in einem viertel Liter warmen Wasser und gurgelst damit alle halbe Stunde. Es ist eine Maß-

nahme, an die du vor allem denken solltest, wenn du alleine unterwegs bist. Einen Esslöffel Salz kriegst du in einer schottischen Jugendherberge genauso wie auf einem portugiesischen Campingplatz oder einem australischen Imbiss-Shop. Am besten, du packst dir einige Tütchen Salz, wie es sie in Schnelllokalen oder Flugzeugen gibt, gleich in deinen Waschbeutel.

- Auch gut bei allen Erkrankungen im Rachenbereich: Ölkauen oder Ölziehen. Dafür nimmst du einen Teelöffel bis Esslöffel Sonnenblumenöl (in Griechenland Olivenöl oder was eben gerade da ist) in den Mund und ziehst das Öl für zehn Minuten durch die Zähne. Danach sollte es eine weiße Farbe haben. Ausspucken, Zähne putzen und auch die Zunge ein paar Mal mit der Bürste abschrubben. Zahnbürste gut säubern. Der günstigste Zeitpunkt für diese Maßnahme ist morgens vor dem Frühstück.
- Außerdem kannst du einen Halswickel anlegen. Prüfe erst einmal, ob dein Hals warm oder kalt, ob dir insgesamt eher warm oder kalt ist. Wenn du dich kalt fühlst und fröstelst, legst du einen warmen Halswickel an. Wenn du dich warm fühlst und dein Hals warm ist, legst du einen kühlen Halswickel an.
- Aus Schlesien stammt der bewährte Rat, nachts einen der tagsüber getragenen Strümpfe um den Hals zu wickeln. Mal ausprobieren?

In beiden Fällen nimmst du ein Geschirrhandtuch, faltest es längs in Drittel, so dass ein langer Schal entsteht, tränkst es in kühlem oder körperwarmem Wasser und wringst es danach gut aus. Dieses Tuch wird nun um den Hals gelegt, wobei du möglichst die Wirbelsäule frei lässt.

Das Ganze wird mit einem trockenen Tuch umwickelt, dann mit einem Schal. Den warmen Wickel kannst du eine halbe Stunde drauf lassen bzw. bis er abgekühlt ist. Den kühlen Wickel prüfst du nach zehn Minuten: er sollte sich erwärmt haben. Wenn er warm ist, kannst du ihn noch zehn Minuten drauf lassen, ansonsten nimmst du ihn ab.

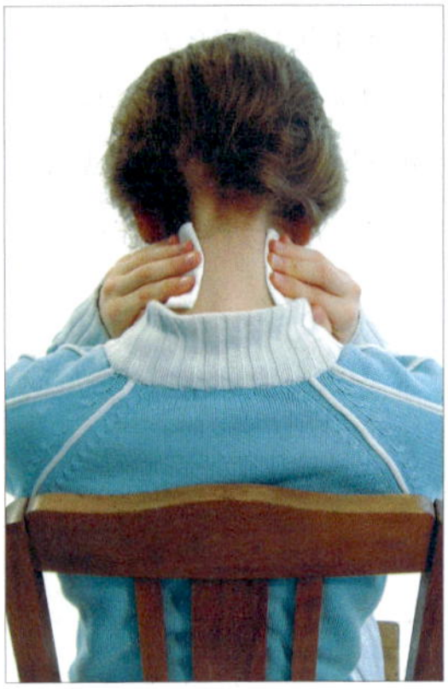 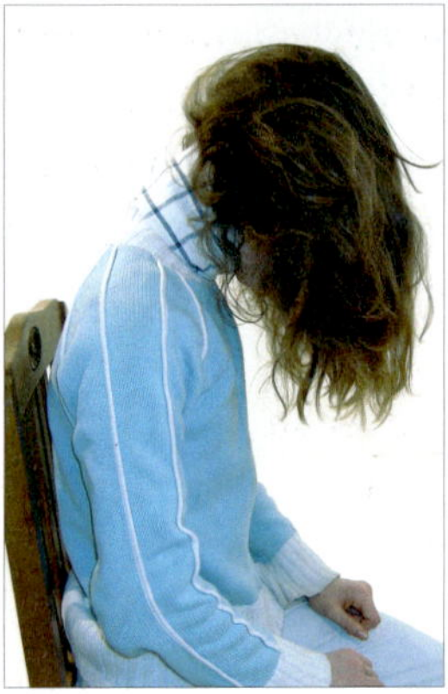 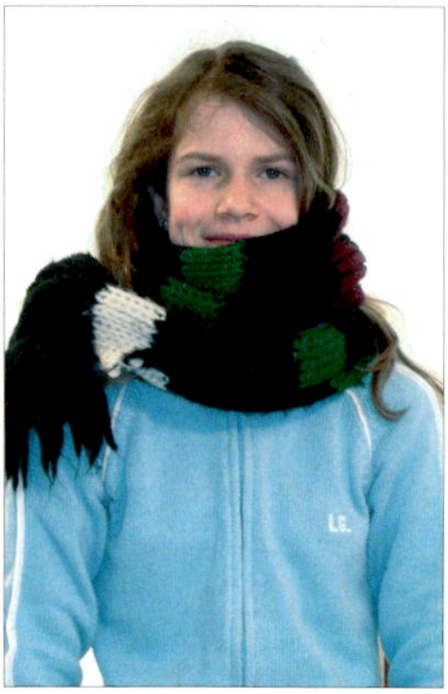

Heilpflanzen & Co – Infos für Eltern
Mit Tee aus Salbeiblättern zu gurgeln, ist sehr gut, um den Hals zu desinfizieren. Dafür einen halben Teelöffel Salbeiblätter mit einem viertel Liter kochenden Wasser übergießen, zehn Minuten zugedeckt ziehen lassen, abseihen. Fünf Minuten gurgeln. Sitzen die Halsschmerzen eher unten im Hals, so dass man mit dem Gurgeln nicht an die betroffenen Stellen herankommt, kann man den Tee trinken: dabei langsam die Kehle hinunterrinnen lassen.
Salbei eignet sich insbesondere, wenn man eine erwärmende und austrocknende Wirkung wünscht. Ob die Schleimhäute eher trocken oder feucht sind, kann man an der Zunge sehen: Ist sie rissig und rot, sollte man keinen Salbeitee trinken; ist sie eher belegt und dick, dann schon.

Husten

Husten ist keine Krankheit, sondern ein Symptom, ein äußeres Krankheitszeichen. Der Husten ist eine Schutzmaßnahme, ein unbewusster Abwehrmechanismus des Körpers.

Die Atemwege werden unterteilt in obere und untere Atemwege. Die oberen Atemwege sind der Mund, die Nase, die Nasennebenhöhlen und der obere Rachen, die unteren Atemwege sind die Luftröhre und die Bronchien. Sie sehen aus wie ein umgedrehter Baum. Die Luftröhre selbst ist wie der Stamm, die dicken Äste sind die Bronchien, die dünnen Äste die Bronchiolen. Diese Atemwege nun sind mit einer Schleimhaut ausgekleidet – innen in deinem Mund und in der Nase ist die Schleimhaut zu sehen. Die Schleimhaut der Atemwege hat eine kleine Besonderheit: Winzige Härchen, so genannte Zilien oder Flimmerhärchen, arbeiten wie ein Förderband und transportieren Schleim und Schmutz nach außen.

Kommt es zu einer Erkältung oder einer anderen Infektion, strömen die Zellen des Abwehrsystems an den Ort des Geschehens und „kämpfen“ mit den feindlichen Erregern. Die Schleimhaut produziert Schleim, damit die Erreger, ihre Gift- und Abfallstoffe „eingeschleimt“ werden und dann über das Förderband der Zilien nach außen transportiert werden können. Hustenanfälle oder Niesen bewirken im Grunde das Gleiche: Sie befördern Schleim und Schmutz nach außen. Auch das morgendliche Husten von Rauchern ist ein (verzweifelter) Versuch zur Selbstreinigung des Körpers. Die Ausatemluft bei einem Hustenstoß kann übrigens bis zu 1000 km/h schnell sein!

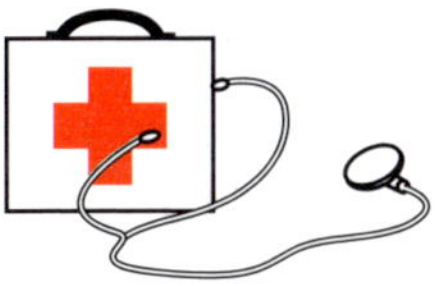

Zum Arzt

- Wenn nach einer Infektionskrankheit der Husten bleibt.
- Wenn körperliche Schwäche, Krankheitsgefühl und Nachtschweiße auftreten.
- Wenn der Auswurf grünlich, bräunlich oder blutig ist.
- Wenn Husten zu Erstickungsanfällen führt.

Heilpflanzen & Co – Infos für Eltern

- Die einfachste Maßnahme für einen antibakteriellen oder zumindest keimmindernden Hustensaft ist ein Zwiebelhustensaft. Dafür eine mittelgroße Zwiebel klein schneiden, mit 2–3 Teelöffel Honig in ein (sauberes) Schraubglas füllen, über Nacht stehen lassen, den Saft durch ein Sieb abfiltern und das Ganze im Kühlschrank stehen lassen. Mehrmals täglich einen Teelöffel voll einnehmen.
- Auf die Schnelle lässt sich ein Hustensaft herstellen, indem man einen Teelöffel Meerrettich mit einem Teelöffel Honig mischt. Wie auf der Abbildung deutlich wird, ist der scharf-süße Geschmack nicht jedermanns Sache.
  Warum wirken Zwiebel und Meerrettich? Warum gibt es auf der ganzen Welt Hausmittel mit Zwiebeln, Rettich, Knoblauch, Meerrettich, Kresse etc. gegen

Husten und Schnupfen? Diese Pflanzen enthalten Schwefelverbindungen, die entzündungshemmend und keimmindernd wirken. Die Schwefelverbindungen – sie machen den typischen Geruch aus – entstehen übrigens erst, wenn die Zwiebel zerschnitten wird und die Inhaltsstoffe der einzelnen Zellabteilungen miteinander bzw. mit dem Sauerstoff aus der Luft reagieren. Deshalb riecht eine ganze Zwiebel oder Knoblauchknolle auch nicht so stark wie eine angeschnittene.

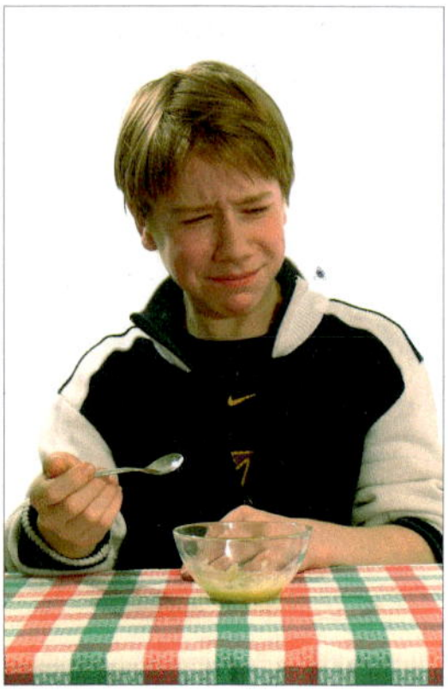

- Es gibt ein Arzneimittel, das aus Meerrettichwurzel und Kapuzinerkresse hergestellt wird (Angocin® Anti-Infekt N, Apotheke). Kapuzinerkresse ist eine Pflanze mit leuchtend roten Blüten, die man auch in den Salat tun kann. Das Arzneimittel Angocin® Anti-Infekt N wird gegen Nasennebenhöhlenentzündungen und Blasenentzündungen eingesetzt.
- Ein sehr gutes Kraut gegen krampfartigen Husten ist Thymian. Thymiankraut, d.h. Blätter, Stängel und Blüten, wirkt als Tee krampflösend und antibakteriell. Thymol, das im Thymian enthaltene ätherische Öl, ist ein hochwirksamer, antibakterieller Stoff.
- Wenn man einen eher trockenen Reizhusten weiter oben im Hals hat, sollten schleimhaltige Pflanzen eingesetzt werden, beispielsweise ein Sirup mit Eibischwurzel (Eibisch ist mit Malve und Hibiskus verwandt) oder Pastillen aus Isländisch Moos. Wichtig bei Reizhusten: Den Sirup langsam die Kehle hinunterrinnen lassen. Dadurch benetzt er so genannte Rezeptoren im Hals, die dafür verantwortlich sind, dass man hustet. Alternativ kann ein milder Fenchelsirup oder ein Fichtennadelsirup verwendet werden.
- Wenn Ihr Sohn oder Ihre Tochter Schwierigkeiten hat, den Schleim abzuhusten, können Sie ihm oder ihr einen Hustensaft mit so genannten Seifenstoffen (Saponine) geben. Seifenstoffe wirken schleimlösend, indem sie die Oberflächenspannung von Flüssigkeiten herabsetzen. Im Spülwasser bildet sich durch diesen Effekt Schaum, in den Atemwegen wird der Schleim verflüssigt. Seifenstoffe sind beispielsweise im Efeu (Prospan® Hustensaft) oder in der Primelwurzel (Bronchipret® mit Primelwurzel und Thymiankraut) enthalten.
- Leinsamen befeuchtet die Schleimhäute und hat gleichzeitig Schleim lösende Eigenschaften. Er hilft bei trockenem Reizhusten und bei Schwierigkeiten, den Schleim abzuhusten.

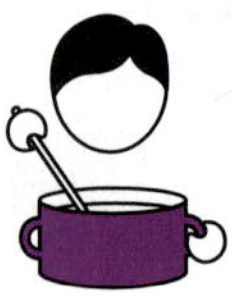

Rezept: 3 Esslöffel ungeschroteten Leinsamen mit Kandiszucker (nach Belieben) und 1 Liter Wasser zum Kochen bringen. 1 bis 2 Minuten kochen (nicht länger, sonst gibt's Kleister!), dann durchseihen und in eine Thermoskanne gießen. Mehrmals täglich eine Tasse heiß oder warm trinken. Wer es lieber ein wenig sauer mag, kann auch Zitronensaft oder Vitamin-C-Pulver dazugeben.

Wenn Sie einen Hustensaft besorgen wollen, sollten Sie in der Apotheke genau beschreiben, ob der Husten trocken oder verschleimt ist, ob man den Schleim abhusten kannst oder ob er fest sitzt.
Der billigste Schleimlöser ist allerdings heißes Wasser: trinken, trinken, trinken.

Raucherentwöhnung

Wenn du rauchst, dann versuch, wieder damit aufzuhören. Am besten in den Ferien und mit anderen zusammen. Mach eine Wette, belohne dich. Steck jeden Tag das Geld, das du sonst für Kippen ausgegeben hast, in eine Spardose. Schon nach ein bis zwei Wochen kannst du dir dafür selbst ein Geschenk machen. Eine Belohnung für's „Geschafft-Haben".

Wie kannst du den Entzug unterstützen? Vom Einsatz chemischer Mittel wie Nikotinpflaster oder -kaugummis wird Jugendlichen abgeraten. Es gibt aber auch zahlreiche naturheilkundliche Möglichkeiten. Sie unterstützen deinen Wunsch, nehmen dir aber nicht die Entscheidung ab. Du musst wirklich aufhören wollen, sonst bringen alle Hilfsmittel nichts.

Selbsthilfe

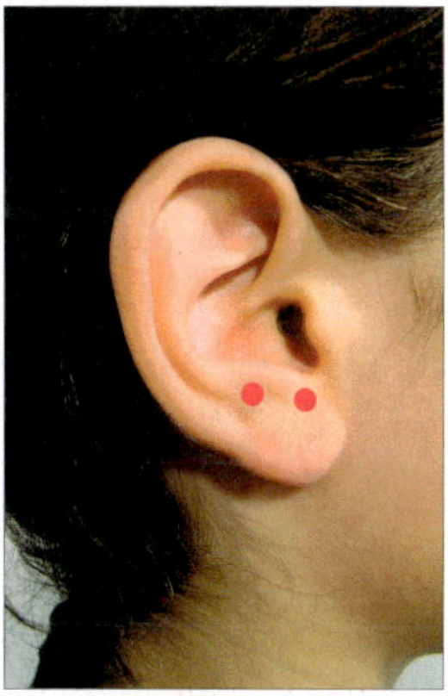

- Du kannst für einige Sekunden drei Akupunkturpunkte am Ohr massieren, das vermindert dein Verlangen nach einer Zigarette. Vielleicht hast du schon einmal gehört, dass nach den Vorstellungen der chinesischen Medizin im Ohr der gesamte Körper abgebildet ist bzw. dass Bereiche hier mit dem gesamten Körper in Verbindung stehen. Drei Punkte am Ohr sind bei einer Suchttherapie geeignet (siehe Abbildung). Linkshänder massieren das linke Ohr, Rechtshänder das rechte Ohr.

× Trinke in den ersten Tagen viel und iss immer wieder ein kleines Stückchen Obst. Das darin enthaltene Vitamin C ist ein so genannter „Radikalfänger", es bindet bestimmte Substanzen, die zu Zellschädigungen führen.

Heilpflanzen & Co – Infos für Eltern

× Das homöopathische Arzneimittel *Antinicotinum sine* kann den Entzug erleichtern. Dosierung: 1 x täglich 5 Tropfen. Außerdem 5 Tropfen, wenn es im Entzug zu Kreislaufproblemen, Schwindel, Übelkeit kommt. Mädchen hilft auch das homöopathische Mittel *Caladium* D6 (3 x täglich 5 Kügelchen). *Caladium* hilft besonders, wenn man im Entzug unter Kopfschmerz, Vergesslichkeit, Druck in Augen und Stirn leidet.

Tipps bei bestimmten Beschwerden im Raucherentzug

× Wenn du **Kreislaufprobleme** hast, dann trink viel Mineralwasser und verdünnte Fruchtsäfte und massiere einen Energiepunkt auf einer Energiebahn aus dem System der chinesischen Medizin (Kreislauf 6).

× Wenn du **müde** bist, dann gib deinem Körper die Zeit, von allein wieder in Fahrt zu kommen. Schlaf dich aus. Halte die Unterarme unter kaltes Wasser, um den Blutdruck anzukurbeln. Besorge dir ätherisches Rosmarinöl und mische einige Tropfen davon unter deine Lieblings-Bodylotion. Besorg dir im Asien-Shop Guarana-Kaugummis. Sie wirken anregend, sind aber nicht auf Koffein-Basis und daher weniger schädlich.

× Zum **Gewicht**: Es kann sein, dass du etwas dicker wirst. Dem kannst du vorbeugen, wenn du immer etwas dabei hast, was du in den Mund stecken kannst – und zwar nicht gerade Schokolade. Besser geeignet: Kaugummi, Apfelstücke, Möhren, Stangensellerie. Auch wenn du etwas zunimmst – das ist übrigens ein gutes Zeichen, der Stoffwechsel normalisiert sich wieder –, wirst du diese Kilos bald wieder los sein.

× Gerade wenn du lange geraucht hast, kann es sein, dass Abfallstoffe nun über die **Haut** ausgeschieden werden und du erst mal Pickel und Unreinheiten bekommst. Das geht vorbei: Die Haut wird erst schlechter und dann – so etwa vier Wochen nach der letzten Zigarette – besser als vorher.

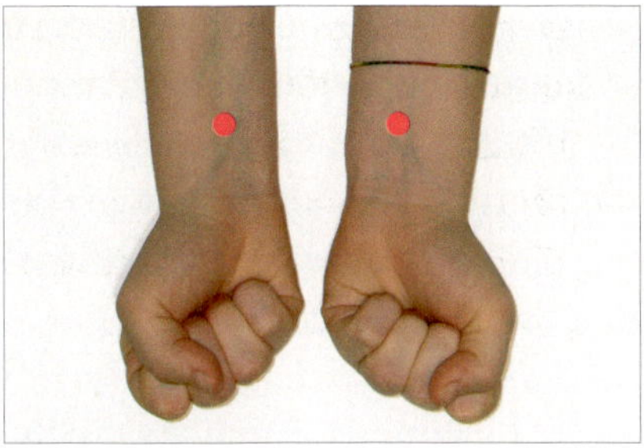
Akupunkturpunkte Kreislauf 6

Du kannst den Entgiftungsprozess über die Haut auch unterstützen, indem du regelmäßig Kopfdampfbäder mit Kamillenblüten machst (s. Kapitel „Pickel"). Danach die Haut mit einem Wattepad reinigen, mit kaltem Wasser abwaschen und mit einer frischen Gurkenscheibe abreiben.

Was die Haut ebenfalls gut entgiftet, ist eine Gesichtsmaske mit Heilerde. Dafür Heilerde mit etwas lauwarmem Wasser anrühren, Brei auf das Gesicht auftragen, nach 10–15 Minuten abwaschen.

× Zur **Entgiftung** ist auch die Sauna gut. Man schwitzt Abfallstoffe über die Haut aus, die ein wichtiges Entgiftungsorgan des Körpers darstellt. Bitte vorher nichts Schweres essen und die „Hinweise zur Benutzung" in der Sauna selbst noch mal genau durchlesen.

Mehr zum Thema „Rauchen und Jugendliche" findest du in der Broschüre der Autoren *„Zigarette – was Jugendliche schon immer über's Rauchen wissen wollten"*, das bei Natur und Medizin bestellt werden kann (Bestelladresse im Anhang).

Was ihr über Asthma wissen solltet

Nach Schätzungen der Weltgesundheitsorganisation (WHO) leiden weltweit etwa 200 Millionen Menschen an Asthma bronchiale. In Deutschland haben zwei Millionen Kinder und Jugendliche zwischen einem und 16 Jahren Asthma – es ist die häufigste chronische (andauernde) Erkrankung von Kindern und Jugendlichen. In den letzten Jahrzehnten nehmen Atemwegserkrankungen und Asthma bei Kindern und Jugendlichen – insbesondere in Großstädten, wo Abgase die Luft belasten – immer mehr zu.

Bei Asthma bronchiale kommt es zu Anfällen von starker Atemnot, die durch eine krampfartige Verengung der Atemwege, übermäßige Schleimabsonderung und Anschwellen der Schleimhaut verursacht werden. Man unterscheidet Asthma in viele verschiedene Untergruppen, je nachdem, wodurch es verursacht wird. Äußere Ursachen sind beispielsweise Reizungen durch chemische Stoffe oder Allergene, wie Tierhaare, Hausstaubmilben o.ä. Asthma kann aber auch psychisch (mit)bedingt sein. Außerdem kann es durch Medikamente wie Aspirin oder durch sogenannte „Herde" verursacht werden. Herde sind chronische Entzündungen, beispielsweise der Nebenhöhlen, der Mandeln, im Magen-Darm-Bereich oder an den Zähnen.

Asthma kann auch genetisch bedingt sein. So gibt es einen genetischen Defekt des Erbgutes für eine Substanz im Körper, die für die Entgiftung von bestimmten Schadstoffen, die besonders im Zigarettenrauch enthalten sind, zuständig ist (Gen für das Enzym Glutathion-S-Transerase GTS). Kinder mit einem solchen Gendefekt – und das ist jedes sechste Kind! – leiden nach einer Studie der Universität München fünfmal häufiger an Asthma, wenn zuhause geraucht wird oder wenn die Mutter in der Schwangerschaft geraucht hat.

Naturheilkundliche Hilfe vom Profi

Aus naturheilkundlicher Sicht ist es sinnvoll, verschiedene Behandlungen zu kombinieren. Dazu gehören eine Atemschulung, Psychotherapie, die Vermeidung von auslösenden Reizen (Medikamente, Tierhaare etc.) und die Stärkung des Immunsystems. Auch die klassischen Naturheilverfahren wie Wasseranwendungen oder Luftbäder, Sonne oder ein Klimawechsel (Nordsee, Hochgebirge) stärken den Organismus. Daneben kann Akupunktur helfen. All diese Maßnahmen gehören jedoch in die Hand des Arztes oder Heilpraktikers.

Bei Besuchen an der Nordsee am Strand direkt an der Wasserkante spazieren gehen. Dort ist die Luft besonders salzhaltig. Deshalb ist auch die Nordsee – hier gibt es eine stärkere Brandung – günstiger als die Ostsee. Gut ist auch die Atlantikküste.

Selbsthilfe

- Wenn du selber Asthma hast, lass dich nicht darauf ein, „cool" zu sein und beispielsweise mit den anderen zu rauchen. Nikotin ist pures Gift für Asthmatiker, das weißt du sicher selbst.
  Wenn ein Freund oder eine Freundin von dir Asthma hat, dann nimm auf ihn oder sie Rücksicht und meide Orte, an denen es Asthmatikern schlecht geht: verrauchte Lokale, Wohnungen mit Haustieren (wenn eine Allergie vorliegt) etc. Lass dich auch aufklären, wie du dich bei einem akuten Asthma-Anfall verhalten sollst, wo sein Asthma-Spray ist, wie man damit umgeht etc.
- Ein Wort zum Sport: 30–40% der asthmakranken Kinder und Jugendlichen sind vom Schulsport befreit. Die Hälfte der asthmakranken Kinder treibt auch in der Freizeit keinen Sport. Auch wenn dieses Verhalten auf den ersten Blick einleuchtend scheint – schließlich wird Asthma ja durch körperliche Anstrengung ausgelöst – ist es falsch. Viele Untersuchungen konnten nachweisen, dass durch sportliche Aktivitäten die Lungenfunktion verbessert wird.

Den Sportlehrer informieren! Die Grenzen der Belastbarkeit nicht überschreiten (Belastbarkeitstest durch Lauftest in Asthmaambulanz), vor dem Sport aufwärmen; Ruhepausen einlegen, wenn nötig; nach dem Sport nicht abrupt aufhören, sondern langsam „runterfahren".
Besonders geeignete Sportarten sind Radfahren, Rudern, Ballspiele, Tischtennis, Kanufahren, alle Ausdauersportarten. Am besten ist Schwimmen.

... und über Pfeiffersches Drüsenfieber

Angenommen, du fühlst dich über den Zeitraum von einigen Tagen bis zu zwei Wochen schlapp und müde. Und angenommen, danach kommt es zu folgenden Symptomen:

- Fieber von 38 bis 40 Grad C.
- Mandelentzündung: Lass deine Mutter in den Hals schauen, Zunge runterdrücken, mit der Taschenlampe hinten an den Gaumen gucken, ob dort links und rechts die Gaumenmandeln geschwollen oder rötlich oder belegt sind (du sagst dabei „Ah").
- Lymphknotenschwellung: Das ist für den Laien schwer zu testen. Taste mit den Fingerspitzen hinter den Ohren langsam den Hals runter. Dort sitzen die Lymphknoten, tastbar als kleine, verschiebbare, perlenartige Gebilde. Bei einer Infektion sind die Lymphknoten, die eine wichtige Rolle in der Abwehr spielen, dicker und hart.

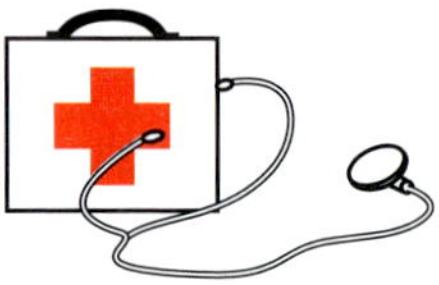

Wenn diese Beschwerden auftreten, heißt es:
Ab zum Arzt!

Das Pfeiffer'sche Drüsenfieber wird durch einen Virus übertragen, die Ansteckung erfolgt durch Tröpfcheninfektion, also Anniesen, Anhusten, üblicherweise durch Küssen (wird auch als „kissing disease" bezeichnet.) Typischerweise kommt die Erkrankung gehäuft bei Jugendlichen oder jungen Erwachsenen vor. Die ersten Symptome (Müdigkeit etc.) treten fünf bis 21 Tage nach der Ansteckung auf.

Wichtig ist – neben der Therapie durch den Arzt – Bettruhe. Und zwar auch noch drei Tage lang, nachdem das Fieber zu Ende ist.

Heilpflanzen & Co – Infos für Eltern
Unterstützend hat sich bewährt, über drei Wochen 1 x täglich 1 Tablette *Kalium jodatum* D12 einzunehmen und 1 x pro Woche ein Trinkfläschchen Vitasprint.

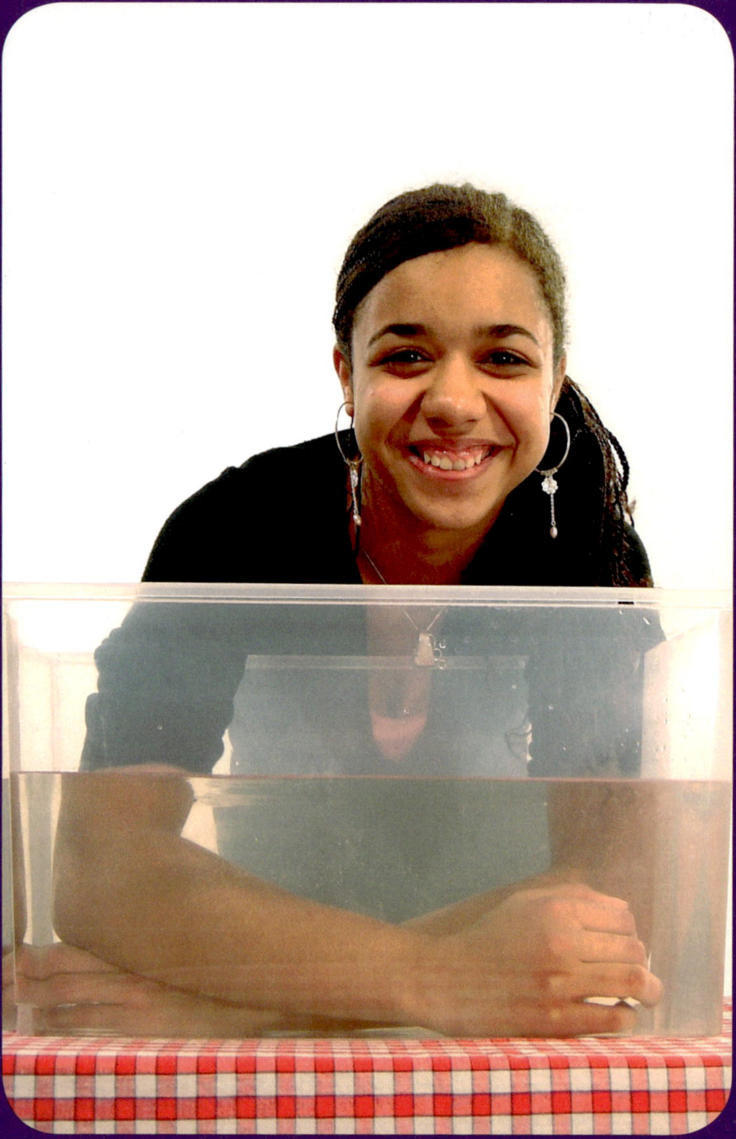

KAPITEL 9
KREISLAUF

In diesem Kapitel geht es um ...

... Beschwerden mit deinem Kreislauf. Das Blut fließt in den Blutgefäßen durch den ganzen Körper. Weil es dabei immer im Kreis fließt, vom Herzen in den gesamten Körper und zurück, spricht man vom „Blutkreislauf" oder einfach vom „Kreislauf". Unter Herz-Kreislauf-Erkrankungen werden Erkrankungen oder Beschwerden zusammengefasst, die etwas mit dem Herzen oder den Blutgefäßen zu tun haben.

Niedriger Blutdruck

Der Blutdruck bezeichnet den Druck, mit dem das Blut durch die Adern fließt. Wird der Blutdruck beim Arzt gemessen, bekommst du eine Manschette um den Oberarm. Sie wird aufgepumpt und die Luft langsam herausgelassen. Mit einem Stethoskop stellt der Arzt fest, wann das vorher abgestaute Blut wieder zu fließen beginnt (oberer Blutdruckwert) – er hört dann nämlich die Pulswelle durch die Adern in der Beuge des Ellenbogens fließen. Wenn er die Pulswelle nicht mehr hört (unterer Blutdruckwert), ist die Pulswelle schwächer als der Druck der Blutgefäße, sie dehnen sich nicht mehr aus.

Als niedriger Blutdruck (Hypotonie) wird definiert, wenn der obere Blutdruckwert unter Ruhebedingungen bei weniger als 110 mmHg (Männer) bzw. 100 mmHg (Frauen) und der untere Blutdruckwert bei unter 60 mmHg liegt. Die Maßeinheit mmHg steht für Millimetereinheiten auf einer Quecksilbersäule (die zur Messung von Druck benutzt wird). Der Blutdruck kann auch elektronisch gemessen werden. Ohne Messgerät erkennst du einen niedrigen Blutdruck daran, dass du dich schlapp und müde fühlst, oder wenn dir beim morgendlichen Aufstehen oder beim langen Stehen schwummerig wird.

Ursachen

An sich kann niedriger Blutdruck viele Ursachen haben – z.B. Fieber. So muss man immer gut aufpassen, dass ein Fiebernder beim Aufstehen oder beim Gang auf's Klo nicht umkippt. Der Normalfall in der Pubertät ist aber eher, dass der Kreislauf durch das verstärkte Längenwachstum und die Hormonumstellung nicht so ganz hinterher kommt. Als kurze Erklärung: Das Blut fließt durch elastische Blutgefäße, es braucht einen bestimmten Druck, damit die Nährstoffe und der Sauerstoff aus dem Blut in das Gewebe übertreten können bzw. damit es auch tatsächlich in den letzten Winkel gepumpt wird. Wenn es zu einem Wachstumsschub kommt, dann muss das Blut viel mehr Bereiche versorgen und weitere Strecken zurücklegen. Eine verstärkte Blutbildung ist notwendig – gerade Mädchen verlieren aber ja eher Blut durch die einsetzende Periode.

Wächst also das Gefäßnetz bei gleicher oder sogar verringerter Blutmenge, nimmt der Druck in den Gefäßen ab. Logisch. Die Schwerkraft tut das ihre. Und so sackt das Blut beim schnellen Aufstehen oder langen Stehen gerne in die unteren Körperbereiche ab. Da sich das Gehirn bekanntlich am oberen Ende des Körpers befindet, wird es nicht ausreichend mit Sauerstoff versorgt – Müdigkeit, Konzentrationsschwäche und Schwindel sind die Folge. Deshalb führt schnelles Aufstehen bei niedrigem Blutdruck zu Schwindelattacken.

Bei manchen Menschen ist der Kreislauf wachstumsbedingt etwas anfällig. Andere gehören schon vom Körperbau her zu den kreislauflabilen Typen. Sie werden als „Leptosome" bezeichnet, sind lang, dünn, sensibel, haben schmale Schultern und einen flachen Brustkorb.

Verstärkt werden die Kreislaufprobleme vor allem durch drei Faktoren: Kaffee oder Cola, Rauchen und mangelnde Bewegung. Das Koffein im Kaffee und in der Cola treibt den Blutdruck erst in die Höhe, dann sackt er ab. Auch das Nikotin im Tabak bewirkt kurzfristig eine Blutdruckerhöhung, danach wird der Blutdruck jedoch gesenkt. Da sich die Blutgefäße durch Muskeln aktiv zusammenziehen und das Blut weitertransportieren, führt mangelnde Bewegung auf die Dauer zu einem verlangsamten Weitertransport.

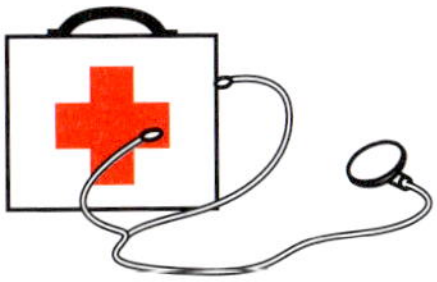

Zum Arzt

- Wenn der niedrige Blutdruck nach einer Infektionskrankheit über mehrere Wochen bestehen bleibt.
- Wenn er mit Herzrhythmusstörungen einhergeht.
- Wenn grundlos Ohnmachtsanfälle auftreten.
- Bei ausgesprochener Blässe, auch der Schleimhäute (z.B. der Bindehaut der Augen, sieht man an der Innenseite des Unterlids, oder an den Lippen). Das ist ein Hinweis auf Blutarmut.

Selbsthilfe

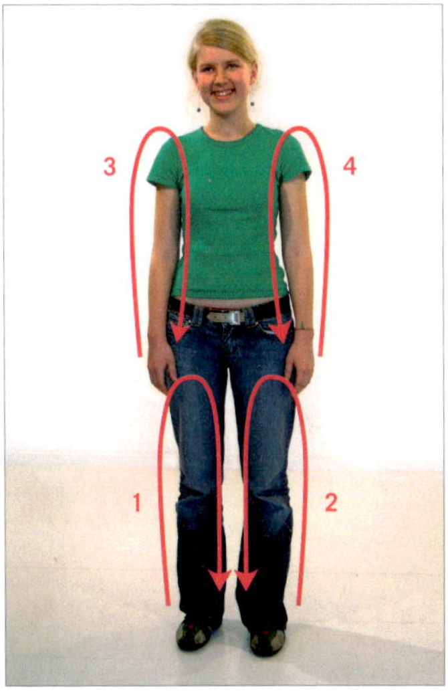

- Beweg dich! Mach Gymnastik, geh walken, Fahrrad fahren, spazieren, schwimmen ...
- Allen Menschen mit niedrigem Blutdruck fällt es schwer, morgens auf Trab zu kommen. Dabei wäre es am besten, den Tag mit einer Wechseldusche zu starten. Wechselduschen heißt, sich warm (40 Grad) drei bis fünf Minuten zu duschen, danach für fünf bis 15 Sekunden kalt (20 Grad, muss also nicht eiskalt sein) abzubrausen; dann wieder warm, dann wieder kalt. Mit einem kalten Guss aufhören. Um das Herz nicht zu sehr zu belasten, ist es wichtig, sich beim Abduschen eine ganz bestimmte Reihenfolge anzugewöhnen: Man soll sich langsam ans Herz „herantasten" (siehe die Abbildung). Bitte spare den mittleren Rücken rechts und links der Wirbelsäule aus, denn dort liegen die kälteempfindlichen Nieren.
- Wem die Vorstellung, seinen gesamten Körper kaltem Wasser auszusetzen, zu barbarisch erscheint, der kann sich auch nur kurz die Beine und Füße (müssen warm sein) abbrausen oder am Waschbecken die Unterarme abwechselnd unter warmes und kaltes Wasser halten.

- Alternativ kann man den Körper bürsten, das regt den Kreislauf an und tut der Haut gut. Dafür geeignet sind Bürsten, Massagehandschuhe oder Luffagurken. Das sind diese länglichen schwammartigen Gebilde – es handelt sich um getrocknete Pflanzen –, die es in Kosmetik- oder Naturkostläden mit Kosmetikabteilung gibt. Im Prinzip kann man all diese Dinge auch feucht machen und sich unter der Dusche massieren, dann werden die Luffagurken auch weicher. Das Problem ist nur: Meistens bleiben die Massagehandschuhe oder Luffagurken auf dem Badewannenrand liegen und fangen an, zu modern. Deshalb unsere Empfehlung: Trocken bürsten, ganz sanft, immer von außen (Hände, Füße) nach innen (Körpermitte) und in kleinen Kreisen. Luffagurken ab und zu ersetzen. Und: Nicht im Gesicht anwenden. Hier kannst du dich aus Schönheitsgründen mit einer extra dafür zu verwendenden weichen Zahnbürste bürsten.
- Viel trinken, vor allem Wasser! Durch das Trinken wird die Blutmenge vermehrt. Und dann bleibt eben auch mehr Blut im Kopf.
- Salzreich essen. Salz bindet Wasser. Das Salz wird in den Organismus aufgenommen und mit ihm die Flüssigkeit. Das kommt letztendlich auch dem Blutvolumen zugute. An sich wird immer davor gewarnt, zu viel Salz zu essen. Das gilt aber vor allem für Menschen mit einem zu hohen Blutdruck.

Heilpflanzen & Co – Infos für Eltern

- Eine kreislaufanregende Pflanze ist der Rosmarin. Wirksam sind die ätherischen Öle, so dass sich das (naturreine!) Duftöl zur Behandlung anbietet. Schlagen Sie Ihrer Tochter vor, morgens 2–3 Tropfen Rosmarinöl in ihre Lieblings-Bodylotion oder ihr Duschgel zu geben – der Duft verfliegt nach kurzem. Für ein kreislaufanregendes Körperöl kann man 80 ml Basisöl mit 5 ml Rosmarinöl und 5 ml eines anderen Duftöles mischen.

Als Basisöl eignet sich Mandelöl, das in der Lebensmittelabteilung eines gut sortierten Bioladens erhältlich ist (billiger als in der Kosmetikabteilung). Als ätherische Öle bieten sich Lemongras- oder Grapefruitöl an, sie riechen sehr fruchtig und erfrischend. Das ätherische Öl von Zimt wirkt allgemein erwärmend, Zypressenöl kreislaufanregend. Die ätherischen Öle können auch auf ein Taschentuch getropft werden, das Sie Ihrer Tochter beim Aufwecken auf den Nachttisch legen.

- Wenn Ihrer Tochter oder Ihrem Sohn regelmäßig morgens beim Aufstehen schwindelig wird, dann wäre es sinnvoll, ein homöopathisches Arzneimittel auszuprobieren, das sich bei diesem Problem sehr bewährt hat: *Haplopappus*. Diese Pflanze heißt auch „Bailahuenkraut", kommt aus Südamerika und hat einen besonderen Bezug zum Herz-Kreislauf-System. Eingesetzt wird das Mittel bei niedrigem Blutdruck, verbunden mit Müdigkeit, Kopfschmerzen, Flimmern vor den Augen, Schwindel.
  Anwendung: Morgens 10 Minuten vor dem Aufstehen 1 Tablette *Haplopappus* D3 einnehmen, gegebenenfalls auch tagsüber zu den so genannten „Kreislaufzeiten" (11:00 und 16:00 Uhr). Über 3 bis 4 Wochen einnehmen, dann 1 Woche Pause.

Schwindelattacken, Kreislaufkollaps

Schwindel ist eigentlich nur ein Symptom, ein Krankheitszeichen, und keine Krankheit selbst. Schwindel kann viele Ursachen haben. In diesem Buch soll es jedoch lediglich um plötzliche Schwindelattacken auf Konzerten, nach einer langen Nacht oder bei IKEA Samstag vormittag in der Kassenschlange gehen.

Ursachen

Üblicherweise stehen hier vier Faktoren im Vordergrund:

- Niedriger Blutdruck.
- Sauerstoffmangel im Gehirn.
- Langes Stehen, plötzliches Aufstehen u.ä. Man bezeichnet dies im medizinischen Fachjargon als „orthostatische Dysregulation". Die „Orthostase" meint die günstige Verteilung des Blutes, eine Dysregulation bedeutet immer, dass etwas nicht ausgeglichen ist oder nicht richtig funktioniert. Wenn man steht, dann sackt das Blut in die Beine und hat es um so schwerer, bis nach oben ins Gehirn zu gelangen. Blutleere im Gehirn und damit einhergehender Sauerstoffmangel im Gehirn führt aber eben genau dazu, dass einem schwarz vor Augen wird.
- Ganz häufig: Stress! Damit kann psychischer Stress gemeint sein, aber auch körperlicher Stress: Schlafmangel, Hunger, schlechte Luft, Überreizung der Nerven.

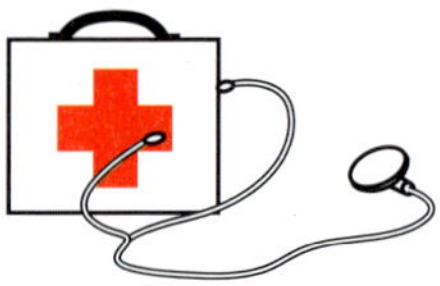

Zum Arzt

- Wenn Schwindel nach einer Infektionskrankheit über mehrere Wochen bestehen bleibt.
- Wenn Schwindel mit Herzrhythmusstörungen einhergeht.
- Wenn grundlos Ohnmachtsanfälle auftreten.
- Bei ausgesprochener Blässe, auch der Schleimhäute (z.B. der Bindehaut der Augen, sieht man an der Innenseite des Unterlids, oder an den Lippen). Das ist ein Hinweis auf Blutarmut.
- Wenn Zeichen eines Krampfanfalls (Muskelzuckungen, Zungenbiss, unwillkürlicher Abgang von Stuhl oder Urin) beobachtet werden.

Vorbeugung

Bitte besprich die folgenden Selbsthilfemaßnahmen mit deinen Eltern, bevor du sie anwendest!

Wenn dich ein Ereignis erwartet, beispielsweise ein Konzert, bei dem es zu einer Kreislaufschwäche kommen könnte, dann bereite dich vor, insbesondere wenn du weißt, dass dir der Blutdruck, langes Stehen und schlechte Luft zu schaffen machen. Also: ausreichend schlafen, vorher genug trinken (kein Alkohol, das versteht sich wohl von selbst), nicht zuviel essen (speziell nicht zu viele Kohlehydrate). Für den Abend selbst:

Möglichkeit 1: Du steckst dir ein Döschen mit selbstgemachtem Riechsalz ein. Dafür tropfst du einige Tropfen ätherisches Kampferöl in Salz und verschließt dies gut in dem Döschen (oder kleines braunes Fläschchen ohne Tropfer mit Schraubverschluss aus der Apotheke), dann kann das Riechsalz nicht mitten auf der Tanzfläche in deiner Gürteltasche auslaufen.

Möglichkeit 2: Du steckst das homöopathische Arzneimittel *Veratrum album* D3 (Tropfen) ein und tropfst bei drohender Kreislaufschwäche 2–3 Tropfen in den Mund. Ziehe dafür einfach die Unterlippe nach vorne und tropfe vor die Zähne. *Veratrum album* hat sich besonders bewährt, wenn es sich um einen emotionalen Kollaps handelt und vorher schwächende Krankheiten bestanden. Bitte nicht Riechsalz und Homöopathie gleichzeitig anwenden.

Möglichkeit 3: Alternativ gibt es die Korodin-Tropfen®, die Auszüge aus dem Weißdorn und Kampfer enthalten. Sie dürfen nicht von Kleinkindern eingenommen werden. Korodin-Tropfen haben sich bewährt, wenn man lange steht. Gerade junge Leute, die lang und dünn sind, profitieren von der Einnahme.

Was tun – im Notfall, wenn eine Freundin umkippt

- Wenn deiner Freundin schwarz vor Augen und übel wird, versuch, sie an die frische Luft zu bringen. Leg sie auf den Rücken, die Beine hoch. Enge Sachen (Gürtel) sollten gelockert werden.

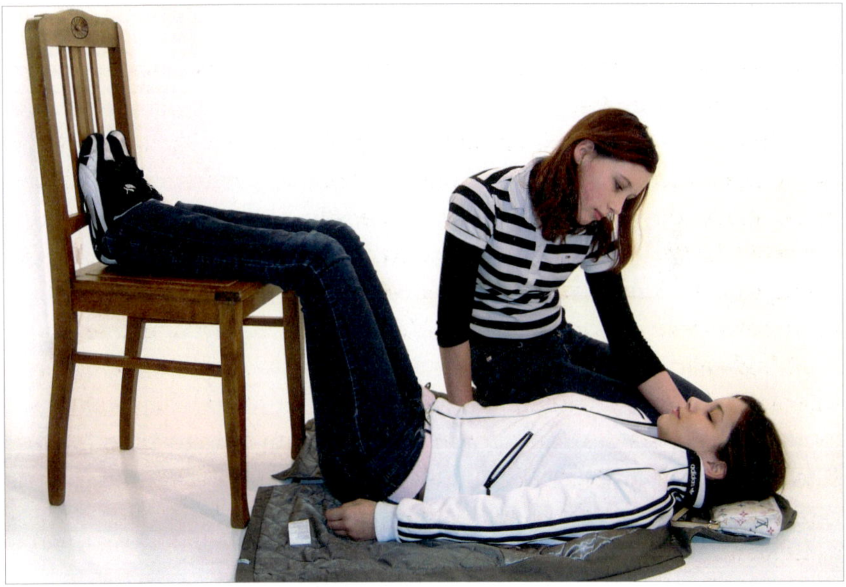

- Ein Trick aus der chinesischen Medizin: Stimuliere bei akutem Kreislaufkollaps und Bewusstlosigkeit ganz bestimmte Akupressur-Punkte (Kreislauf 9 beidseitig, auch H9). In der Abbildung auf der nächsten Seite sind sie genau zu sehen.

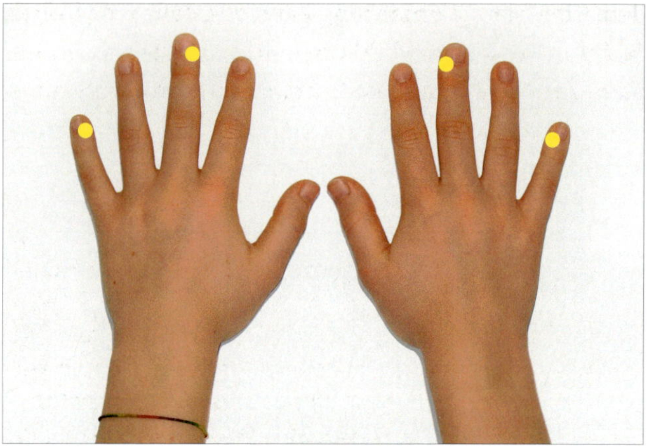

Blutarmut

Als Blutarmut oder Anämie (von griechisch *an* = Verneinung und *aimos* = Blut) spricht man nicht, wenn insgesamt zu wenig Blut da ist. Vielmehr besagt dieser Ausdruck, dass das Blut zu wenig rote Blutkörperchen (Erythrozyten) hat bzw. dass der in ihnen enthaltene rote Blutfarbstoff (Hämoglobin) zu wenig im Blut vorhanden sind. Wenn du blutarm bist, dann fühlst du dich einfach schlapp und leistungsschwach. Bei einer Eisenmangelanämie – die roten Blutzellen brauchen Eisen, um es in den Blutfarbstoff einzubauen (daran wird dann der Sauerstoff in der Lunge gebunden) – hast du Kopfschmerzen und keinen Appetit. Es kann zu Durchfall oder auch Verstopfung kommen, die Haut ist trocken, die Haare und die Fingernägel sind brüchig. In den Mundwinkeln bilden sich Einrisse, und wenn es dann langsam dramatisch wird, brennt deine Zunge.

Ursachen

Eine Blutarmut ist bei Jugendlichen, insbesondere bei Mädchen, nicht selten. Ursache dafür sind das Wachstum und die Periodenblutung. Daneben kann eine Anämie auch durch Erkrankungen, Medikamente, eine Schwangerschaft oder Blutverlust (starke oder häufige Monatsblutungen) verursacht werden. Eine Mangelernährung kann ebenfalls eine Rolle spielen.

Wichtig für eine gute Blutbildung sind vor allem Eisen und Vitamin C. In welchen Lebensmitteln diese Substanzen enthalten sind, erfährst du gleich.

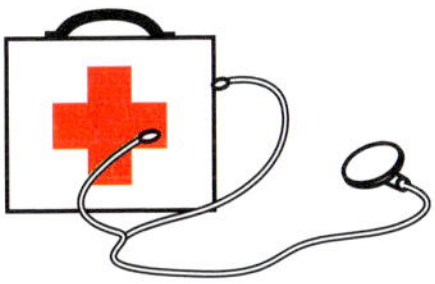

Zum Arzt
Selbstbehandlung kommt hier nicht in Frage! Eine Ursachenklärung ist absolut erforderlich! Wenn du dich trotz gesunder Lebensführung schlapp und müde fühlst und zudem unter den oben genannten Beschwerden leidest, dann lass unbedingt beim Arzt ein Blutbild machen, in dem er die Werte für die roten Blutkörperchen, den Hämoglobingehalt, den Hämatokrit und das Speicher-Eisen bestimmt. Wenn du zusätzlich andere Beschwerden bei dir beobachten kannst, dann erzähl ihm das.

In der Regel wird bei einer auftretenden Eisenmangelanämie vom Arzt sogenanntes zweiwertiges Eisen in Tablettenform verabreicht. Er sollte ein magensaftresistentes Präparat verschreiben, das erst im Darm aufgelöst wird, dann kriegst du keine Magenschmerzen.

Selbsthilfe

- Viele Eisenpräparate führen zu Verstopfung, so dass es sinnvoll ist, mit einigen eingeweichten Pflaumen, einem Esslöffel Leinsamen plus einem viertel Glas Wasser (das Wasser ist wichtig, weil sonst die Maßnahme nichts bringt), Milchzucker oder einfach einem Glas laumwarmen Wasser morgens früh gegenzusteuern.
- Keinen schwarzen Tee und Kaffee zum Essen trinken, er hemmt die Eisenaufnahme aus der Nahrung. **Vitamin C** dagegen fördert die Eisenaufnahme. Vitamin C-haltig sind z.B. Zitrusfrüchte, Zitronensaft, Kiwis, Acerolakirsche, Hagebuttenmus, Paprikaschoten und Äpfel.
- Will man auf die Schnelle Energie tanken, ist es ratsam, zu **Honig** zu greifen. Als kleine Kur kannst du für zwei bis drei Wochen 1 x täglich

2–3 Teelöffel Honig essen. Keine Angst, das macht nicht dick, der im Honig enthaltene Zucker wandert gleich ins Blut.

Qualität ist wichtig. Stiftung Warentest hat 2004 über dreißig Honigsorten getestet. Ergebnis: Viele Honige sind mit Zucker gestreckt und mit Schadstoffmitteln verseucht. Manche Sorten enthalten Reste von Bienenarzneimitteln oder Antibiotika. Nicht überall, wo „Bio" drauf steht, ist auch „Bio" drin. Wichtig ist zudem, dass Honig kalt geschleudert wird. Daher ist es am besten, Honig im Bioladen oder beim Imker des Vertrauens auf dem Wochenmarkt zu kaufen.

- **Rotes Fleisch** und **Eier** enthalten viel Eisen. Wie man sich denken kann, auch Leber und Blutwurst, aber das ist nicht jedermanns Sache und sollte auch – wenn überhaupt – möglichst bei einem Biometzger gekauft werden.
- Eisenhaltig oder die Blutbildung anregend sind außerdem verschiedene **Getreide-** und **Gemüsesorten:**
  - Haferflocken, Vollreis, Bohnen und Linsen, Nüsse und Trockenobst.
  - Gemüse- und Obstsorten, die reich an **grünen Farbstoffen** (Chlorophyll) sind. Chlorophyll ist besonders in Petersilie, Brennessel, Spinat und Löwenzahn enthalten. Allerdings ist der Spinat lange nicht so eine gute Eisenquelle wie es immer hieß. Tatsächlich haben Millionen von Kindern Spinat bekommen, weil in den 1920er Jahren in der entscheidenden Tabelle über den Eisengehalt das Komma beim Spinat eine Stelle zu weit nach rechts gerutscht ist! Die chlorophyllhaltigen Pflanzen enthalten nicht selten auch noch Vitamin C (Petersilie, Brennessel).
  - Gemüse- und Obstsorten, die reich an **rot-blauen Farbstoffen** (Anthozyanen) sind. Anthozyane stecken in roter Bete, Holunderbeeren, Heidelbeeren, blauen Trauben und schwarzen Johannisbeeren. Während die Eisenpräparate das für den roten Blutfarbstoff erforderliche Eisen von außen zuführen, verbessern diese Farbstoffe die Sauerstoffversorgung im Organismus.

Kleine Anregungen für „Eisen-Menüs“

- Haferflocken zum Frühstück.
- Heidelbeeren mit Milch.
- Studentenfutter für zwischendurch, am besten mit Rosinen, Walnüssen, Trockenaprikosen.
- Fruchtschnitten aus dem Reformhaus.
- Zweimal pro Woche Fleisch.
- Im Winter warmen Holunderbeersaft mit Honig und Zitrone trinken
- Paprika als Pausensnack.
- Rote-Bete-Rohkost mit Äpfeln und Nüssen.

Heilpflanzen & Co – Infos für Eltern

- Eisen gibt es im Drogeriemarkt oder in der Apotheke auch als Brausetabletten. Diese enthalten leider häufig Zusatzstoffe wie z.B. Süßstoff, der von manchen Menschen nicht gut vertragen wird. Brausetabletten bitte sicher aufbewahren und nicht in die Hände von Kindern kommen lassen!
- Gesünder und etwas teurer als die Brausetabletten ist **„Kräuterblut“** aus dem Reformhaus. Kräuterblut muss im Kühlschrank aufbewahrt und regelmäßig eingenommen werden. Die angebrochene Flasche hält nur begrenzt.
- Ausgesprochen chlorophyll- und mineralstoffhaltige Pflanzen sind die **Süßwasseralgen.** Es gibt sie als Spirulina-Algen oder Klamath-Algen im Handel. Sie schmecken nicht besonders gut, sind aber ohne Frage gesund. Es gibt im Bioladen Spirulina-Presstabletten, die kann man ohne Probleme schlucken.
- Schließlich gibt es auch ein biochemisches Mittel (nach Schüßler), welches den Eisenstoffwechsel anregt: *Ferrum phosphoricum* D3, 3 x täglich 1 Tablette (Apotheke!).

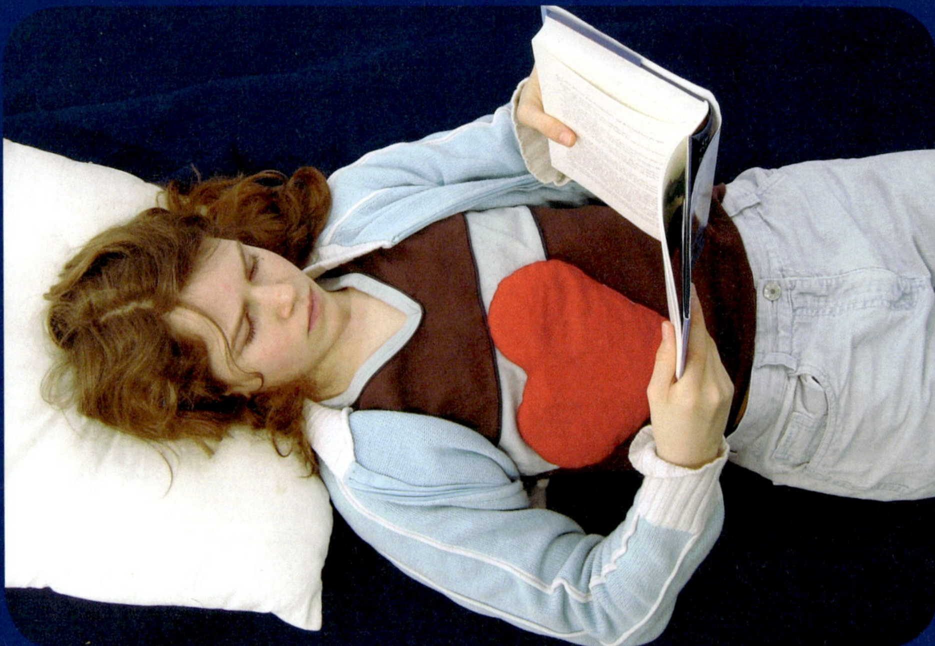

KAPITEL 10
VERDAUUNG UND STOFFWECHSEL

In diesem Kapitel geht es um ...

... Verdauung und Stoffwechsel, also um die Verwertung unserer Nahrung. Dabei können unterschiedliche Beschwerden auftreten, die man erkennen und behandeln muss. Manches ist durch falsches Verhalten bestimmt (verdorbener Magen), manches durch Stress verursacht (nervöser Magen). Auch eine Antibiotika-Behandlung zieht das Verdauungssystem in Mitleidenschaft. Schließlich wollen wir dir auch ein paar wichtige Informationen zum Diabetes geben.

Bauchschmerzen

Ursachen

Bauchschmerzen können bei Kindern und Jugendlichen eine ganze Menge Ursachen haben. Zunächst ist an Ursachen zu denken, die tatsächlich auch im Bauchbereich liegen, ein verdorbener Magen, eine Magenschleimhautentzündung, vielleicht sogar ein Magengeschwür oder eine Blinddarmreizung oder -entzündung. Aber auch entfernter liegende Organe, Erkrankungen oder ganz andere Faktoren können Bauchschmerzen verursachen: eine Lungenentzündung kann mit Bauchschmerzen beginnen, eine Lebensmittelvergiftung kann vorliegen oder ein Problem mit den Eierstöcken oder den Hoden. Schließlich kann auch psychischer Stress wie beispielsweise Angst vor der Schule zu Bauchschmerzen führen.

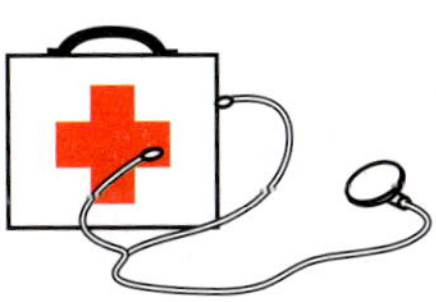

Zum Arzt
Bei akuten starken Bauchschmerzen oder wenn Bauchschmerzen immer wieder kommen, ist es notwendig, den Arzt aufzusuchen.

Auf drei Krankheiten, die eine ärztliche Behandlung erfordern, soll an dieser Stelle hingewiesen werden, da sie im Kindes- und Jugendalter häufig erstmalig auftreten:

1. Durchfall, Blut im Stuhl, Bauchschmerzen, Krämpfe, nächtlicher Stuhlgang, Gewichtsabnahme, Appetitlosigkeit, Fieber und/oder eine verzögerte Pubertät können ein Hinweis auf **Morbus Crohn**, eine chronisch entzündliche Erkrankung, die vorrangig den Dünndarm befällt, sein.
2. Auch die Dickdarmentzündung **Colitis ulcerosa**, ebenfalls eine chronisch entzündliche Erkrankung, ist relativ häufig.
3. Die **Zöliakie** ist ein häufiges, wenn auch eher unbekanntes Krankheitsbild. Bei dieser Erkrankung besteht eine Unverträglichkeit von dem in vielen Getreidesorten enthaltenen Klebereiweiß (Gluten). Dadurch wird die Darmschleimhaut geschädigt, die Nahrung kann nicht richtig resorbiert werden. Durchfälle, Vitaminmangelerscheinungen, Gewichtsverlust, allgemeine Schwäche, Blutarmut und Probleme mit Knochen und Gelenken sind die Folge. Gluten ist in Weizen, Roggen, Gerste, Hafer, Dinkel und Kamuth enthalten. Diese Getreidesorten müssen bei Zöliakie konsequent gemieden werden. Erlaubt sind Mais, Reis, Hirse und Buchweizen.

Nervöse Magenschmerzen

Der Magen wird von einem großen Nerven, dem *Nervus vagus*, gesteuert. Der *Nervus vagus* gehört zum Parasympathikus, einem der Gegenspieler aus dem unwillkürlichen Nervensystem. Das unwillkürliche (vegetative) Nervensystem ist im Kapitel „Das Nervensystem“ genauer beschrieben. An dieser Stelle nur so viel: Das Nervensystem kann sich für Entspannung und Verdauung entscheiden oder für Flucht bzw. Angriff. Im ersten Fall werden Magen und Darm angeregt, im zweiten fließt das Blut in Herz, Lunge und Muskeln, die Verdauungsarbeit wird eingeschränkt. Für den Körper bedeutet jeder Stressreiz Flucht oder Angriff. Wenn du gestresst bist, klappt es mit der Verdauung nicht mehr, du bekommst Blähungen, vielleicht auch krampfartige Beschwerden oder sogar Durchfall.

Auch die Psyche, also deine Gemütsverfassung, kann die Verdauung beeinflussen. Sorgen, Kummer und Ängste können sich dir „auf den Magen schlagen".

Selbsthilfe

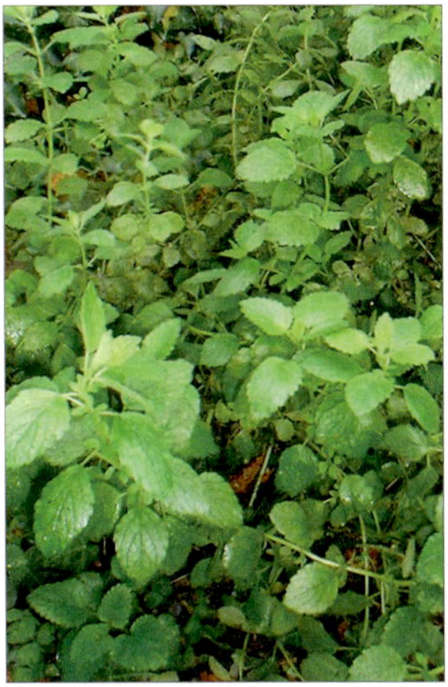

Zitronenmelisse

- Ganz wichtig (gilt auch für Erwachsene): gut kauen. Und in Ruhe essen. Wenn man gut kaut, wird der Speisebrei ordentlich zerkleinert und mit Speichel durchmischt, in dem bereits Verdauungsenzyme enthalten sind. Mach doch mal den Brötchen-Test: Beiß von einem Brötchen einen Bissen ab und kaue ihn, nicht schlucken, weiter kauen, und kauen, bis der Brötchenbrei süß schmeckt. Erst jetzt ist das Brötchen eigentlich für den Magen geeignet. Hast du mitgezählt, wie viele Kaubewegungen dafür notwendig waren?
- Die Heilpflanze, an die man immer bei der Kombination „Nerven – Magen" denken sollte, ist die Zitronenmelisse. Ein Tee aus den Melissenblättern schmeckt sehr gut, leicht fruchtig-zitronig. Bitte deine Mutter, dir Melissenblätter aus der Apotheke zu besorgen. Dann einen gehäuften Teelöffel Melissenblätter, mit einem viertel Liter Wasser überbrühen und zugedeckt zehn Minuten ziehen lassen. Schluckweise trinken.

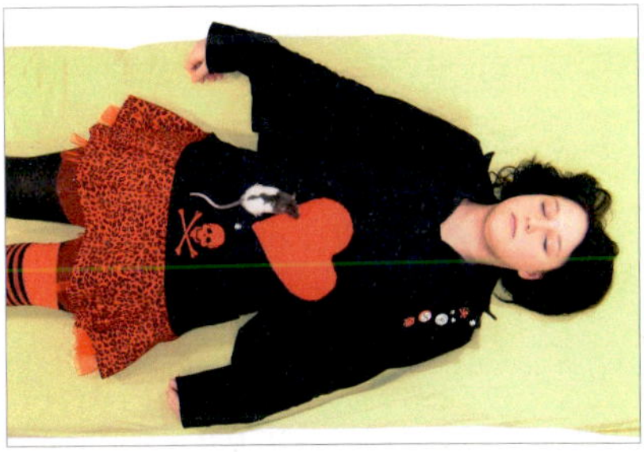

- Immer gut: eine Wärmflasche oder ein warmes Kirschkernkissen in der Magengegend. Auf der Abbildung siehst du ein Kirschkernkissen in Herzform auf der richtigen Stelle.

Verdorbener Magen

Du spürst es genau: Du hast irgend etwas gegessen, das dir nicht bekommen ist. Eine offene Fischdose, ein nicht mehr ganz frisches Leberwurstbrot, die Hackfleischsoße, die seit vorgestern auf dem Herd stand. Und jetzt rumort es gewaltig.

Zunächst einmal: Durchfall und Erbrechen sind an sich nichts Schlimmes, sondern – in gewissem Umfang – Selbstheilungsmaßnahmen des Körpers.

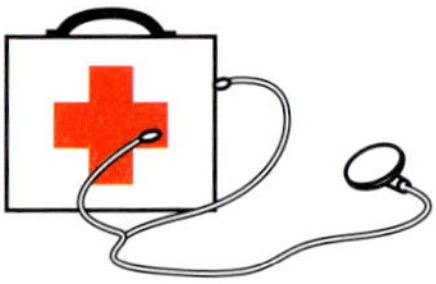

Zum Arzt

- Wenn starke Allgemeinsymptome wie Fieber, Kopfschmerzen, Muskelkrämpfe oder Kollaps auftreten oder die Beschwerden nach zwölf bis 24 Stunden nicht abgeklungen sind.
- Wenn galliges oder blutiges Erbrechen auftritt.

Selbsthilfe

- Erst mal nichts essen.
- Trink etwas Kamillentee, wenn du eher das Bedürfnis nach ein wenig Wärme und einem krampflösenden Tee hast. Trink Pfefferminztee, wenn du eher den Wunsch nach etwas Kühlendem hast und dir übel ist. Trinken ist eigentlich immer gut.
- Es tut gut, zwei Energiepunkte zu massieren („Dickdarm 4", „Leber 3").

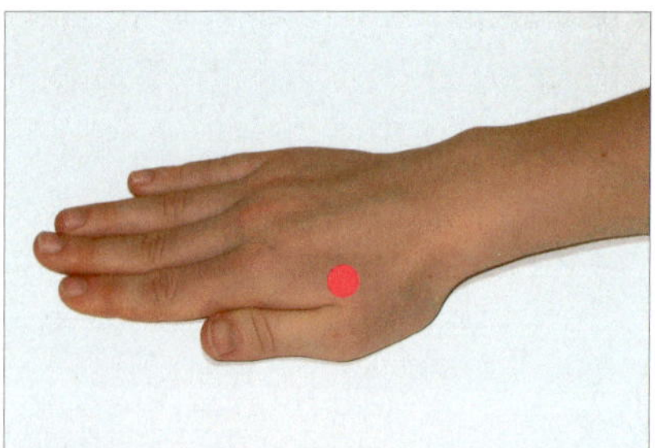

Dickdarm 4

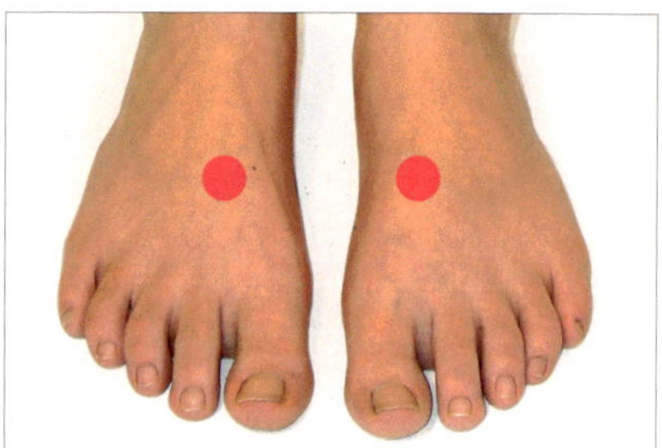

Leber 3

× Mach einen feuchten Bauchwickel, insbesondere, wenn du Krämpfe hast. Dafür ein Geschirrhandtuch falten, so dass es quer über deinen Bauch reicht, in heißes Wasser tauchen, gut auswringen, auf den Bauch legen, mit Frotteehandtuch bedecken, eine heiße Wärmflasche darauf legen, damit die Wärme etwas gespeichert bleibt. Du kannst die Wärmflasche auch mit dem Frotteetuch fixieren.

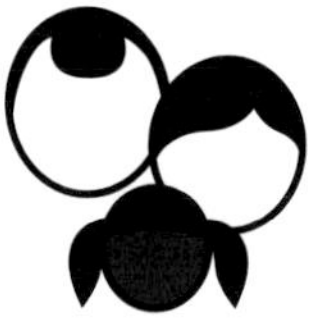

Heilpflanzen & Co – Infos für Eltern
Okoubaka D3-Tabletten sind bei verdorbenem Magen und Durchfall angezeigt: bis zu stündlich 1 Tablette im Mund zergehen lassen.

Durchfall

Ursachen

Durchfall ist ein Symptom, keine Krankheit. Es kann viele Ursachen haben:

× Eine Infektion, eine „Magen-Darm-Grippe".
× Aufregung („Schiss").
× Schwere Infektionskrankheiten (beispielsweise wenn der Durchfall nach einer Fernreise auftritt – im Zweifelsfall lieber einen Arzt aufsuchen, wegen möglichen Langzeitschäden).
× Unverträglichkeit von Lebensmitteln, beispielsweise von dem in Milchprodukten enthaltenen Milchzucker.
× Nahrungsmittelvergiftung (z.B. Hackfleisch, das nicht im Kühlschrank war).
× Zu viel Vitamin C oder Magnesium.

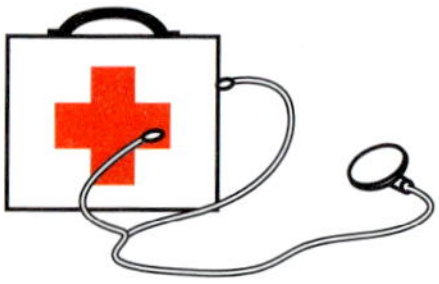

Zum Arzt

- Wie oben schon beschrieben, wenn Durchfall nach einer Reise auftritt.
- Wenn starke Allgemeinsymptome wie Fieber, Kopfschmerzen, Muskelkrämpfe oder Kollaps auftreten oder die Beschwerden nach zwölf bis 24 Stunden nicht abgeklungen sind.

Selbsthilfe

- Ein altes Hausmittel sagt, man soll sich bei Durchfall einen Apfel reiben. Das ist auch nicht falsch, weil der Apfel (möglichst ungespritzte Äpfel nehmen, gut waschen, mit Schale fein reiben) Pektine enthält. Diese Stoffe binden das Wasser und festigen damit den Stuhl. Es ist aber eher „Stuhlkosmetik" und greift die Ursache nicht an.
- Das Beste bei Durchfall ist lange (90 Minuten) gekochte Möhrensuppe mit Salz. Eine Alternative ist Reiswasser trinken. Dafür Reis lange in viel Wasser kochen, das Wasser abgießen und schlückchenweise trinken.
- Bei starkem Erbrechen und Durchfall musst du dem Körper die verlorenen Mineralsalze wieder zuführen. Dafür mischt man eine Elektrolytlösung aus Wasser, Traubenzucker und Salz (s. Rezept).

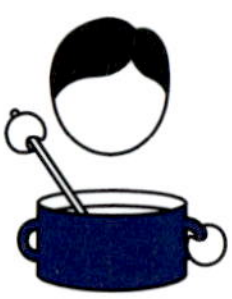

Auf einen halben Liter abgekochtes Wasser einen halben Teelöffel Salz und fünf Teelöffel Traubenzucker (oder notfalls normalen Haushaltszucker) geben, umrühren, auflösen. Mit Orangensaft abschmecken.

- Kohletabletten nehmen. Kohle absorbiert Giftstoffe. Auch Heilerde ist dazu geeignet.
- Hat man zwar nicht immer zur Hand, sind aber optimal: getrocknete Heidelbeerfrüchte. Davon immer wieder zwischendrin (4 x täglich 5 Stück) kauen. Achtung: Keine frischen oder eingemachten Heidelbeeren essen, die wirken eher abführend.

- Wenn es dir schon etwas besser geht, kannst du Reis mit geriebenem Apfel essen. Das schmeckt auch ganz gut, vor allem wenn du etwas Zimt dazu tust.
- Ein altes Hausmittel: schwarzer Tee. Tee enthält Gerbstoffe. Die werden aber erst freigesetzt, wenn du ihn lange (etwa 10 Minuten) ziehen lässt.
- Die moderne Variante: Cola (aber bitte nicht Cola light) und Salzstangen. Die Empfehlung ist umstritten, vor allem wird in den ersten 24 Stunden nach Auftreten des Durchfalls davon abgeraten. Danach: alle viertel Stunde einen halben Teelöffel Cola und 1 Teelöffel schwarzen Tee im Wechsel.

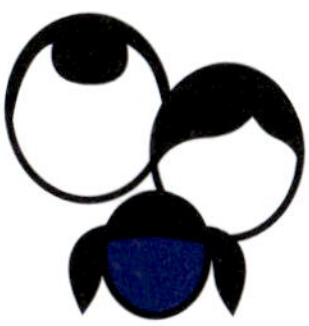

Heilpflanzen & Co – Infos für Eltern
Auch die Homöopathie hat für Durchfall einige vielfach bewährte Mittel zu bieten:

- *Okoubaka* D3 als Universalmittel, also immer, wenn man etwas nicht verträgt.
- *Pulsatilla* D6 nach Durcheinanderessen.
- *Arsenicum album* D6 bei einer Fleisch/Fisch-Vergiftung (nur gut als Erstmaßnahme, auf jeden Fall sicherheitshalber noch den Arzt besuchen).

Anwendung: Jedes der drei Mittel wird im akuten Zustand alle 15 Minuten eingenommen (Globuli im Mund zergehen lassen). Wenn sich der Zustand bessert, wird langsam etwas mehr Zeit zwischen den Einnahmen gelassen.

Reiseübelkeit

Reiseübelkeit bedeutet, dass einem im Auto, auf dem Schiff oder im Flugzeug schlecht wird.

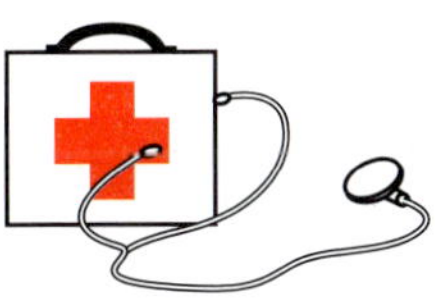

Zum Arzt
Wenn unsere Hinweise gar nicht helfen.

Selbsthilfe

- × Einige Samen Anis, Fenchel oder Kümmel kauen.
- × Magst du Ingwer? Ingwer ist gut gegen Reiseübelkeit. Es gibt Ingwerbonbons aus dem China-Laden, kandierten Ingwer oder gefriergetrocknete Ingwerbröckchen aus dem Supermarkt. Während der Fahrt lutschen bzw. kauen.

Heilpflanzen & Co – Infos für Eltern

- × In der Apotheke können Sie Ingwerkapseln kaufen. Bitte nach Packungsbeilage dosieren.
- × Die Homöopathie empfiehlt das Mittel *Cocculus* D6, insbesondere bei Schwäche, Erschöpfung mit Zittern und innerem Frieren, bei Schwindelgefühl.
- × Wenn einem auf der Reise vor allem durch Tabakrauch schlecht wird, wenn man sich matt und kalt fühlt, dann ist *Tabacum* D6 das richtige Mittel.
- × Es gibt ein homöopathisches Arzneimittel, das mehrere Einzelmittel kombiniert und sich bei Schwindelzuständen bewährt hat. Es heißt Vertigoheel (Tabletten). **Anwendung:** Alle homöopathischen Arzneimittel 30 Minuten vor Fahrtantritt einnehmen (5 Globuli oder 1 Tablette in der Wangentasche zergehen lassen). Während der Fahrt bei Bedarf nehmen.

Darmsanierung nach einer Antibiotika-Behandlung

Antibiotika werden zur Abwehr von Krankheitserregern eingesetzt. Sie wirken insbesondere gegen Bakterien. Du wirst Antibiotika wohl am ehesten bei einer Mittelohrentzündung, einer Mandelentzündung oder Scharlach, bei einer Bronchitis oder einer Blasenentzündung verordnet bekommen haben.

Punkt 1: Antibiotika müssen in regelmäßigen Abständen und genau über den verordneten Zeitraum (in der Regel eine Woche) eingenommen werden. Hier musst du in jedem Fall die Anweisung des Arztes befolgen. Auch wenn die Beschwerden schon längst verschwunden sind, musst du das Mittel weiternehmen. Sonst besteht die Gefahr, dass die Krankheitserreger, die das Antibiotikum abtö-

ten soll, doch nicht bis zum letzten Keim ausgerottet sind und so genannte Resistenzen bilden. Resistenz bedeutet, dass sie unempfindlich gegen den Wirkstoff in dem Antibiotikum werden.
Punkt 2: Antibiotika töten nicht nur die feindlichen Erreger, sondern auch viele an sich gesunde Bakterien, wie z.B. Milchsäurebakterien, und andere Keime im Darm. Fast ein Fünftel aller Patienten haben nach der Einnahme von Antibiotika Beschwerden im Darm (Durchfall, Blähungen o.ä.). Nach einer Antibiotika-Behandlung kann es außerdem zu einer vermehrten Ansammlung von Darmpilzen kommen (siehe auch weiter unten).
Auch wenn man keine Nebenwirkungen hat, ist es gut, nach der Einnahme von Antibiotika die Darmflora wieder aufzubauen – mit Joghurt, Buttermilch, Milchzucker aus der Apotheke – und ein bis zwei Wochen auf alles Süße zu verzichten.

Eine Bemerkung zum Thema „probiotischer" Joghurt. Vielleicht hast du schon einmal im Kühlregal gesehen, dass hier mit probiotischem Joghurt mit „lebenden Kulturen" oder „rechtsdrehender Milchsäure" geworben wird. Diesem Joghurt werden Milchsäurebakterien, die im menschlichen Darm enthalten sind, zugesetzt. Sinn der Sache ist, dass sie im Darm die so genannte Flora der gesunden Bakterien verbessern. Allerdings, so die Zeitschrift Ökotest, sind in vielen Produkten dafür zu wenig Bakterienkulturen enthalten. Außerdem kommen nur 10–40% der Bakterien tatsächlich im Darm an. Die entsprechenden Produkte sind oft sehr teuer und enthalten auch mitunter viel Zucker – was der Gesundheit, gerade nach einer Antibiotika-Behandlung und zur Vorbeugung von einer Pilzerkrankung eher schadet. Unsere Empfehlung daher: Naturjoghurt nehmen, und zwar möglichst frischen aus dem Bioladen. Milchsäurebakterien sind auch in Kefir, Buttermilch, Sauermilch und Sauerkraut enthalten.

Das Haltbarkeitsdatum ist ein Mindest- und kein Verfallsdatum. Schimmeliger Joghurt muss komplett weggeschmissen werden.

Wer eine kleine Magen-Darm-Kur machen möchte, der sollte sich für sechs Wochen jeden Abend eine Tasse Kamillentee aus qualitativ hochwertigen Kamillenblüten (sie müssen intensiv duften, also keine Teebeutel, keine Drogerieware, sondern Bioladen oder Apotheke) machen, mit einem gehäuften Teelöffel Milchzucker süßen und in kleinen Schlucken trinken.

Sowohl Kamillenblüten als auch Milchzucker werden nicht von jedermann vertragen. Dann wäre die Einnahme von Heilerde (1/2 Teelöffel in etwas Wasser auflösen, trinken, wenn es auch nicht schmeckt) und Fencheltee als Kur für einige Wochen zu empfehlen.

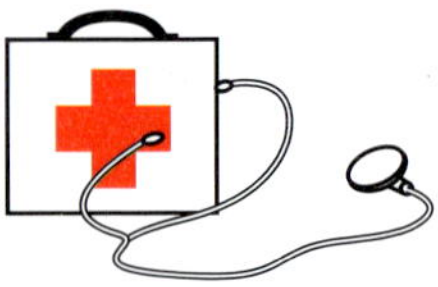

Zum Arzt
Bei blutigen Durchfällen, Übelkeit und Erbrechen oder Hautausschlägen (juckend, Bläschen) während einer Antibiotika-Behandlung – es könnte sich um eine allergische Reaktion handeln.

Darmpilze

Wenn man gestresst ist, sich schlecht ernährt, Antibiotika eingenommen hat, Diabetes hat oder krank war, kann es im Darm zu einer Besiedelung mit Pilzen kommen. Du fühlst dich schlecht, leidest unter starken Blähungen und hast einen Heißhunger auf Süßes. Raucher sind besonders gefährdet.

Für die Diagnose muss ein Stuhltest gemacht werden. Bestätigt sich der Verdacht, bekommst du ein Medikament, zumeist mit dem Wirkstoff Nystatin. Die Behandlung kannst du unterstützen, indem du viel Joghurt und Buttermilch, Knoblauch, Zwiebeln oder Sauerkraut isst. Rote-Bete-Most ist ein milchsauer vergorenes Getränk aus dem Bioladen, das gar nicht mal so schlecht schmeckt. Das Wichtigste ist: Auf Zucker und weißes Mehl verzichten. Pilze mögen nämlich ein „süßes Milieu“. Mit Vollkornmehl tun sie sich dagegen schwerer.

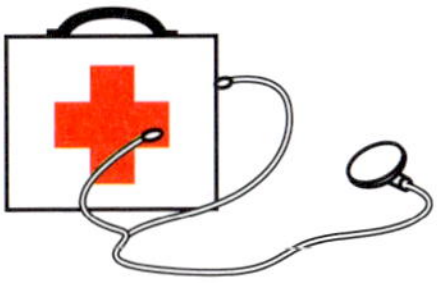

Zum Arzt
Bei Verdacht auf Darmpilze ist ein Arztbesuch in jedem Fall sinnvoll.

Achtung Blinddarmentzündung!

Bei einer Blinddarmentzündung (Appendizitis) ist der so genannte Wurmfortsatz des Dickdarmes, ein „blind" endendes Darmstück im rechten Unterbauch, entzündet.

Dieses Anhängsel des „normalen" Darmes ist, wie die Mandeln im Rachen, ein Abwehrorgan. Leider entzündet es sich relativ leicht, insbesondere weil Nahrungsstücke hier „stecken bleiben". Wenn die Entzündung schlimmer wird, kann der dick geschwollene, entzündete Wurmfortsatz platzen. Eiter und Blut fließen in den Bauchraum, die Entzündung breitet sich aus und kann zu einer Bauchfellentzündung (Peritonitis) führen. Die ist sehr schwer zu behandeln und lebensbedrohend. Deshalb muss man bei einer drohenden Blinddarmentzündung sofort zum Arzt oder ins Krankenhaus.

Selbsthilfe

Um zu testen, ob der Blinddarm entzündet ist, gibt es einige Tests bzw. Testpunkte:

- Der MacBurney-Punkt ist bei Blinddarmentzündung druckempfindlich. Er liegt genau in der Mitte einer gedachten Verbindungslinie zwischen deinem Bauchnabel und dem Knochen, der schräg rechts vorne unter deinem Bauchnabel so ein wenig nach vorne rausragt (über dem immer die Hüfthosen hängen, es handelt sich um den rechten oberen Darmbeinstachel, siehst du in der Abbildung).
- Der zweite Punkt ist der Lanz-Punkt. Wenn du die beiden vorderen oberen Darmbeinstachel durch eine vorgestellte Linie verbindest, die Strecke drittelst, vorsichtig auf der rechten Körperseite nach dem ersten Drittel von außen drückst und es weh tut, dann weist dies eben-

falls auf ein Problem mit deinem Blinddarm hin. Erst recht, wenn du auf der entgegengesetzten Seite (links) in den Bauch drückst und es beim Loslassen rechts weh tut („Loslassschmerz“).

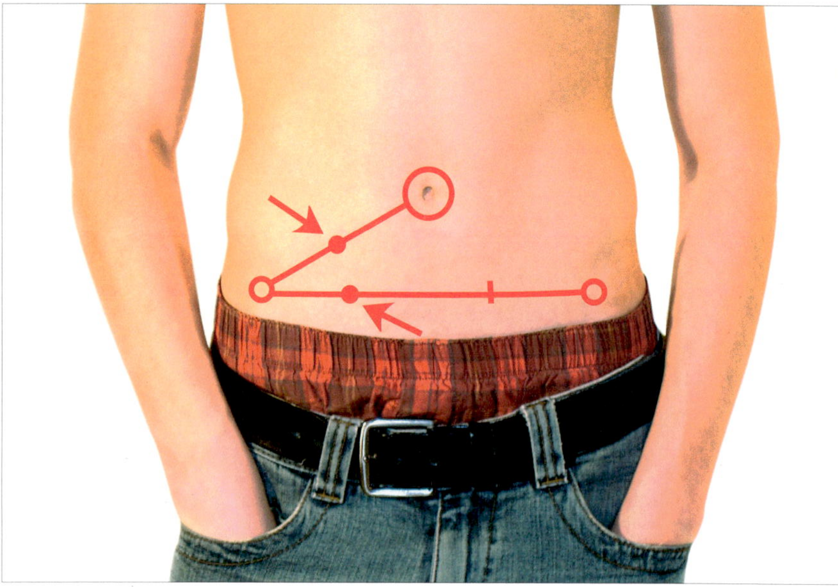

- Auch ein Dauerschmerz, der beim Gehen stärker und beim Beugen des rechten Beines schwächer wird, weist auf eine akute Blinddarmentzündung hin.
- Eine Temperaturmessung kann letzte Zweifel klären. Denn bei einer Blinddarmentzündung besteht eine Temperaturdifferenz von einem Grad zwischen der Messung in Achselhöhle und Po. Normal ist ein halbes Grad Temperaturdifferenz. Die Temperatur im Unterbauch ist jedoch aufgrund der Entzündung erhöht. Sie ist Zeichen einer aktiven Abwehrreaktion.

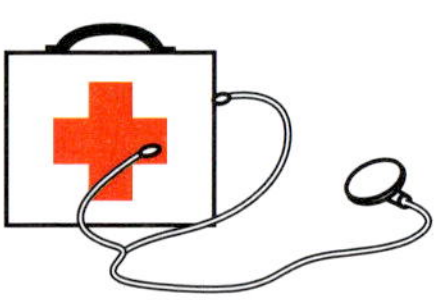

Zum Arzt

Bei den beschriebenen Zeichen (Schmerzen rechts, Loslassschmerz), vor allem aber bei der Temperaturdifferenz von einem Grad nichts wie ab zum Arzt oder ins Krankenhaus. Der Arzt wird fragen, ob Erschütterungen des

Bauches (z.B. Husten, Lachen, Auftreten) Bauchschmerzen verursachen. Er wird Blut abnehmen und prüfen, ob die Stoffe, die für eine Entzündung im Körper sprechen, erhöht sind. Vielleicht wird er einen Ultraschall durchführen. Was danach kommt, weißt du ja aus den Krankenhausserien im Fernsehen.

Was ihr über Diabetes wissen solltet

Vielleicht verbindest du das Wort „zuckerkrank“ nur mit deiner Oma. Es gibt aber eine Form von Diabetes, die im Jugendalter auftritt und über die du zumindest Bescheid wissen solltest – und zwar für den Fall, dass ein jugendlicher Diabetiker in deiner Nähe ist.

Bei der Zuckerkrankheit (Diabetes mellitus – wörtlich „honigsüßes Fließen“) ist der Zuckerhaushalt des Organismus gestört. Um es kurz zu sagen: Brot, Nudeln und andere Kohlenhydrate werden in Mundhöhle, Magen und Darm zu so genanntem Einfachzucker (Glukose) abgebaut. Dieser gelangt ins Blut und von dort in die Zellen. Glukose liefert der Körperzelle die Energie und ist für das Funktionieren unseres Körpers unerlässlich.

Beim Diabetes-Kranken gelangt der Zucker nicht vom Blut in die Zellen. Das dafür notwendige Hormon Insulin wird nicht in ausreichendem Maße gebildet. Das Ergebnis: Der Zelle fehlt die Energie, aber das Blut quillt vor Zucker förmlich über. Der Zucker wird über die Nieren ausgeschieden – daher riecht oder schmeckt der Urin auch süßlich, was den Namen der Krankheit erklärt.

Diabetes ist die zweithäufigste chronische (andauernde) Erkrankung im Kindesalter. Wenn sie schon bei Kindern und Jugendlichen auftritt und das Insulin ganz fehlt, spricht man vom Typ I-Diabetes. Menschen mit dieser Krankheit müssen permanent und lebenslang Insulin spritzen.

Frühsymptome eines Diabetes sind:

- Man muss sehr oft pinkeln.
- Man hat starken Durst, obwohl man viel trinkt.
- Man ist müde, abgeschlagen und leistungsschwach.
- Man nimmt an Gewicht ab.

× Wunden heilen schlechter.
× Man wird auf üblen Mundgeruch angesprochen.

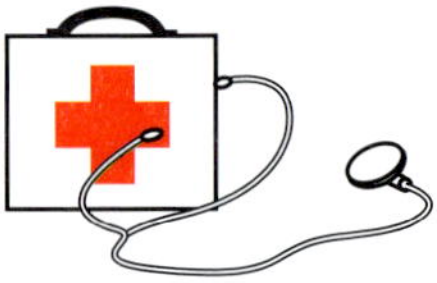

Zum Arzt
Bei Verdacht auf Diabetes: Immer!

Bei dem Verdacht auf eine Diabeteserkrankung wird der Zucker im Blut bestimmt und gegebenenfalls ein Glukosetoleranztest im Labor gemacht. Bei diesem Test – man muss eine Zuckerlösung trinken – wird geprüft, wie der Körper den aufgenommenen Zucker (Glukose ist ein Einfachzucker) verwertet und verarbeitet.

Für den Diabetiker ist es lebenswichtig, dass im Blut nicht zu viel und nicht zu wenig Zucker ist. Deshalb muss er regelmäßig seinen Blutzucker messen und Insulin spritzen.

Noch etwas: Aufgrund des zunehmenden Übergewichtes von Kindern und Jugendlichen tritt – dies stellen Ärzte mit großem Erschrecken fest – bei immer mehr Kindern eine andere Diabetes-Form (Typ II) auf, die bisher fast ausschließlich bei (oft übergewichtigen) älteren Menschen beobachtet wurde.

Notfälle

Angenommen, du verliebst dich in einen Diabetiker, in eine Diabetikerin. Dann denkst du vielleicht erst mal nur, dass er ständig mit seiner Insulinspritze und seinem Blutzuckermessgerät „rummacht." Das ist für ihn lebenswichtig. Jedes Stück Kuchen kann zu einem Übermaß an Glukose im Blut führen, jede körperliche Anstrengung dagegen, eine Fahrradtour zum Beispiel, kann eine Unterzuckerung herbeiführen. Bei körperlicher Anstrengung wird Glukose in den Muskeln verbraucht, der Blutzuckerspiegel sinkt ab.

Auch ungenügende Nahrungsaufnahme kann einen Unterzucker bewirken, da der Nachschub an Glukose fehlt. Alkohol schließlich hemmt ein Enzym, d.h. eine bestimmte körperliche Substanz, die für die Bildung von Glukose aus Nicht-Kohlehydraten zuständig ist, und führt so ebenfalls zu einer Unterzuckerung im Blut.

Sowohl zuviel als auch zu wenig Zucker im Blut kann zu massiven gesundheitlichen Problemen führen.

Der häufigste Notfall, auf den du vorbereitest sein solltest, ist die Unterzuckerung (zu wenig Zucker im Blut, Hypoglykämie). Auslöser kann eine Überdosierung des Insulins und/oder eine ungenügende Nahrungsaufnahme sein, körperliche Anstrengung, Alkoholgenuss, Erbrechen oder Durchfälle. Betroffene bekommen plötzlich Heißhunger (auf etwas Süßes), fangen an zu zittern, ihnen bricht der Schweiß aus. Sie werden blass, unruhig, schwach – vielleicht sogar verwirrt oder bewusstlos. Der Puls geht schnell, die Pupillen sind weit, die Haut ist feucht und schwitzig. Wenn der Betroffene noch bei Bewusstsein ist, gibst du ihm ein Glas Orangensaft oder einen anderen süßen Saft (keinen Diätsaft!) zu trinken. Am besten ist Traubenzucker, den der Betroffene vielleicht für den Notfall sogar bei sich trägt. Wenn er bewusstlos ist, muss sofort der Notarzt geholt werden. Bis der kommt, legst du den Bewusstlosen in die stabile Seitenlage (siehe Kapitel „Epilepsie").

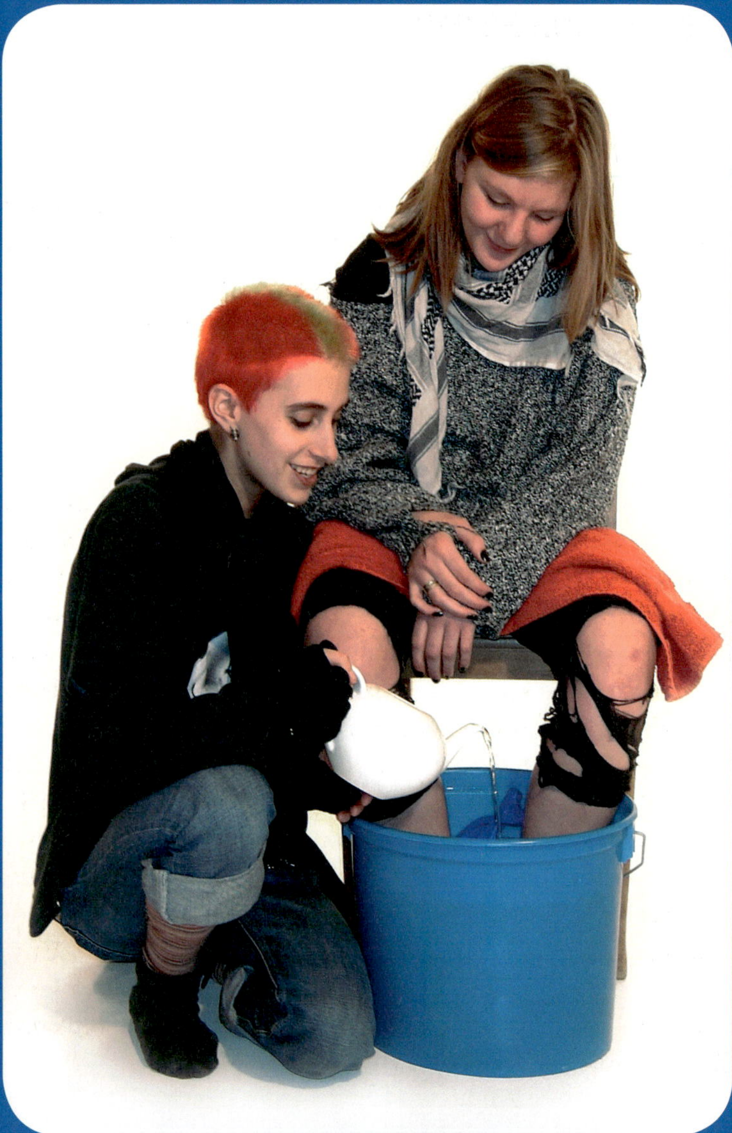

KAPITEL 11
HARNBLASE UND NIEREN

In diesem Kapitel geht es um ...

... die Harnblase, ein Organ, über das die Flüssigkeiten verarbeitet werden und das viel aushalten muss. Störungen mit der Blase sind unangenehm und müssen behandelt werden, weil sonst die Nieren in Mitleidenschaft gezogen werden können. Die Nieren sind sehr empfindlich.

Akute Blasenentzündung

Bei einer Blasenentzündung (Zystitis) ist die Schleimhaut der Harnblase entzündet. Die Harnblase befindet sich, wenn sie voll ist, in der Mitte des Unterbauches, ungefähr auf halbem Weg zwischen Bauchnabel und Schritt. Die leere Harnblase ist hinter dem Schambein verborgen.

Du bemerkst eine Blasenentzündung durch Beschwerden beim Pinkeln: Du musst plötzlich auf die Toilette oder hast das Gefühl, gleich in die Hose machen zu müssen (man spricht hier von „Harndrang"). Auf dem Klo kommt dann aber nur ganz wenig Urin. Das Wasserlassen selbst ist schmerzhaft und brennt. Der Urin kann, in schweren Fällen, auch blutig sein. Außerdem hast du vielleicht Schmerzen im Unterbauch. Insgesamt geht es dir bei einer Blasenentzündung nicht gut, du fühlst dich erschöpft und abgeschlagen, auch Fieber ist möglich.

Nachgewiesen wird eine Blasenentzündung durch eine Urinprobe. Hier sind dann Bakterien und weiße Blutkörperchen (sie sind für die Abwehr zuständig) nachweisbar, vielleicht auch Blut oder Blutspuren als Zeichen der wunden Schleimhaut.

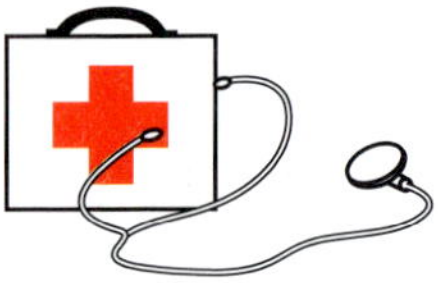

Zum Arzt
Aus einer Blasenentzündung kann eine chronische Blasenentzündung (die Entzündung hält an), eine Nierenbecken- oder sogar Nierenentzündung werden. Begib dich also umgehend zu einem Arzt.

Ursachen

- Mädchen haben leider sehr viel öfter eine Blasenentzündung als Jungen. Das liegt daran, dass die Harnröhre nur wenige Zentimeter lang ist, bevor sie in die Harnblase mündet. Hier können leicht Keime aufsteigen. Bei Jungen dagegen führt die Harnröhre durch den gesamten Penis bis zu der dahinter liegenden Blase.
- Blasenentzündungen werden häufig durch Keime aus dem Darm (Po) verursacht, die durch mangelnde Hygiene oder falsches Abwischen nach dem Stuhlgang in den Scheidenbereich gelangen.
- Wenn du dich verkühlst, ziehen sich die Blutgefäße zusammen, die Abwehr funktioniert nicht mehr so gut. Verkühlt werden können die Füße (die Kälte steigt auf), die Blase selbst (Sitzen auf kalten Bänken, Mauern etc.) oder die Nieren (bauchfrei rumlaufen, wenn das Wetter dafür nicht geeignet ist).
- Eine Entzündung kann leichter auftreten, wenn du wenig trinkst. Dann wird die Blase schlechter durchspült, Keime können sich ansammeln.
- Auch eine mechanische oder chemische Reizung (z.B. durch den Geschlechtsverkehr) kann zu Blasenentzündungen führen.
- Wenn ein Mädchen Tampons trägt und diese nicht häufig genug wechselt, kommt es sehr leicht zu einer Entzündung im Vaginalbereich, die dann auch durch die Harnröhre aufsteigen kann.
- Darmpilze können eine Blasenentzündung begünstigen.
- Angst, Stress oder eine schwache Abwehrlage können alle Krankheiten, also auch eine Blasenentzündung, fördern.

Vorbeugung

- Das Wichtigste ist: Den Po immer von vorn nach hinten abwischen.
- Waschlappen häufig wechseln.
- Keine übertriebene Hygiene im Genitalbereich, keine scharfen Seifen, keine parfümierten Waschlotionen. Dadurch wird die Schleimhaut gereizt und der Säureschutzmantel beeinträchtigt.
- Keine Synthetik-Unterwäsche, keine Slip-Einlagen. Durch das Plastik kann die Haut nicht mehr atmen und Krankheitserreger vermehren sich besonders gut.
- Neue Unterwäsche vor dem ersten Tragen waschen. Bei Handwäsche die Seife gut ausspülen.
- Auf dem Klo die Harnblase vollständig entleeren. Steht Urin längere Zeit in der Blase, können sich Infektionen bilden. Deshalb sollte man die Harnblase auch nicht nur vollständig sondern regelmäßig entleeren.
- Tampons häufig wechseln (wenigstens alle fünf bis sechs Stunden).
- Um eine Unterkühlung zu vermeiden, ist es ratsam, im Winter eine Strumpfhose, eine wollene Unterhose (alte Strumpfhose abschneiden) oder auch Stulpen oder Leggings anzuziehen. Setz dich nicht im Winter auf Steintreppen oder auf den Boden. Zieh im Sommer nach dem Schwimmen den nassen Badeanzug aus.
- Warme Füße sind wichtig. Das war das Gute an Plateau-Sohlen: Sie hielten die Füße warm.

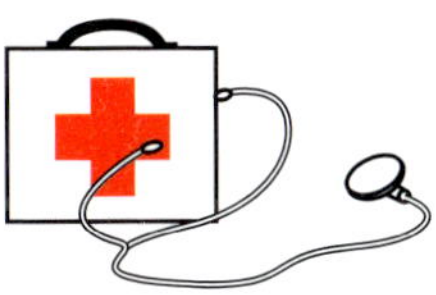

Zum Arzt
Bei der ersten Blasenentzündung wird dich der Schmerz wahrscheinlich schon freiwillig zum Arzt führen. Bei wiederkehrenden Beschwerden ist es sinnvoll, wenn der Arzt eine so genannte Urinkultur anlegt. Das heißt: Urin wird im Brutschrank auf die Bakterien geprüft, die die Blasenentzündung verursacht haben. Das ist wichtig, damit die Therapie optimal wirkt.
Auch bei blutigem Urin und starken Allgemeinbeschwerden (Fieber, Schüttelfrost, Erbrechen, Durchfall) solltest du zum Arzt gehen.

Selbsthilfe

- Bei einer Blasenentzündung helfen Wärme und Teetrinken besonders gut. Wärme entspannt die Muskulatur und tut gut, beispielsweise durch ein warmes Sitzbad, eine Wärmflasche auf den Unterleib oder auch eine Wärmflasche zwischen den Beinen!
  Anwendung: Für ein **Sitzbad** benötigst du am besten eine große Wäschewanne, die du mit warmem Wasser füllst (Körpertemperatur). Badedauer: 10–15 Minuten.
- Wenn Wärme in der Blasenregion eher unangenehm ist, temperaturansteigende **Fußbäder** durchführen. Das heißt: Du suchst eine Wäschewanne, besser noch eine Plastiktonne, in der beide Füße bequem Platz haben. Fülle sie bis zu den Knöcheln mit körperwarmem Wasser. Gieße dann vorsichtig aus einer Kanne an den Fußspitzen heißes Wasser dazu. Pass auf, dass du dich nicht verbrennst. Wenn man ganz genau sein will, soll die Wassertemperatur auf 42 Grad erhöht werden. Darin die Füße noch fünf Minuten baden, dann abtrocknen und ruhen. Wenn dir schwindelig werden sollte, sofort aufhören!
- Rückzug auf's Sofa oder gleich ins Bett bietet deinem Körper die Möglichkeit, sich auf die Bekämpfung der Blasenentzündung zu konzentrieren. Nimm eine Wärmflasche und Thermoskanne mit, vielleicht ein gutes Buch, eine CD oder auch das Telefon.
- Trinken spült die Nieren durch. Geeignet ist abgekochtes Wasser und mehrmals täglich eine Tasse „Nieren-Blasen-Tee".
- Nichts Scharfes und Saures essen. Reis wird immer gut vertragen und spült ebenfalls die Nieren durch.

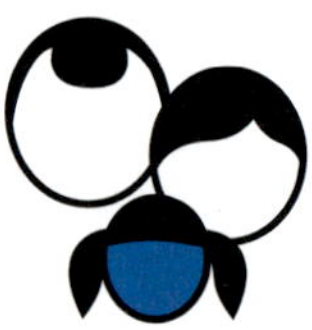

Heilpflanzen & Co – Infos für Eltern

- Als allgemein entzündungsmindernde Heilpflanze kann man die Kamille einsetzen, beispielsweise als Zusatz für ein Sitzbad. Hierfür am besten fertiges Kamillenblütenkonzentrat (Apotheke) nach Beipackzettel dem Wasser zugeben. Badedauer: 5–10 Minuten.
- Senfölhaltige Pflanzen wirken antibakteriell. Dazu zählen Meerrettich, Rettich, Radieschen, Kapuzinerkresse, Brunnenkresse. Es gibt ein fertiges Arzneimittel, das auch bei Blasenentzündungen eingesetzt wird (Angocin® Anti-Infekt N, be-

stehend aus Kapuzinerkresse und Meerrettichwurzel). Noch einfacher ist es, sich ein Gläschen Meerrettich zu besorgen und hier regelmäßig ein kleines Löffelchen zu essen, vielleicht mit Honig gemischt.

× In der Apotheke gibt es zahlreiche Teemischungen gegen Blasenentzündungen. Die wichtigsten Heilpflanzen sind Goldrutenkraut, Hauhechelwurzel, Orthosiphonblätter, Brennesselkraut, Löwenzahnwurzel und -kraut. Bärentraubenblätter wirken antibakteriell, sollten in Teemischungen aber nicht mehr als 30% betragen. Bei Bärentraubenblättertee wird manchmal empfohlen, zusätzlich Speisesoda oder ein Basenpulver zu nehmen (bitte in der Apotheke genau erklären lassen).

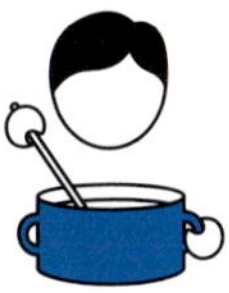

Ein milder Tee der Heilpflanzenexpertin Ursel Bühring von der Freiburger Heilpflanzenschule enthält:

15 g Birkenblätter
15 g Brennnesselkraut
40 g Goldrutenkraut
20 g Löwenzahnkraut
10 g Melissenblätter.

1 Esslöffel auf 1 Liter Wasser, heiß überbrühen und 20 Minuten ziehen lassen, abseihen und in Thermoskanne füllen, die ganze Menge bis zum Mittag trinken.

× In der Homöopathie haben sich verschiedene Arzneimittel bei Blasenentzündung bewährt. Wichtig ist: Die genauen Beschwerden entscheiden über die Mittelwahl. Kennzeichnend für die homöopathischen Mittel sind folgende Merkmale:
- *Cantharis* D6 (Spanische Fliege): starker schneidender und brennender Schmerz vor, während und nach dem Wasserlassen, gehäuftes Wasserlassen, jedoch jeweils Abgang von wenig Urin, Jucken an den äußeren Geschlechtsteilen.
- *Dulcamara* D6 (Bittersüß): Blasenentzündung infolge von Durchnässung, Unterkühlung, insbesondere Sitzen auf kaltem Untergrund. Wärme bessert die Beschwerden.
- *Colocynthis* D6 (Koloquinte): Blasenentzündung mit starken, kolikartigen Schmerzen. Starker Harndrang, gehäuftes Wasserlassen, stark riechender Urin. Den Körper zusammenzukrümmen lindert die Beschwerden. Auslöser: Ärger.
- *Apis* D6 (Biene): Träume vom Fliegen. Verschlechterung durch örtliche Wärme. Dosierung: 5 Kügelchen (Globuli) in 1 Tasse Wasser auflösen, alle 30 Minuten einen Teelöffel einnehmen. Bei Besserung aufhören.

Wenn Ihre Tochter oder Ihr Sohn eine starke Blasenentzündung hat und Antibiotika verschrieben bekommt, ist Folgendes sehr wichtig: Antibiotika immer nach ärztlicher Verordnung einnehmen.
Nach einer Antibiotika-Gabe sollte man eine Darmsanierung vornehmen, d.h. all die „guten" Darmbakterien wieder etwas hochpäppeln, die durch die Antibiotika ebenfalls in Mitleidenschaft geraten sind (s. Kapitel „Darmsanierung nach einer Antibiotika-Behandlung").

Reizblase

Wie gerade beschrieben wurde, kommt es bei einer Blasenentzündung zu Schmerzen beim Wasserlassen, zu Harndrang und Blasenkrämpfen. Übeltäter sind Bakterien oder andere Krankheitserreger, die sich auch über den Urin feststellen lassen.

Bei einer Reizblase kommt es anhaltend zu ähnlichen Beschwerden, wenn auch schwächer. Aber im Gegensatz zur Blasenentzündung ist der Urinbefund völlig in Ordnung. Organisch lässt sich hier keine Ursache feststellen, da sich keine Bakterien im Urin nachweisen lassen.

Ursachen

Jeder Mensch hat gesundheitlich eine andere Schwachstelle. Und so gibt es auch Menschen, die eine Schwäche der Harnwege haben oder die – auch dies kommt häufig vor – besonders empfindlich auf Kälte, kalte Füße etc. reagieren.

Gleichzeitig kann auch eine innere Anspannung Ursache für eine Reizblase sein. Woran das liegt? Die Harnblase besteht aus einem Muskel. Dieser Muskel unterliegt nicht unserem Willen. Wir können zwar den Blasenschließmuskel willkürlich steuern, nicht aber die Blase selbst. Wenn wir unter Anspannung stehen, dann zieht sich die Blase zusammen und wird etwas kleiner. Sie kann weniger Urin fassen – und wir müssen viel öfter und viel früher auf die Toilette. Der Reiz, auf die Toilette zu gehen, wird stärker.

Bei anhaltenden Problemen mit der Blase ist es eine Überlegung wert, einen Osteopathen aufzusuchen. Osteopathie ist eine Therapie, bei der Knochen und Organe abgetastet, massiert, gelockert und – bei Knochen und Gelenken – „eingerenkt“ werden. Gerade wenn Probleme mit der Blase nach einem Sturz (Schlittenfahren, Schlittschuhlaufen und ähnliches) auftreten, kann die Ursache in einer leichten Verschiebung der Wirbelsäule liegen.

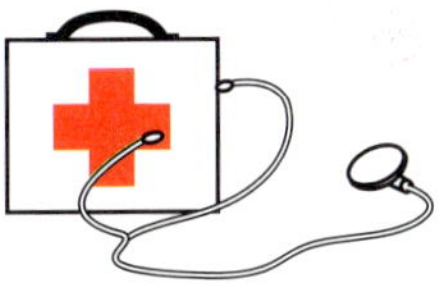

Zum Arzt
Um eine Reizblase zu diagnostizieren, müssen erst alle möglichen anderen Ursachen ausgeschlossen werden, z.B. eine akute oder chronische Blasenentzündung. Dies muss der Arzt, mit entsprechenden Untersuchungen, tun.

Selbsthilfe

- Stell dir folgende Fragen: Gibt es etwas, was dich stresst? Wie kannst du diesen Stressfaktor los werden oder zumindest besser damit umgehen lernen?
- Wichtig ist, die Blase regelmäßig und immer vollständig zu entleeren.
- Alkohol und Nikotin meiden. Sie reizen die Blasenschleimhaut.
- Muskeltraining verbessert die Funktion der Blasenmuskulatur: Kneife immer wieder die Pobacken zusammen. Stell dir die Muskeln in deinem Becken vor und spanne sie an.

  Für Mädchen: Du entwickelst ein Gespür für die Muskulatur des Beckenbodens (das ist die Region um die Blase), wenn du abends im Bett die Hand auf den Damm legst (Bereich zwischen Scheide und Anus = Poloch) und die Muskeln in diesem Bereich bewusst anspannst. Nach der Anspannung lockerlassen. Und nachspüren.
- Mische Johanniskrautöl (Rotöl) und ein richtig gutes Massageöl, z.B. das Wildrosenöl von WELEDA zu gleichen Teilen. Massiere damit den Bereich im unteren Rücken, den Unterbauch vorne und zwischen den Beinen, auch ruhig die äußere Scheide und die Innenseite der Oberschenkel.

× Abends ein warmes Fußbad machen. Dafür körperwarmes Wasser bis zum Knöchel in die Badewanne, besser noch in einen großen Eimer oder eine Plastiktonne füllen. Zehn Minuten baden, abtrocknen und ab ins Bett.

Blasen- und Prostataentzündung bei Jungen

Auch als Junge oder als Mann kann man sich die Blase verkühlen. Häufig ist dann auch die Prostata („Vorsteherdrüse") betroffen. Die Prostata liegt wie ein Ring um die Harnröhre. Sie produziert u.a. ein Sekret, das im Samenerguss enthalten ist. Eine Entzündung der Prostata bringt Schmerzen beim Geschlechtsverkehr mit sich. Dem Sperma kann Blut beigemischt sein, oder die Erektion, d.h. Versteifung des Penis, funktioniert nicht.

Ursachen

Bei Jugendlichen kommt es am ehesten zu einer Blasen- oder Prostataentzündung, wenn die Geschlechtsteile der Kälte ausgesetzt sind, beispielsweise beim Baden, Mofafahren ohne Nierenschutz oder Schneepinkeln.

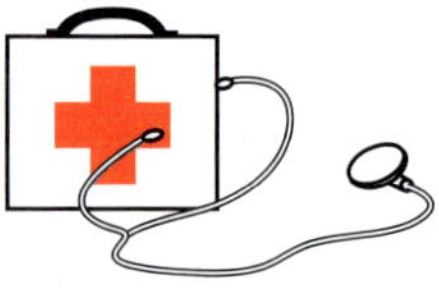

Zum Arzt
Immer. Es muss eine Urinkultur angelegt werden. Auch wenn dir das ganze Thema unangenehm ist – ein Arztbesuch muss sein, damit die Entzündung sich nicht ausbreitet oder verschleppt wird. Es gibt Fachärzte für Harnwege und Geschlechtsorgane bei Jungen und Männern, sie heißen Urologen. Diese Ärzte behandeln und beraten den ganzen Tag Männer mit Beschwerden wie einer Entzündung der Prostata oder der Harnröhre, aber auch mit Blasenentleerungsstörungen (ist im Alter häufig), Erektionsstörungen oder anderen sexuellen Problemen. Sie wissen, dass sich jeder unwohl fühlt, der zu ihnen kommt.

Selbsthilfemaßnahmen

- Vor Unterkühlung und Nässe schützen.
- Die Blase regelmäßig und vollständig entleeren.
- Kein Alkohol – der reizt die Blasenschleimhaut.
- Wärme von unten. Auch hier, wie bei den Mädchen, ist das warme Fußbad das beste. Dafür körperwarmes Wasser bis zum Knöchel in die Badewanne, besser noch in einen großen Eimer oder eine Plastiktonne füllen. Zehn Minuten baden, abtrocknen.

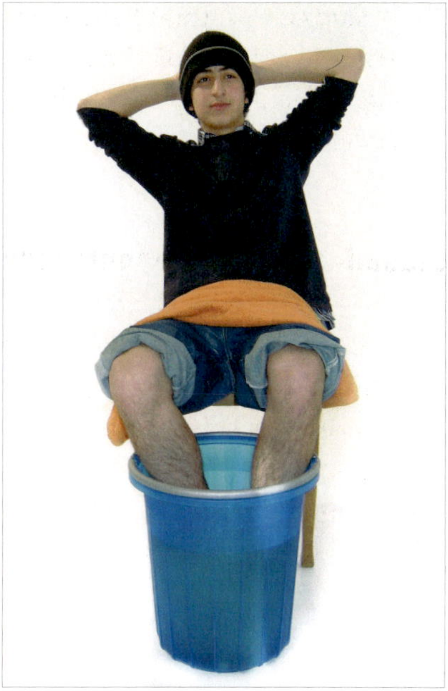

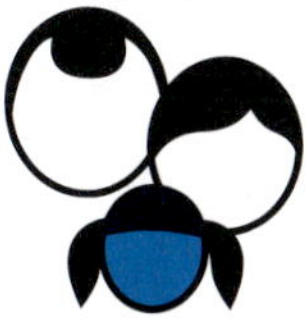

Heilpflanzen & Co – Infos für Eltern

- Eingesetzt werden die gleichen Pflanzen wie bei der Blasenentzündung der Mädchen (siehe weiter oben): Senfölhaltige Pflanzen wirken antibakteriell. Dazu zählen Meerrettich, Rettich, Radieschen, Kapuzinerkresse, Brunnenkresse. Man kann diese Pflanzen pur einnehmen oder in Form eines Arzneimittels (Angocin® Anti-Infekt N).
- Es gibt Heilpflanzen, die die Funktion der Prostata unterstützen. Dazu zählen Kürbiskerne – sie werden ja auch in zahlreichen Kulturen von den alten Männern geknabbert. Besonders gute Kürbiskerne findet man im Reformhaus. Auch in der Brennnesselwurzel oder der Sägepalme sind ähnliche Wirkstoffe enthalten.

Sollten die Beschwerden anhalten, sollten Sie Ihren Sohn zu einem naturheilkundlich orientierten Arzt schicken, der mit dem Urologen zusammenarbeitet. Beachten Sie auch, dass viele Jugendliche dazu neigen, derartige Probleme zu verschweigen oder zu verharmlosen.

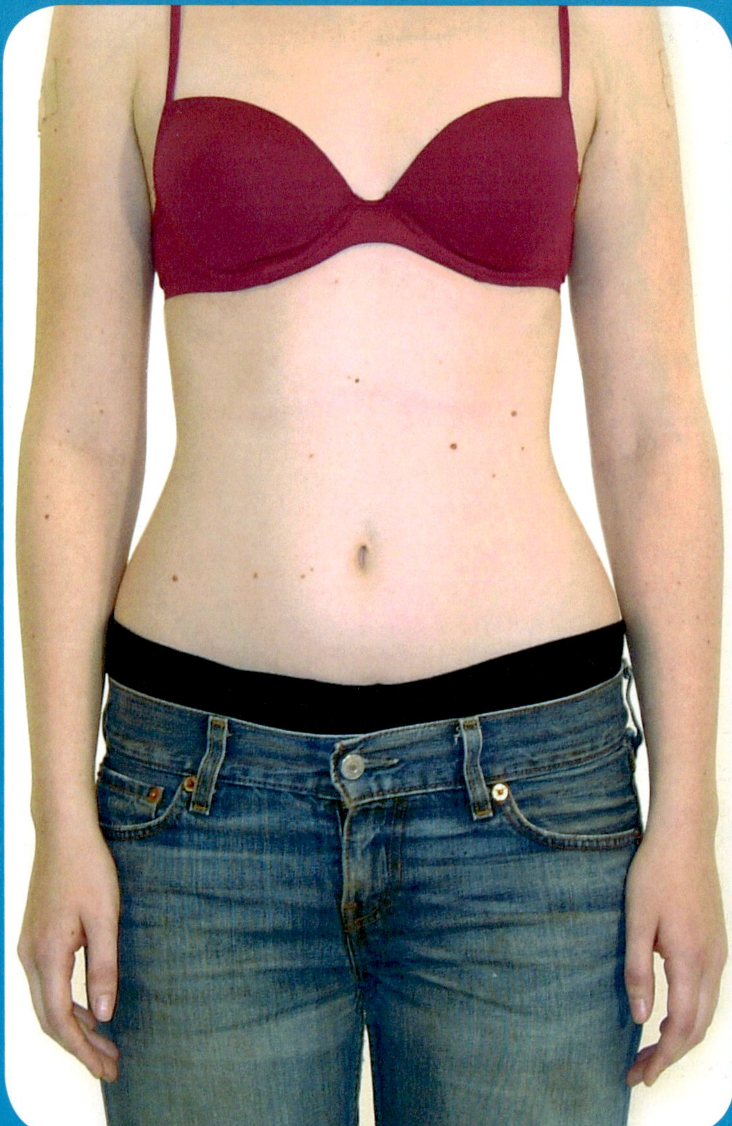

KAPITEL 12
WEIBLICHE GESCHLECHTSORGANE

In diesem Kapitel geht es um ...

... die sexuelle Entwicklung von Mädchen während der Pubertät. Wir sprechen über Hygiene, die richtige Unterwäsche, die Periode und mit ihr zusammenhängende Beschwerden und über Erkrankungen, die gehäuft auftreten.

Wichtigster Ansprechpartner in allen Fragen zu deiner Entwicklung ist die **Frauenärztin**. Bei ihr solltest du dich wohl fühlen. Wenn die Ärztin dir unsympathisch ist oder dir die Art der Untersuchung nicht gefällt, dann bleib nicht bei ihr. Das ist wirklich wichtig. Es gibt viele Frauen, die ihr Leben lang nur dann zur Frauenärztin gehen, wenn es regelrecht „brennt", bloß, weil sie als junge Mädchen unhöflich, respektlos oder grob behandelt worden sind.

Zu einer guten Ärztin gehört, dass sie erst einmal mit dir redet – ob über Beschwerden oder Themen wie Verhütung. Bei vielen Beschwerden kann man auch eine Untersuchung mit Ultraschall von außen durch die Bauchdecke vornehmen. Wenn dich eine Ärztin ohne Gespräch gleich auf den Untersuchungsstuhl bittet, dann pack deine Sachen und geh – vorher!

Wie alle Ärzte unterliegt die Frauenärztin der Schweigepflicht. Sie ist verpflichtet, über das, was du ihr erzählst, zu schweigen.

Manche Frauenärztinnen arbeiten als Kinder- und Jugendfrauenärztinnen und verstehen zudem etwas von Naturheilkunde oder Homöopathie.

Sexuelle Entwicklung

Das Wachstum von Scheide und Brust, die Körperbehaarung und die Frage, wann du deine Periode bekommst, sind von Mädchen zu Mädchen unterschiedlich. Das wirst du selber merken. Das Wachstum ist erst mit ca. 18 oder 19 Jahren abgeschlossen.

Bei vielen Mädchen ist die eine Brust phasenweise größer als die andere. Das gleicht sich später wieder aus, keine Sorge. Noch etwas: Weder mit Fastenkuren noch mit Futterorgien kann die Größe der Brust beeinflusst werden.

Hygiene

- Wasche täglich den äußeren Bereich der Scheide mit klarem lauwarmem Wasser. Am besten kannst du das unter der Dusche machen, einfach den Wasserstrahl der Dusche auf die Scheide halten, mit der Hand die äußeren Schamlippen ein wenig spreizen. Verzichte auf Intimlotions, sie können die Schleimhaut reizen und zu Allergien führen.
- Enge Hosen können zu Reizungen im Intimbereich führen, speziell wenn du dort zur Schweißbildung neigst.
- Übe im Stehen zu pinkeln – für öffentliche Toiletten und Notfälle.

Unterwäsche

Unterhosen solltest du jeden Tag wechseln. Gegen Strings und Tangas, die heute von vielen Frauen und Mädchen bevorzugt gekauft werden, ist aus gesundheitlicher Sicht nichts zu sagen. Im Winter kann es ein bisschen kühl werden, da wäre etwas mehr Stoff schon von Vorteil, um die Blase warm zu halten.

Wichtig bei Unterhosen sind zwei Punkte: das Gewebe und die Farbe. Aus hygienischen Gründen sind Baumwollslips, die man bei 60 Grad waschen kann oder weiße Baumwollunterhosen, die man sogar kochen kann, am besten, um Keime wirksam abzutöten. Außerdem ist es gerade in diesem Bereich besonders wichtig, dass die Slips luftdurchlässig sind – gilt auch für Tangas und Strings. Durch die Feuchtigkeit der Scheide vermehren sich Bakterien und Pilze hier besonders gerne. Das heißt: Gewöhne dir an, beim Wäschekauf auf das Etikett zu achten. Reine Kunstfaser ist aus gesundheitlicher Sicht ungünstig. Ein Kompromiss wären Unterhosen aus Mischfaser mit 95% Baumwolle und 5% Kunstfaser oder aber Slips aus atmungsaktiver Mikrofaser. Wenn du Unterhosen mit einem hohen Kunstfaseranteil trägst, musst du besonders gut auf die Hygiene achten.

Farbstoffe in der Unterwäsche – in Slips, aber auch Unterhemden und BHs oder Bustiers – können zu Hautreizungen und Allergien führen. Um dich vor Ansteckung, Reizung oder Allergie zu schützen, beachte bitte folgende Punkte:

- Probiere im Geschäft nie Unterhosen, Badeanzüge oder Bikinis auf der bloßen Haut an, sondern zieh sie über deine Unterhose.
- Wasche Unterwäsche vor dem ersten Tragen gut aus. Wenn du dir ohne das Wissen deiner Eltern Unterwäsche kaufst und mit der Hand wäschst, dann wasch die Seife gut aus.
- Slip-Einlangen haben aus naturheilkundlicher Sicht keinen Nutzen. Im Gegenteil: Sie bergen das Risiko allergischer Reaktionen und leisten, wenn sie nicht luft-durchlässig sind, Entzündungen Vorschub. Wechsel einfach jeden Tag die Unterhose.
- Wenn du unter Ausfluss, juckenden oder geröteten Schamlippen leidest, dann kann es sein, dass du auf die Farbstoffe der Unterhose reagierst (oder auf das Waschmittel. In diesem Fall müssten die allergischen Reaktionen jedoch auch an anderen Körperstellen auftreten). Das heißt: Unterhose aussortieren und Waschmittel wechseln.

Büstenhalter (BHs) gibt es in verschiedenen Größen. Angaben wie 70, 75 oder 80 geben den Umfang des Brustkorbes unter der Brust an („Unterbrustweite"). Die Buchstaben A, B, C, D, DD bezeichnen die Körbchen- oder Cup-Größe. Sie ergibt sich aus der Differenz zwischen Unterbrustbreite und Brustumfang. Es gibt die Kategorien A (kleine Büste), B (mittlere Büste), C (füllige Büste) sowie D und DD für noch größere Oberweiten. Ein BH ist zu klein, wenn er drückt und kneift, wenn die Brust herausquillt oder die Träger einschnüren. Der BH sollte auf dem Rücken waagerecht verlaufen und nicht nach oben gezogen werden. Im Wachstum musst du die BH-Größe regelmäßig anpassen.

Periodenblutung

Die monatliche Blutung wird als Periode, Regel oder Monatsblutung bezeichnet, die erste Regelblutung als Menarche. Die Menarche kann sich mit Ausfluss ankündigen. Die Periode ist zu Beginn üblicherweise noch sehr unregelmäßig. Die ersten Tage blutet es meist etwas stärker.

Beschwerden während oder vor der Periode treten bei 40% der Mädchen auf. Nur eines von drei Mädchen zwischen dem 11. und 17. Lebensjahr hat, so die Literatur, einen regelmäßigen Zyklus. Bisweilen dauert es bis zum 20. Lebensjahr, bis ein wiederkehrender Rhythmus eintritt. Und auch wenn die Blutung in regelmäßigen Abständen kommt, können Diäten, Stress, Reisen oder Klimawechsel Schwankungen verursachen. Die Regel kann auch wieder aussetzen und zwar – außer bei einer Schwangerschaft – z.B. durch übertriebenes Abnehmen oder extremen Leistungssport.

Es ist (auch in späteren Jahren) sinnvoll, einen Menstruationskalender zu führen oder sich zumindest im Kalender den ersten Tag der Blutung anzukreuzen.

Beschwerden vor der Blutung (Prämenstruelles Syndrom, PMS)

Das „prämenstruelle Syndrom" ist keine Krankheit im engeren Sinne. Der Name umfasst verschiedene Beschwerden, die typischerweise einige Tage vor der Regelblutung auftreten und bei Eintritt der Blutung abklingen. Besonders häufig sind dabei Kopfschmerzen, geschwollene, gespannte und empfindliche Brüste, Blähungen, Verstopfung, Durchfall, Übelkeit, Kreislaufprobleme und – was gerade im Jugendalter häufig ist – Pickel oder Herpes. Auch wenn du dich vor der Periode nervös, erschöpft, ängstlich und deprimiert fühlst, deine Stimmung schwankt und du dich nur schwer konzentrieren kannst, spricht das für PMS-Beschwerden.

Ursachen

Der Hormonhaushalt ist eng mit der Psyche verbunden. Bei Beschwerden vor der Periode kommt es zu einem Ungleichgewicht der beteiligten Geschlechtshormone. Man spricht hier von einem erhöhten Östrogen/Progesteron-Quotient. Daneben kann es zu einer zu hohen Produktion der Hormone Prolaktin (Hormon aus der Hirnanhangdrüse) und Aldosteron (Hormon aus der Nebennierenrinde) kommen. Das hört sich beides sehr kompliziert an. Im Klartext heißt es: Hormonell ist in diesen Tagen vor den Tagen einiges los, und das bleibt nicht ohne Spuren. Die Hormone können sich auf deinen Körper, deine Haut und auch deine Stimmung auswirken.

Aber auch die psychische Verfassung kann wiederum die hormonelle Situation beeinflussen. Wenn du unter Druck stehst, unglücklich bist oder dich gestresst fühlst, können die Beschwerden stärker werden. Insbesondere wenn in der Partnerschaft etwas nicht ganz harmonisch ist, nimmt eine Frau alle Beschwerden viel intensiver wahr. Das ist zum Beispiel der Fall, wenn du Angst vor einer Schwangerschaft hast und sehnsüchtig auf deine Periode wartest.

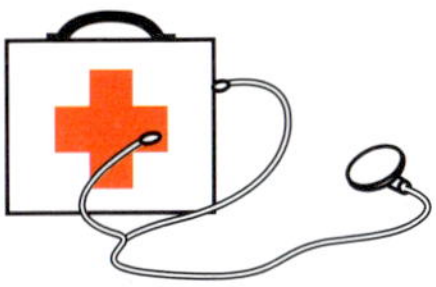

Zum Arzt

- Bei starken Allgemeinsymptomen wie Kollaps oder Schweißausbrüchen.
- Bei Beschwerden, die nach der Periode nicht verschwinden.

Selbsthilfe

- Zieh dich in den Tagen vor der Periode zurück und lass es dir gut gehen.
- Vitamin B6 ist gut für die Nerven, Vitamin E für die Zellerneuerung und die Schleimhäute. Enthalten sind diese Vitamine beispielsweise in Vollkorn (Vitamin B6, E), Fisch, Milch- und Milchprodukten, grünem Gemüse oder Bierhefe (B6), Nüssen, Vollkornprodukten und Avoca-

dos (Vitamin E). Warum also nicht mal, wenn sich die Periode nähert, eine Avocado aufschneiden und mit etwas Salz und Pfeffer verspeisen, oder zwischendurch mal eine Handvoll Walnüsse essen. Bierhefetabletten schmecken zugegebenermaßen nicht sehr gut, sind aber eine hervorragende Vitamin B-Zufuhr.

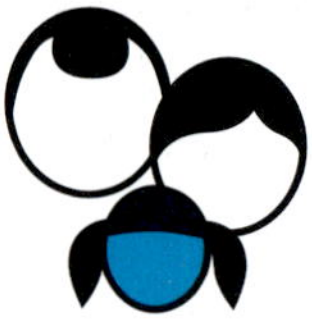

Heilpflanzen & Co – Infos für Eltern
Es gibt Heilpflanzen, die den Hormonhaushalt harmonisieren, beispielsweise der Mönchspfeffer. Das ist aber nichts für einen Alleingang. Suchen Sie für Ihre Tochter eine gute, naturheilkundlich versierte Gynäkologin. Eine konstitutionelle Behandlung bei einem klassischen Homöopathen kann zusätzlich helfen, dass sich die vielen komplexen Vorgänge in Hormonen, Haut, Verdauung, Muskulatur etc. verbessern.

Tampons oder Binden?

Ob du Tampons oder Binden verwenden möchtest, wirst du ausprobieren. Beide Produkte gehören nach Gebrauch (diskret verpackt) in den Hausmüll und nicht in die Toilette.

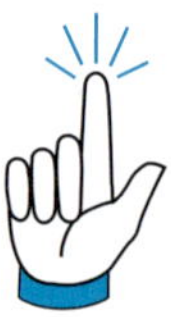

Wenn du während der Periode hohes Fieber bekommst, Übelkeit und Erbrechen, musst du sofort zum Arzt. Es kann sich um ein „Toxisches Schock-Syndrom" handeln. Dieses seltene aber ernstzunehmende Krankheitsbild wurde in den 1980er Jahren erstmalig beschrieben, und zwar bei jungen Mädchen, die Tampons zur Monatshygiene einsetzten. Mehr als die Hälfte des Toxischen Schock-Syndroms tritt bei Frauen während der Periode und bei gleichzeitiger Verwendung von Tampons auf. Es kommt vor allem bei stark saugenden Tampons und bei Benutzerinnen, die die Tampons mit der Hand einführen, vor.

Tampons sind bequem, haben aber bestimmte Risiken:

- Wechsle den Tampon alle fünf bis sechs Stunden, damit sich keine Infektion ausbreitet. Es kann zu einer schweren Vergiftung mit Schock kommen. Auch im weniger dramatischen Fall begünstigen Tampons Scheideninfektionen. Deshalb wird auch davon abgeraten, Tampons über Nacht zu tragen.

- Über das korrekte Einführen des Tampons heißt es in der Infobroschüre „Vom Erwachsenwerden“ von o.b.: „Wasch dir immer die Hände, bevor du einen Tampon einführst. Schutzhülle aufreißen, das untere Hüllenteil (am Bändchen) entfernen, Rückholbändchen lösen, kurz und kräftig daran ziehen. Die Spitze des Zeigefingers in die Unterseite des Tampons drücken, Bändchen festhalten. Die obere Hälfte der Schutzhülle entfernen. Mit der freien Hand die Schamlippen ein wenig auseinander halten. Entspannen! Den Tampon – auf der Toilette sitzend oder im Stehen mit einem hochgestellten Bein – mit leichtem Druck des Zeigefingers so weit wie möglich in die Scheide einführen. Erst aufwärts, dann schräg nach hinten. Falls ein Widerstand zu spüren ist, einfach ein wenig die Richtung ändern. Falls der Tampon nun noch zu spüren ist, muss er etwas tiefer eingeführt werden. Anschließend noch einmal Händewaschen.“
- Zieh vor dem Einführen des Tampons das Fädchen heraus, damit du ihn hinterher wieder herausziehen kannst. Keine Aufregung, wenn du das Fädchen nicht findest. Das kommt vor. Mit etwas Geduld, sauberen Fingern (und vielleicht einem Spiegel) wird es schon wieder auftauchen.
- Die Auswahl der richtigen Tampongröße ist wichtig. Einen größeren Tampon solltest du nur verwenden, wenn er nach weniger als vier Stunden vollgesogen ist.

Vorschlag

- An Tagen mit starker Blutung: Binden und / oder Tampons nehmen.
- An Tagen mit schwacher Blutung: Binden, Slipeinlagen nehmen.
- Nachts sind Binden besser.

Schmerzhafte Blutung

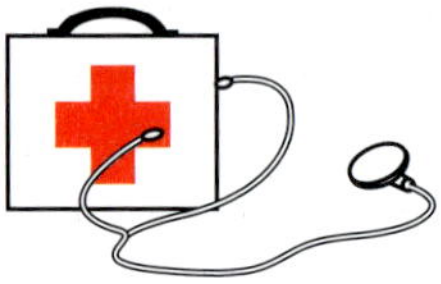

Zum Arzt

- Wenn die Schmerzen zu arg sind und auf Selbstbehandlungsmaßnahmen nicht ansprechen.
- Wenn starke Kreislaufbeschwerden auftreten.
- Wenn du während der Periode Fieber bekommst.

Selbsthilfe

- Vielen Frauen und Mädchen hilft Wärme im Bereich des Unterleibs – wobei du hier in den ersten ein bis zwei Tagen der Blutung vorsichtig sein solltest. In dieser Zeit kannst du eine Wärmflasche an den Rücken (!) legen. Für eine Wärmeanwendung kannst du eine simple Wärmflasche verwenden (mit einem warmen, feuchten, gut ausgewrungenen Tuch umwickeln). Du kannst auch einen feucht-warmen Wickeln anlegen. Dafür ab dem dritten Tag der Blutung ein feucht-warmes Tuch (gefaltetes Geschirrhandtuch in warmes Wasser tauchen, gut auswringen) auf den Bauch legen, darauf ein trockenes Handtuch, das du um deinen Bauch herumschlägst, darauf die Wärmflasche.
- Lass es dir gut gehen, entspann dich. Jeder Frau, jedem Mädchen tut etwas anderes gut. Natürlich – eine Frau ist nicht krank, wenn sie blutet. Aber erstens ist es doch immer ein bisschen anstrengend für den Körper und zum anderen ist es auch ganz gut, wenn man sich einmal im Monat ein bisschen zurückzieht, verwöhnt und gehen lassen kann.
- Nachgewiesen ist, dass regelmäßiger Sport entscheidend die Schmerzen eindämmt. Hieße natürlich auch für die Schule, beim Sportunterricht teilzunehmen, wenn du deine Periode hast. Schwimmen geht zwar im Prinzip, allerdings besteht hier möglicherweise eine höhere Gefahr für Infektionen (besonders in Baggerseen, Badeseen, Whirlpools).

Heilpflanzen & Co – Infos für Eltern

× Die **Schafgarbe** ist eine sehr gute Heilpflanze für Frauen. Als Tee (Apotheke) gehört sie in jeden Frauenhaushalt. Sie schmeckt aromatisch und leicht bitter. Schafgarbentee regt die Ausschüttung von Galle in der Leber an, wirkt antibakteriell und krampflösend, ist also sehr gut gegen Menstruationskrämpfe geeignet. Die Bitterstoffe regen den Appetit und damit die Lebenskräfte ein wenig an, und die Wirkung auf die Leber ist während der Menstruation gut, weil in der Leber die Geschlechtshormone abgebaut werden.

Einen Teelöffel Schafgarbenkraut mit einer großen Tasse kochendem Wasser überbrühen, zugedeckt zehn Minuten ziehen lassen, abseihen.

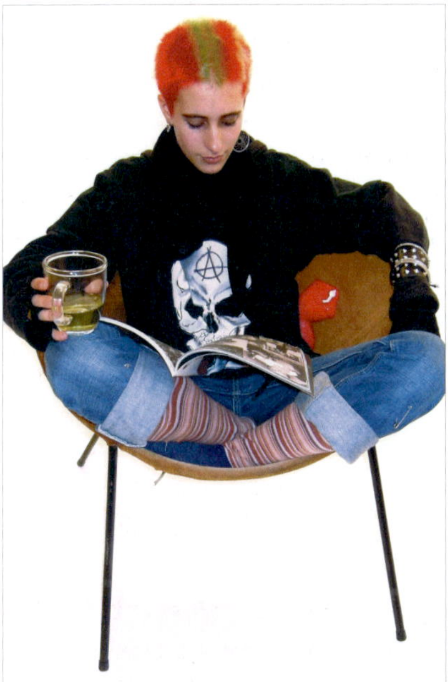

× Kommt es zu schmerzhaften Krämpfen im Unterbauch, dann sollte sich Ihre Tochter den Bauch mit **Melissenöl** (Fa. Wala, enthält Melisse, Majoran und Kümmel) einreiben. Das Öl hat eine wärmende, entkrampfende Wirkung. Mehrmals täglich sanft in Unterbauch und Kreuzbeingegend (unterer Rücken oberhalb der Po-Ritze) einmassieren.

- Wenn Ihre Tochter sich matt fühlt, ist **Rosmarin** genau das Richtige. Rosmarin wird in diesem Buch immer wieder als Mittel gegen zu niedrigen Blutdruck oder innere Kälte („kalte Hände, kalte Füße“) genannt. Einige Tropfen des ätherischen Öls (bitte naturrein!) werden unter die bevorzugte Bodylotion oder das Duschgel für die morgendliche Dusche gemischt. Der Geruch verfliegt schnell. Noch weniger aufdringlich ist es, wenn man 1–2 Tropfen des ätherischen Öls aufs Taschentuch tropft und in „schlappen Momenten“ daran schnuppert.
- **Frauenmantel** (Alchemilla vulgaris) ist, wie der Name bereits sagt, ein besonderes Frauenpflänzchen. Das für den Tee verwendete Kraut (die oberirdischen Teile der Pflanze) enthält Gerbstoffe und Farbstoffe. Es wirkt krampflösend und wird bei Menstruationsbeschwerden und leichtem Durchfall eingesetzt.

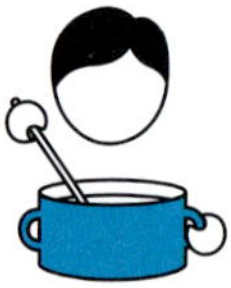

Einen Teelöffel getrocknetes Frauenmantelkraut aus der Apotheke mit einer großen Tasse kochendem Wasser überbrühen, zugedeckt zehn Minuten ziehen lassen, abseihen.

- Homöopathisch ist *Magnesium phosphoricum* das richtige Mittel, wenn Ihre Tochter unter krampfartigen Beschwerden leidet. *Magnesium phosphoricum* D6 als Schüßler-Mittel in der Apotheke kaufen, 2–3 Tabletten in heißem Wasser auflösen und schluckweise über eine viertel Stunde trinken. Wenn die Beschwerden nachlassen, erst Abstände der Einnahme verlängern und dann mit der Einnahme aufhören. *Magnesium phosphoricum* ist auch in dem Komplexpräparat Spascupreel® enthalten.

Starke Blutung

Bei einer starken Regelblutung kann in den ersten Tagen der Periode (und davor, falls du den Zeitpunkt deiner Regel absehen kannst) Hirtentäscheltee (Apotheke) helfen (zwei Tassen pro Tag). Dieser Tee wirkt leicht blutstillend.

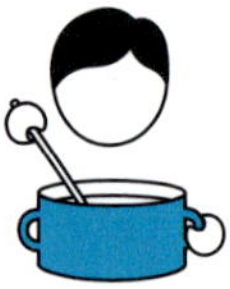

Einen Teelöffel Hirtentäschelkraut mit einer großen Tasse kochendem Wasser überbrühen, zugedeckt zehn Minuten ziehen lassen, abseihen, schlückchenweise trinken.

Unregelmäßige Blutung

In der ersten Zeit nach der Menarche, der ersten Periodenblutung, kann die Häufigkeit, Länge und Stärke deiner Monatsblutung schwanken. Das ist normal. Wenn dieser Zustand dauerhaft ist, kannst du dich an eine naturheilkundlich ausgerichtete Gynäkologin wenden. Sie wird dir wahrscheinlich ein Präparat mit Mönchspfeffer geben. Diese Pflanze ist gut geeignet zur Regulierung des Monatszyklus.

Ausfluss

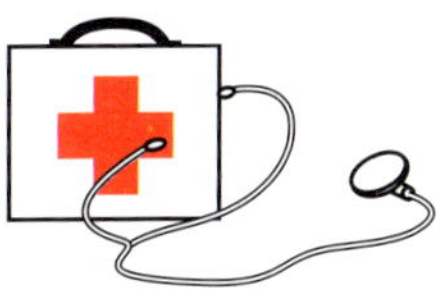

Zum Arzt
Ausfluss ist nur ein Symptom. Die Ärztin muss unbedingt die Ursache klären!

Ausfluss ist in der Jugend der häufigste Grund für einen Besuch bei der Frauenärztin. Sie wird bei der Untersuchung zunächst die äußeren Geschlechtsteile betrachten. Sollte der Verdacht auf eine Infektion bestehen, wird sie dich auf den Untersuchungsstuhl bitten und einen Abstrich aus der Scheide machen. Das ist ein komisches Gefühl, kitzelt und drückt, ist aber auch schnell wieder vorbei.

Ursachen

- Ein milchigweißer oder -gelblicher, nicht juckender und geruchloser Ausfluss kann ein Vorbote deiner Periode sein.
- Ausfluss kann durch Infektionen oder Erkrankungen der Geschlechtsorgane verursacht werden. Werden diese Infektionen nicht erkannt, können sie sich ausbreiten oder zu Komplikationen führen. Daher muss die Ursache abgeklärt werden!
- Ausfluss kann durch zu langes Tragen von Tampons verursacht werden.

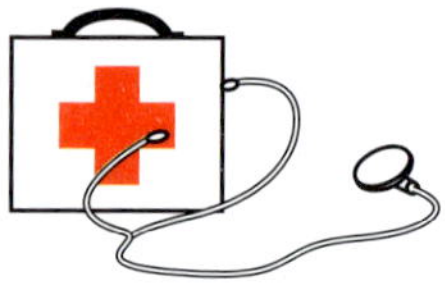

Zum Arzt

- Wenn der Ausfluss krümelig, schaumig, eitrig, gelblich-dünnflüssig oder gelblich-zähflüssig ist und andere Beschwerden dazu kommen wie z.B. Juckreiz, Rötung der Schamlippen, fischartiger Geruch des Ausflusses, Unterbauchschmerzen, Brennen beim Wasserlassen.
- Bei Fieber.

Selbsthilfe

- Keine Unterwäsche aus Kunstfaser tragen.
- Anus (Poloch) nach jedem Stuhlgang von vorn nach hinten reinigen.
- Scheideneingang regelmäßig kalt waschen.
- Keine enge Kleidung tragen.
- Vermeide starke mechanische Belastungen (z.B. harter oder von der Form unbequemer und ungeeigneter Fahrradsattel).
- Mach temperaturansteigende Fußbäder, wenn du gleichzeitig unter kalten Händen und Füßen leidest.

  Anwendung: Große Wäschewanne bis zu den Knöcheln mit körperwarmem Wasser füllen. Gieß dann vorsichtig im Bereich der Zehen heißes Wasser dazu, am besten aus einer Kanne mit dünnem Ausgießer. Wenn man ganz genau sein will, soll die Wassertemperatur auf 42 Grad erhöht werden. Darin die Füße noch fünf Minuten baden. Wenn dir schwindelig werden sollte, sofort aufhören.

Vaginalpilze

Einen Pilzbefall der Scheide erkennst du an einem weißlich-gelben, eher dickeren Ausfluss (riecht nicht) und daran, dass die Scheide juckt. Ob es sich tatsächlich um Pilze handelt, kann nur die Frauenärztin erkennen. Sie macht einen Abstrich und legt eine Pilzkultur an.

Noch was: Es gibt kein Mädchen, dem der Gang zur Ärztin nicht unangenehm und peinlich ist. Denk daran: Die Ärztin ist dazu da, dir zu helfen. Hinterher wirst du erleichtert sein, die Sache geklärt zu haben.

Ursachen

- Schwache Abwehrlage.
- Infektion mit Darmpilzen, d.h. bei wiederkehrenden Vaginalpilzen sollte eine Stuhlprobe gemacht werden.
- Feuchtwarmes Klima im Vaginalbereich: enge Hosen, Synthetik-Unterwäsche, Slipeinlagen mit Kunststoff, die nicht atmungsaktiv sind.
- Einnahme der Anti-Baby-Pille.
- Ernährung mit viel Zucker und Weißmehl begünstigt das Milieu, in dem Pilze wachsen.
- Eine vorangegangene Behandlung mit Antibiotika kann zu einem schwachen Abwehrsystem führen.
- Schwangerschaft.
- Schwimmbäder und Saunen, die schmutzig sind.
- Infektion durch Sexualpartner (frag, ob er auch Probleme hat).

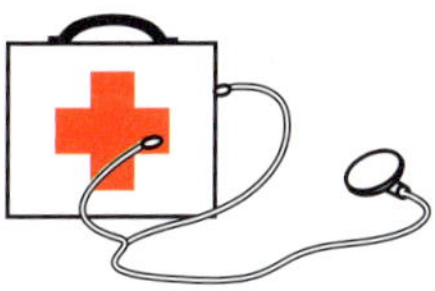

Zum Arzt
Zur Abklärung eigentlich immer.

Selbsthilfe

- Nimm die Medikamente ein, die dir die Gynäkologin verordnet – und zwar regelmäßig und bis zum Schluss.
- Du kannst die Behandlung unterstützen, wenn du in dieser Zeit auf Süßigkeiten verzichtest. Besonders gut wäre, wenn du jetzt öfter mal frischen Naturjoghurt isst oder sogar zu frischem Sauerkraut greifst. Beides enthält Milchsäurebakterien, die den Körper wirksam im Kampf gegen die Pilze unterstützen.
- Noch was: Vielleicht hörst du von Maßnahmen aus dem Bereich der „alternativen Medizin“, Vaginalpilze zu vertreiben: Joghurt, Sitzbäder mit verdünntem Obstessig, Einreibung der äußeren Geschlechtsteile mit Johanniskrautöl etc. Auch hier gilt jedoch: Nicht in Eigenregie he-

rumdoktorn, sondern lieber Zeit und Energie für die Suche nach einer guten Frauenärztin verwenden, die dich auch naturheilkundlich beraten kann. Als Erstmaßnahme am Wochenende, wenn kein Arzt in Sicht ist, kannst du eine Spülung mit Obstessig durchführen.

Dafür zwei Esslöffel Obstessig in einem Liter warmem Wasser auflösen. Mit gespreizten Beinen auf die Toilette setzen und Wasserstrahl über die Scheide laufen lassen.

× Eine weitere Erstmaßnahme am Wochenende ist Teebaumöl: Teebaumöl ist ein ätherisches Öl, das stark keimmindernd und gleichzeitig – im Gegensatz zu allen anderen ätherischen Ölen – schleimhautverträglich ist.

Zuerst muss das Öl auf eine allergische Reaktion getestet werden: Einen Tropfen in die Beuge des Ellenbogens reiben und (am besten über Nacht) abwarten, ob sich die Stelle rötet. Wenn keine Reaktion zu sehen ist, eine Binde mit zwei Tropfen Teebaumöl betropfen und in die Unterhose einlegen. Trag das Teebaumöl nicht direkt auf die Vaginalschleimhaut auf.

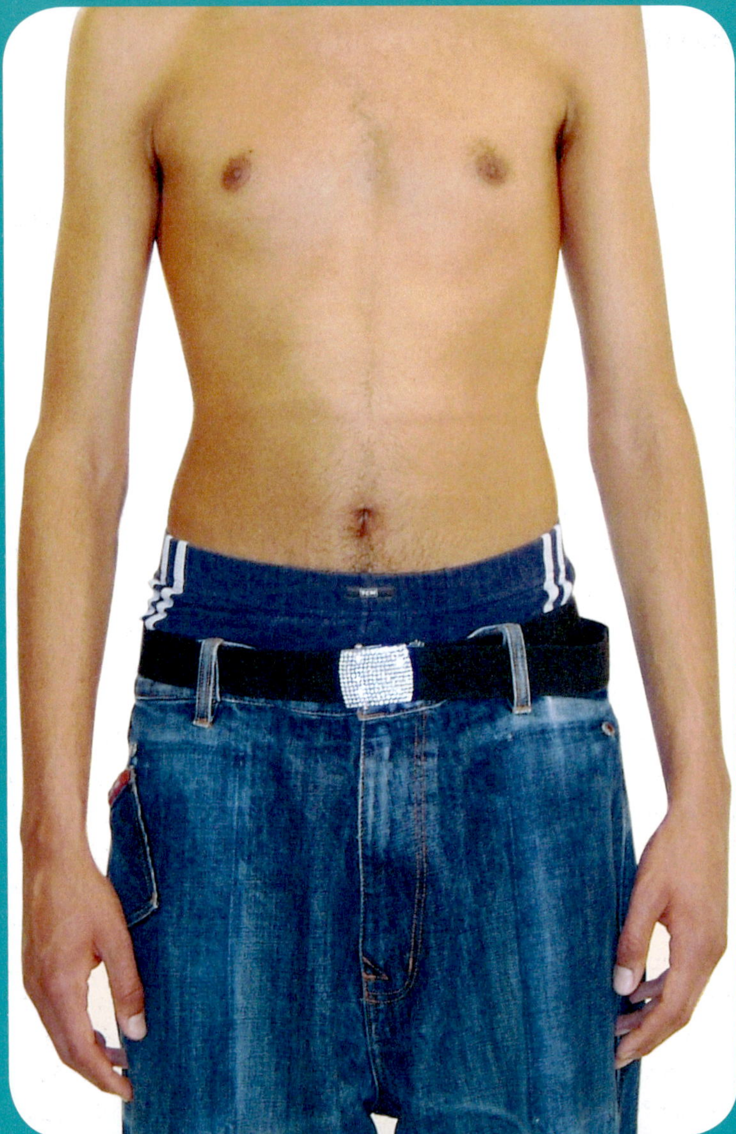

KAPITEL 13
MÄNNLICHE GESCHLECHTSORGANE

In diesem Kapitel geht es um ...

... die sexuelle Entwicklung von Jungen. Wir erklären das Wichtige zu den Themen Bartwuchs und Penisgröße, geben Tipps zur richtigen Hygiene und machen euch auf mögliche Probleme und Beschwerden mit euren Geschlechtsorganen aufmerksam.

Bartwuchs und Rasur

Der Bart beginnt bei Jungen üblicherweise zwischen dem 14. und 18. Lebensjahr zu wachsen, zunächst über der Oberlippe und vor den Ohren. Rasieren kannst du dich in Nass- oder Trockenrasur. Die Hälfte der Männer in Deutschland rasiert sich trocken, die andere nass. Die Nassrasur hält etwas länger, die Trockenrasur wird von Menschen mit trockener oder unreiner Haut bevorzugt.

Die Packungsangabe „für empfindliche Haut" auf der Rasiercreme folgt keiner einheitlichen Definition. Üblicherweise enthalten Produkte mit dieser Angabe mehr rückfettende Substanzen und weniger Parfüms.

Bei der Nassrasur werden die Haut und die Haare zunächst mit Seifenschaum aufgeweicht. Je borstiger die Haare sind, desto länger sollten sie einweichen. Empfohlen werden Rasierseife (mit Pinsel aufschäumen) und Rasiercreme (kann direkt auf die feuchte Haut aufgetragen werden). Normale Seife eignet sich nicht. Rasiert wird vom Ohr zum Mund, dann Kinn und Hals (von unten nach oben). Die Klingen für die Nassrasur müssen gut gesäubert und regelmäßig erneuert werden. Für kleine Verletzungen bei der Nassrasur gibt es Blutstill-Stifte zu kaufen, die die Haut durch Aluminiumsalze leicht gerben. Du kannst aber auch ein kleines Stückchen Toilettenpapier aufdrücken. Nach der Rasur solltest du ein Aftershave benutzen. Der Alkoholgehalt des Rasierwassers trocknet allerdings etwas aus und ist daher für trockene Haut weniger geeignet. Empfehlenswert sind Rasierwässer ohne synthetische Duftstoffe.

Penisgröße

Viele Jungen sind besorgt, ob ihr Penis die „richtige" Größe oder Form hat. Eine Studie der Einrichtung Pro Familia (Nordrhein-Westfalen) in Zusammenarbeit mit der Universität Essen, bei der u.a. die Penisgröße von 111 jungen Männern im Altern von 18 bis 19 Jahren (dann ist der Penis ausgewachsen) gemessen wurde, ergab: Die Penislänge schwankte im versteiften Zustand zwischen 10 und 19 Zentimetern. Der Durchmesser betrug zwischen 3 cm und 5 cm an der Basis (wo der Penis beginnt). Außerdem gab es keine übereinstimmenden Formen, sondern 111 individuelle Ausprägungen. Jeder Penis ist einmalig – so wie jeder Junge.

Noch etwas: Die Länge oder Dicke des Penis sagt noch lange nichts über die Qualität eines Liebhabers aus. Und wenn ein Mädchen eine enge, kurze Scheide hat – auch das variiert ja von Mädchen zu Mädchen –, kann ein großer Penis Schmerzen bereiten, wenn der Junge nicht über das nötige Feingefühl verfügt.

Hygiene

Du solltest den Penis jeden Tag waschen. Dafür unter der Dusche die Vorhaut zurückschieben und die Eichel mit lauwarmem Wasser abspülen, eventuell mit einer parfümfreien Seife abwaschen. Unter der Vorhaut und hier besonders im so genannten Eichelkranz, der Furche zwischen Eichel und Penisschaft, können sich Ablagerungen bilden (das Smegma), welche zu Infektionen führen und riechen. Smegma besteht aus abgeschuppten Hautzellen, Urinresten und Drüsensekreten. Es kann Entzündungen verursachen und gilt als krebserregend.

Vielleicht interessiert dich auch ein uralter Trick zur Desinfektion. Bei Harndrang Vorhaut vor Penisspitze zuhalten und Urin laufen lassen, bis Vorhaut sich durch den Urin aufbläht (auch hier gilt: nichts übertreiben), dann loslassen. Gegebenenfalls wiederholen. Funktioniert natürlich nicht, wenn die Vorhaut beschnitten ist (s.u.).

Brustschwellung

Durch die Hormonumstellung kann es bei Jungs vorübergehend zu einer Schwellung der Brustwarzen oder auch zu einer leichten Schwellung der Brust kommen. Diese so genannte „Pubertätsgynäkomastie" tritt bei ca. zwei Dritteln aller Jungen in der Pubertät auf. Man steht also nicht alleine da. Die Schwellung der Brustdrüsen wird durch ein vorübergehendes Übergewicht der weiblichen gegenüber den männlichen Geschlechtshormonen verursacht. Das kann völlig ohne Beschwerden auftreten, es kann aber auch zu Spannungsgefühl der Brüste oder Berührungsempfindlichkeit der Brustwarzen kommen.

Heilpflanzen & Co – Infos für Eltern
Hier hilft eigentlich immer das biochemische Mittel *Calcium phosphoricum* D6: 3 x täglich 1 Tablette lutschen, über drei Wochen, dann eine Woche Pause, bei Besserung der Beschwerden die Dosis reduzieren.

Vorhautverengung (Phimose)

Wenn du die Vorhaut nicht oder nur unter Schmerzen über die gesamte Eichel zurückziehen kannst, liegt möglicherweise eine Vorhautverengung vor. Hier ist der Rat eines Arztes notwendig, unter Umständen ist eine Beschneidung, d.h. die Kürzung oder Entfernung der Vorhaut, ratsam. Da es aber auch nicht-operative Therapiemethoden gibt, sollten deine Eltern sich gut informieren und eventuell mehrere ärztliche Meinungen einholen.

Beschneidung

Bei einer Vorhautverengung oder auch aus kulturellen Gründen wird die Vorhaut operativ gekürzt oder entfernt. Das hört sich erst mal brutal an, ist aber nicht so schlimm. Wenn du feststellst, dass du die Vorhaut nicht über die Eichel ziehen kannst, du Schmerzen an Vorhaut und Bändchen, Entzündungen oder Hauteinrisse hast, solltest du einen Hausarzt oder – besser noch – einen Urologen aufsuchen. Der hat übrigens jeden Tag mit derartigen Problemen zu tun, du brauchst dich nicht zu schämen.

Eine Beschneidung ist – so zumindest die Auskünfte des Dr. Sommer-Teams der BRAVO – weltweit der häufigste operative Eingriff. In den USA werden angeblich 80% der Männer beschnitten.

Durchgeführt wird eine Beschneidung in der Praxis eines Urologen oder Chirurgen, in örtlicher Betäubung oder unter einer Vollnarkose. Wenn man aus der Betäubung aufgewacht ist, kann man nach Hause gehen. Die Schmerzen halten ein, zwei Tage an, nach einer Woche sollte die Wunde im Großen und Ganzen verheilt sein. Wichtig ist, den Anweisungen des Arztes genau zu folgen, damit sich die Wunde nicht entzündet.

Hodenverschlingung

Heftige, stechende Schmerzen an einem Hoden, eine starke Schwellung des Hodens wie auch Übelkeit und Erbrechen können ein Zeichen für eine Hodenverschlingung (Hodentorsion) sein. Der Hoden hat sich im Hodensack um die Längsachse verdreht, nun ist die Blutzufuhr abgedrückt. Eine Hodentorsion kann bei plötzlichen Bewegungen, aber auch im Schlaf auftreten, sie betrifft vor allem Kinder und Jugendliche.

Sofort zum Arzt oder ins Krankenhaus. Der Hoden muss umgehend operativ zurückgedreht und anschließend am Hodensack fixiert werden!

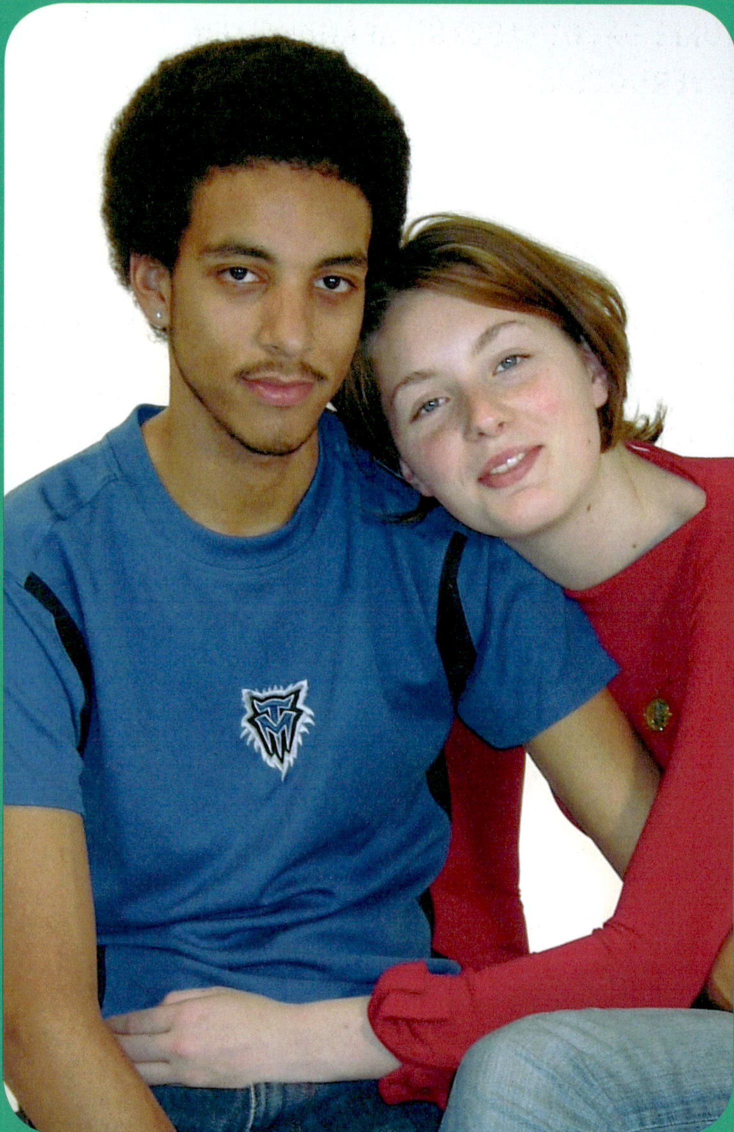

KAPITEL 14
SEXUELL ÜBERTRAGBARE KRANKHEITEN UND VERHÜTUNG

In diesem Kapitel geht es um ...

... Sex – und damit auch um Probleme, die vor, beim oder nach dem Sex auftreten können. Wir erklären, wie man verhütet und wie du dich vor ansteckenden und gefährlichen Krankheiten schützt. Dabei geht es um Geschlechtserkrankungen, die durch Bakterien oder Viren verursacht werden. Dem Thema AIDS widmen wir einen längeren Abschnitt. Denn darüber und vor allem, wie man sich davor schützt, kann man nicht genug wissen. Im letzten Teil des Kapitels geht es um das Thema Verhütung.

Dieser Ratgeber richtet sich an Jugendliche zwischen 12 und 18 Jahren. In dieser Zeit – mal früher, mal später – wächst das Interesse am anderen Geschlecht. Man schwärmt für jemanden, ist verliebt, findet ihn oder sie einfach süß.

Und irgendwann stellt sich die Frage nach Sex, nach körperlichem Kennenlernen und Zusammensein.

Wenn du einen Freund oder eine Freundin hast, den oder die du sehr magst, sind Küssen, Schmusen und alles andere, was dazu gehört, etwas Wunderschönes. Und je besser du den Anderen kennst, als Mensch, aber auch seinen oder ihren Körper, desto schöner kann es werden. Sex so nebenbei oder weil die anderen in der Klasse schon „Erfahrungen" haben ist meistens nicht einfühlsam und prickelnd, sondern kann dich durcheinander bringen, so dass du hinterher gar keinen Spaß mehr daran hast, dich unwohl mit dir selber fühlst.

Jugendliche stehen heute, was Sex angeht, unter einem enormen Leistungsdruck, vor allem durch Fernsehen oder Zeitschriften. Man spricht von „over-sexed", weil man geradezu mit erotischen Bildern und sexuellen Ansprüchen bombardiert wird. Dies gilt nicht nur für die Präsenz von Sex in den Medien, sondern auch für die Berichte von Freundinnen und Freunden. Nach einer amerikanischen Studie haben Jugendliche zweieinhalb mal so oft Sex, wenn sie glauben, dass ihre Freunde bereits sexuell aktiv sind (Focus 28/2001). „Ich warte auf den oder die Richtige. Ich warte auf jemand, den ich kenne, den ich mag, mit dem es hinterher weitergeht, dem ich vertraue, der mir nicht weh tut, auch nicht seelisch." – Ist diese Haltung so falsch? Lass dich nicht unter Druck setzen. Du merkst schon, wann für dich der richtige Zeitpunkt kommt.

Es gibt ein paar Dinge, die du über Sex wissen solltest, auch wenn sich das jetzt alles sehr nüchtern und medizinisch anhört bzw. so, als ob Sex vor allem gefährlich wäre. Das ist natürlich nicht richtig. Auf der anderen Seite solltest du ziemlich genau überlegen, wen du an dich heranlässt.

Weiter unten werden sexuell übertragbare Erkrankungen und auch die Frage einer Schwangerschaftsverhütung genauer besprochen. Was dich vielleicht auf die Schnelle am meisten interessiert, ist, was wann passieren kann bzw. wo mögliche Gefahren lauern.

Risiko Ansteckung

Also **Anfassen, Umarmen** und **Streicheln** ist glücklicherweise erst mal ungefährlich, hier gibt es keinerlei Risiken – es sei denn, der andere hat gerade Läuse.

Beim **Küssen** wird es schon etwas heikler, eine Reihe von Erkrankungen werden über „Tröpfcheninfektion", d.h. auch durch Speichel, übertragen. Dazu gehört vor allem Husten und Schnupfen, aber auch das Pfeiffersche Drüsenfieber, auch als „kissing disease" bezeichnet. Die Erkrankung wird am Ende von Kapitel 8 genauer beschrieben. Theoretisch kannst du dich beim Küssen auch mit Gelbsucht oder dem HI-Virus (AIDS) anstecken. Dafür müssten aber Beide offene Stellen im Mund haben, Zahnfleischbluten oder frisch vom Zahnarzt kommen, da diese Krankheitserreger vor allem durch das Blut übertragen werden.

Der Begriff **Petting** stammt vom englischen *pet* = streicheln, liebkosen. *Pet* heißt auf englisch auch „Kuscheltier". Beim Petting streichelt man sich gegenseitig, auch die Geschlechtsteile. Zu einer Schwangerschaft kann es beim Petting kommen, wenn Sperma in die Scheide gelangt – in diesem Fall über die Hände. Eine Ansteckung mit sexuell übertragbaren Krankheiten ist möglich, wenn Sperma, Scheidenflüssigkeit oder Blut vom Partner über kleine Wunden ins eigene Blut gelangen. Das ist eher selten, aber nicht auszuschließen. Riskant ist auch hier, wenn die Körperflüssigkeiten des anderen Kontakt zu deinen Schleimhäuten, z.B. in der Scheide oder am Penis, haben. Noch was: Wenn möglich, vor dem Petting die Hände waschen.

Risiko Schwangerschaft

Beim **ungeschützten Geschlechtsverkehr** gibt es zwei Risiken: die Ansteckung mit sexuell übertragbaren Krankheiten und eine ungewollte Schwangerschaft. Manche Mädchen denken: „Und wenn ich schwanger werde, lasse ich eben abtreiben." Sie unterschätzen, dass alle Folgen einer Schwangerschaft mehr oder weniger starke Auswirkungen haben: die Schwangerschaft selbst, für die ein jugendlicher Körper noch gar nicht entwickelt ist, aber auch eine Abtreibung. Selbst erwachsene Frauen kann eine Abtreibung völlig durcheinander bringen, obwohl sie im ersten Moment erleichtert sind. Eine Abtreibung macht man nicht „mal eben", abgesehen davon, dass es ein operativer Eingriff meistens unter Vollnarkose ist, der auch medizinische Risiken hat.

Für Jungs besteht bei unvorsichtigem Petting oder beim ungeschützten Geschlechtsverkehr das Risiko neben einer möglichen Ansteckung vor allem darin, ein Kind zu zeugen – und für dieses Kind dann auch mitverantwortlich zu sein, wenn das Mädchen es bekommen will, d.h. sich für die nächsten zwanzig Jahre um das Kind zu kümmern. Dass es beim Coitus interruptus – „Aufpassen" oder auch „Rückzieher" – in jedem vierten Fall zu einer Schwangerschaft kommt, sei an dieser Stelle bereits erwähnt.

Leider ist auch eine konsequente, sichere Empfängnisverhütung, z.B. durch die Pille oder andere Präparate, die Hormone enthalten, nicht ganz ohne Probleme. Die Hormongaben sind ein Eingriff in den körpereigenen Hormonhaushalt – und da ist es einfach günstiger, wenn der weibliche Körper möglichst weit in der Entwicklung ist, bevor man die Hormone nimmt.

Wenn du älter bist, ist dein Körper ausgewachsen, deine Seele ist nicht mehr im Auf und Ab der Pubertät. Mit der Volljährigkeit hast du auch juristisch die Möglichkeit, alle Rechte und Pflichten einer Schwangerschaft selber zu tragen.

Diese Warnungen, die sich sicherlich etwas altmodisch anhören, sind nicht aus der Luft gegriffen. Mehr als die Hälfte aller Jugendlichen verwenden beim ersten Geschlechtsverkehr überhaupt kein Verhütungsmittel, weder zum Schutz vor einer Schwangerschaft noch zum Schutz vor einer Erkrankung. Über ein Viertel der 16- bis 21-Jährigen, so eine internationale Umfrage, verhüten auch danach überhaupt nicht (Focus 28/2001, S. 126). Nur 40% der 15- bis 18-jährigen verwenden ein Kondom (Boyer et al., 2000, USA).

Sexuell übertragbare Erkrankungen

„Heute ist es kein Problem mehr, wenn du einem Jungen sagst:
Nur mit Präser. Und die, die das nicht mitmachen,
kannst du eh vergessen."
Meret, 19

Täglich stecken sich schätzungsweise mehr als eine Million Menschen mit Geschlechtskrankheiten an, so die WHO bereits 1996. Weltweit sind 60% der Patienten mit sexuell übertragbaren Erkrankungen unter 25 Jahren alt, 30% von ihnen sind unter 20 Jahren alt. Zwischen dem 14. und dem 19. Lebensjahr werden doppelt so viele Mädchen wie Jungs infiziert. Dies liegt wahrscheinlich daran, dass in den ersten Jahren nach Eintritt der Menstruation ein hormonelles Ungleichgewicht vorherrscht, das sich ungünstig auf die Immunabwehr der Schleimhaut in der Scheide auswirkt. Dazu kommt, dass Mädchen im Laufe der Zeit häufig mit älteren oder sexuell erfahreneren Partnern zusammen kommen, die ein höheres Risiko für Geschlechtskrankheiten haben als junge und sexuell unerfahrene Partner.

Es gibt mehr als zwanzig verschiedene Arten von sexuell übertragbaren Krankheiten. Untersuchungen zeigen, dass das Risiko für eine Ansteckung erhöht ist, wenn man:

- Kein Kondom verwendet.
- Beim ersten Geschlechtsverkehr sehr jung ist.
- Viele Sexualpartner hat.

- × Arm oder arbeitslos ist.
- × Alkohol und Drogen konsumiert.
- × Homosexuell ist.
- × Zu einer ausländischen Minderheit gehört.
- × Wenig über Verhütung weiß.
- × Orale oder anale Sexualpraktiken ausprobiert.

Das hört sich nach üblen Vorurteilen, Rassismus und Ausgrenzung an. Die Liste oben heißt auch nicht, dass Ausländer, Arme oder Alkoholiker sich allein deswegen leichter anstecken, weil sie Ausländer, arm oder betrunken sind. Aber: Die Wahrscheinlichkeit, kein Kondom zu benutzen, steigt eben deutlich an, wenn du betrunken bist oder wenig über sexuell übertragbare Krankheiten weiß. Und so nimmt die Wahrscheinlichkeit, kein Kondom zu benutzen, auch bei Armut oder mangelnder Aufklärung zu.

Die wichtigsten sexuell übertragbaren Erkrankungen sind:

- × Chlamydien.
- × Gonorrhoe.
- × HPV (Human Papillom Virus).
- × Herpes.
- × Syphilis.
- × HIV / AIDS (wird später noch ausführlich beschrieben).
- × Hepatitis (wird später noch ausführlich beschrieben).

Chlamydien sind die häufigste Geschlechtserkrankung weltweit, jährlich kommt es zu 89 Millionen Neuerkrankungen. Die Rate der Jugendlichen ist dabei am höchsten. 10% der sexuell aktiven Jugendlichen sind infiziert, wenn es auch häufig nicht zu Beschwerden und Krankheitszeichen kommt (Symptome). Als Überträger scheinen Männer, die infiziert sind, aber keine Beschwerden haben – und das waren in einer Studie acht von zehn (Sciarra 1997) –, eine große Rolle zu spielen. Chlamydien, die nicht erkannt und behandelt werden, können zu Unfruchtbarkeit führen.

Gonorrhoe oder Tripper ist weltweit die zweithäufigste Sexualerkrankung. Auch hier sind Jugendliche weitaus häufiger betroffen als andere

Altersgruppen. Gonorrhoe ist eine von Bakterien verursachte Infektion der Schleimhäute. Der Ausbruch erfolgt 2–8 Tage nach Ansteckung.

HPV (Human Papillom Virus) sind Viren, die an den Geschlechtsteilen zu Warzen bis hin zu Krebserkrankungen führen können. Auch hier kann es zu einem Verlauf ohne Beschwerden kommen. Gleichzeitig sind die HP-Viren gerade bei jungen Frauen sehr häufig. Größere Studien aus den USA zeigen Infektionsraten von bis zu 60%.

Herpes kennst du vielleicht vom Lippenherpes, den kleinen, juckenden Bläschen an der Lippe. Auch beim Genitalherpes kommt es zu einem Herpes-Bläschenausschlag, der sehr ansteckend ist. Der Ausbruch erfolgt 2–9 Tage nach Ansteckung.

Syphilis wird durch ein Bakterium verursacht und verläuft unbehandelt in vier Stadien (von Geschwüren über grippeähnliche Symptome bis hin zu schweren Gehirnerkrankungen). Die Erkrankungsrate nimmt seit einiger Zeit wieder zu. Besonders betroffen sind Jugendliche beispielsweise in den osteuropäischen Ländern. Hier konnte für 18–19-jährige Frauen ein Anstieg der Syphilis um das 200fache festgestellt werden (Lapinskaitie et al. 1999).

Wichtig ist, dass du bei folgenden Symptomen unbedingt den Arzt/die Ärztin aufsuchst (Mädchen: Frauenärztin; Jungen: Facharzt für Haut- und Geschlechtskrankheiten) und zwar auch dann, wenn die Beschwerden nach einigen Tagen wieder verschwinden:

Mädchen:

- Juckende, schmerzhafte Scheide.
- Ausfluss.
- Blutungen außerhalb der Regelblutung.
- Hautveränderungen.
- Unterbauchschmerzen.
- Schmerzhafte, juckende, brennende aber auch schmerzlose Bläschen und Geschwüre an den Geschlechtsteilen, aber auch im Mund-Rachen-Raum (je nach Sexualpraktik).

- Warzen an den Geschlechtsorganen.
- Geschwollene Lymphknoten in der Leistenbeuge (tastbare „Knubbel“ zwischen Geschlechtsbereich und Beinansatz).
- Fieber und Krankheitsgefühl.

Jungen:
- Brennen beim Wasserlassen.
- Häufiger Harndrang.
- Ausfluss, speziell morgens (klassisches Symptom für Gonorrhoe/Tripper).
- Rötung, Schwellung und Schmerzhaftigkeit der Geschlechtsorgane.
- Schmerzhafte oder schmerzlose Bläschen und Geschwüre an den Geschlechtsteilen aber auch im Mund-Rachen-Raum (je nach Sexualpraktik).
- Warzen an den Geschlechtsorganen.
- Geschwollene Lymphknoten in der Leistenbeuge (tastbare „Knubbel“ zwischen Geschlechtsbereich und Beinansatz) oder Ellenbeuge.
- Fieber und Krankheitsgefühl.

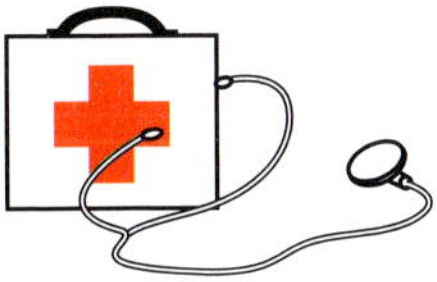

Zum Arzt
In vielen Fällen verlaufen Geschlechtskrankheiten ohne auffällige Krankheitszeichen. Bei geringen Beschwerden oder auch nur bei einem Verdacht bitte dennoch zum Arzt gehen. Unbehandelte Geschlechtskrankheiten können schwerwiegende Folgen haben – nicht nur für dich! Sag deinem Sexualpartner Bescheid, wenn du den Verdacht hast, eine Geschlechtskrankheit zu haben!
Gleichzeitig gibt es erfolgreiche Medikamente und unkomplizierte Nachweisverfahren. Nur der Arzt kann eine Geschlechtskrankheit behandeln, die wirksamen Medikamente auswählen und verordnen!

HIV/AIDS

HIV bzw. AIDS ist eine Erkrankung, deren Namen du bestimmt schon häufig gehört hast. Und wahrscheinlich meinst du auch, dass du eigentlich alles Wichtige über diese Krankheit weißt. Dennoch konnten die Pädagogen der Aidshilfe beobachten, dass häufig ein ziemliches Durcheinander herrscht bei dem, was Jugendliche über AIDS wissen. Da werden manche Dinge verharmlost, während andere maßlos übertrieben werden. Während die meisten anderen sexuell übertragbaren Erkrankungen vor allem die Geschlechtsorgane betreffen, handelt es sich bei HIV um eine Erkrankung, die unser Immun- oder Abwehrsystem betrifft. Das **HI-Virus** ist ein Krankheitserreger, der die Zellen des Immun- oder Abwehrsystems befällt und diese im Laufe der Erkrankung zerstört.

Der Name **AIDS**, zum ersten Mal 1981 beschrieben, steht für die englische Bezeichnung *Aquired Immune Deficiency Syndrome*. Dies bedeutet „erworbenes Immunschwäche-Syndrom“, also: „erworbene Abwehrschwäche“. Durch das Virus kommt es im Laufe der Zeit zu einer schweren Immunschwäche: Der Körper ist nicht mehr in der Lage, Krankheiten jeder Art (selbst einen Schnupfen oder eine Grippe) abzuwehren. Diese Krankheiten führen zum Tod. Die Infektion mit dem HI-Virus wird in drei Stadien eingeteilt, von der Erkrankung AIDS spricht man ab dem dritten Stadium.

Es gibt keinen Impfstoff gegen HIV und keine Arzneimittel, die die Erkrankung heilen. Die derzeit vorhandenen Medikamente verzögern den Ausbruch von AIDS, behandeln auftretende Infektionen und verbessern die Lebensqualität, haben jedoch auch massive Nebenwirkungen.

Der einzige Schutz vor der Krankheit ist die Vermeidung einer Ansteckung.

Test

Einen Test, ob man sich mit dem Virus angesteckt hat, kann man frühestens 12 Wochen nach dem Risikokontakt durchführen. So lange dauert es, bis so genannte Antikörper gegen das Virus im Blut nachweisbar sind. Der Begriff „AIDS-Test“ ist falsch, korrekt muss von einem **HIV-Antikörpertest** gesprochen werden. Dieser Test kann bei jedem Hausarzt, Frauenarzt, beim Gesundheitsamt (anonym, kostenlos oder kostengünstig) und bei verschiedenen Beratungsstellen durchgeführt werden. Dafür wird Blut aus der Vene im Arm abgenommen.

Wenn man sich mit dem Virus infiziert hat, ist man „HIV-positiv", weil Antikörper nachgewiesen werden konnten. Ein HIV-Test wird als „negativ" bezeichnet, wenn man im Blut **keine** Antikörper nachweisen konnte. Das ist etwas verwirrend, aber bei jedem Labortest üblicher Sprachgebrauch. Auch bei allen anderen sexuell übertragbaren Erkrankungen ist ein Test positiv, wenn der jeweilige Erreger direkt oder indirekt nachgewiesen werden konnte.

Es gibt **keine** Symptome (Krankheitszeichen), an denen man eine frische HIV-Infektion sicher erkennen kann.

Ansteckung

Das HI-Virus befindet sich in Blut, Sperma, Scheidenflüssigkeit und Muttermilch, nur in sehr geringer Menge in Speichel, Tränen, Urin, Schweiß und Kot. Die Menge des vorhandenen Virus wird als „Viruslast" bezeichnet. Am höchsten ist die Viruslast im Blut, auch im Menstruationsblut. Hoch ist die Viruslast auch in Sperma und Scheidenflüssigkeit.

Für eine Ansteckung muss das Virus aus den infektiösen Körperflüssigkeiten in die Blutbahn gelangen, es braucht eine so genannte „Eintrittspforte". Dies geschieht:

- Direkt (durch gemeinsam benutzte Spritzen oder durch Bluttransfusionen).
- Über Schleimhäute (Scheide, Darm, Eichel, Harnröhre) ohne Verletzung, hier gibt es Zellen, an die das Virus „andocken" kann, um in den Körper einzudringen.
- Durch wundgeriebene oder verletzte Schleimhäute. Beim ungeschützten Geschlechtsverkehr entstehen in der Scheide durch das Eindringen des Penis häufig kleine Verletzungen, die als Eintrittspforte dienen können.
- Durch entzündete Schleimhäute, z.B. bei Infektionen oder anderen sexuell übertragbaren Erkrankungen.
- Durch offene Wunden und Verletzungen.

Babys können durch HIV-positive Mütter im Mutterleib, während der Geburt oder beim Stillen infiziert werden.

Eine genügend große Menge ausreichend infektiöser Körperflüssigkeit + Schleimhaut oder Verletzung („Eintrittspforte“) → führt zu möglicher Ansteckung.

Kein Risiko der Ansteckung besteht bei

- × Benutzen von Geschirr, Gläsern oder Besteck.
- × Genuss von Lebensmitteln.
- × Händeschütteln, Umarmen, Streicheln, Massieren.
- × Küssen (beim Zungenküssen mit blutenden Verletzungen Beider kann ein Infektionsrisiko nicht ausgeschlossen werden, ist aber unwahrscheinlich).
- × Spielen, Toben.
- × Tränen.
- × Anhusten oder Anniesen.
- × Anfassen von Türgriffen, Telefonhörern etc.
- × Benutzen von Toiletten, Handtüchern oder Bettwäsche.
- × Besuch von Sauna und Schwimmbad.
- × Mücken, Insekten oder anderen Tieren.
- × Pflege von Menschen mit AIDS bei Einhaltung entsprechender Hygieneregeln.
- × Einhaltung der erforderlichen Hygienemaßnahmen (Sterilisation der Instrumente) im Krankenhaus, beim Arzt oder Zahnarzt, bei der Akupunktur, beim Friseur, bei der Fußpflege, beim Piercen und Tätowieren, beim Blutspenden.
- × Speichel oder Blut auf intakter, unverletzter Haut bei Erster Hilfe. Ein Ansteckungsfall in Deutschland ist nicht bekannt. Wegen möglicher Verletzungen der Haut ist es dennoch ratsam, als Ersthelfer Schutzhandschuhe zu verwenden.

Ein **Risiko** der Ansteckung besteht bei

- × Ungeschütztem Geschlechtsverkehr.
- × Anderen Sexualpraktiken wie die Befriedigung eines infizierten Mannes mit dem Mund (Oralverkehr, „einen blasen“ – hohes Risiko!), etwas weniger riskant auch die orale Befriedigung einer infizierten Frau (Fellatio).

- Analem Geschlechtsverkehr, hier kommt es zu Schleimhautverletzungen, Sperma gilt als hochinfektiös.
- Gemeinsamer Benutzung von Spritzen unter Drogenkonsumenten.
- Piercing und Tätowierungen, wenn nicht mit sauberen Materialien gearbeitet wird (hohes Risiko!).

Das **Ansteckungsrisiko** hängt außerdem ab von

- Der Menge der infektiösen Körperflüssigkeit.
- Der Zeitdauer, über die sich die infektiöse Körperflüssigkeit auf der Schleimhaut befindet.
- Möglichen Verletzungen der Schleimhaut.
- Reibung.
- Monatsblutung bei Mädchen und Frauen. Kurz vor und während der Blutung ist das Infektionsrisiko erhöht.
- Dem gleichzeitigen Vorhandensein von sexuell übertragbaren Krankheiten (s.o.).

Die häufigste Ansteckung erfolgt im ungeschützten Geschlechtsverkehr. Safer Sex ist der Ausdruck für „annähernd sicheren Sex". Das bedeutet, dass Samenflüssigkeit, Scheidenflüssigkeit, Blut oder Blutspuren nicht in den Körper des Partners/der Partnerin gelangen. Ein gewisses Restrisiko bleibt auch hier, es kann immer wieder „Pannen" geben.

Bring dich nicht in Gefahr:

- Benutz beim Geschlechtsverkehr ein Kondom.
- Bestehe als Mädchen darauf, dass der Junge ein Kondom benutzt.
- Kein Sperma in den Mund nehmen.
- Kein Sperma, Blut oder Urin auf offene Wunden.

Hepatitits („Gelbsucht")

Hepatitis B ist eine entzündliche Erkrankung des Lebergewebes (Leber heißt lateinisch *hepar*). Jährlich stecken sich in Deutschland schätzungsweise 50.000 Menschen mit Hepatitis B an. Die Erkrankung wird am häufigsten durch Geschlechtsverkehr, aber auch durch Blutkonserven, unsterile Spritzen, beim Tätowieren, Piercen u.ä. übertragen. Das Hepatitis B-Virus ist 100mal leichter übertragbar als das HI-Virus. Die Erkrankung kann ohne Symptome, also ohne äußere Krankheitszeichen, verlaufen. Ein Drittel der Erkrankten leidet aber ein bis sechs Monate nach Ansteckung zunächst unter grippeähnlichen Symptomen, dann unter Beschwerden, die für eine Lebererkrankung sprechen: Gelbfärbung der Augäpfel, Gelbfärbung der Haut, extreme Müdigkeit, Juckreiz am Körper. Bei 10% der Erkrankten wird nach und nach die Leber zerstört. Mittlerweile wird eine Impfung gegen Hepatitis B im Jugendalter empfohlen.

Es gibt auch noch Hepatitis C, die auch über Geschlechtsverkehr übertragen werden kann, gegen die es aber keine Impfung gibt. Auch diese Form von Hepatitis kann chronisch werden und die Leber zerstören.

Kondom

Kondome bekommst du in Apotheken, Supermärkten, Drogeriemärkten und Tankstellen. In vielen Cafés stehen auch Kondom-Automaten. Automaten, die z.B. vor Diskotheken stehen und Sonne abbekommen können, sind ungünstig, da hohe Temperaturen die Kondome schneller altern und porös werden lassen. Technisch und medizinisch geprüfte Markenkondome haben eine CE-Kennzeichnung auf der Packung mit einer Nummer der Prüfstelle.

Wenn du ein Kondom benutzen willst, achte auf das Verfallsdatum. Sie dürfen sich auch nicht hart und brüchig anfühlen. Die Verpackung muss unbeschädigt sein. Wenn sie beim Drücken Luft verliert, solltest du eine neue Packung nehmen. Das Kondom nicht mit der Schere oder anderen spitzen Gegenständen aufreißen oder -schneiden. Auch bei langen Fingernägeln ist Vorsicht angebracht, das Kondom kann beschädigt werden. Auch Intimschmuck oder -piercing kann ein Kondom beschädigen.

Kondome aus Naturdarm oder „Scherzkondome" bieten keinen Schutz vor Infektionen und Schwangerschaft.

Anwendung

Vorhaut zurückziehen. Reservoir (Nippel am Ende des Kondoms) mit Daumen und Zeigefinger festhalten, Luft rausdrücken, Kondom mit Rolle nach außen auf den steifen Penis aufsetzen, so weit es geht, abrollen (s. Abbildung). Nicht ziehen oder quetschen, das Abrollen sollte ganz leicht gehen. Sonst ein neues Kondom verwenden.

Kondome dürfen nicht zusammen mit Öl, fetthaltigen Cremes oder fetthaltigen Gleitmitteln verwendet werden, sie werden sonst undicht. Geeignet sind Gleitmittel auf Wasserbasis.

Wichtig: Nach dem Samenerguss nicht warten, bis der Penis schlaff wird. Kondom mit einer Hand hinten festhalten, wenn du den noch-steifen Penis aus der Scheide ziehst. Danach das Glied und die Hände waschen, damit beim „Nachspiel" kein Samen in die Scheide gelangt. Und benutztes Kondom im Restmüll entsorgen.

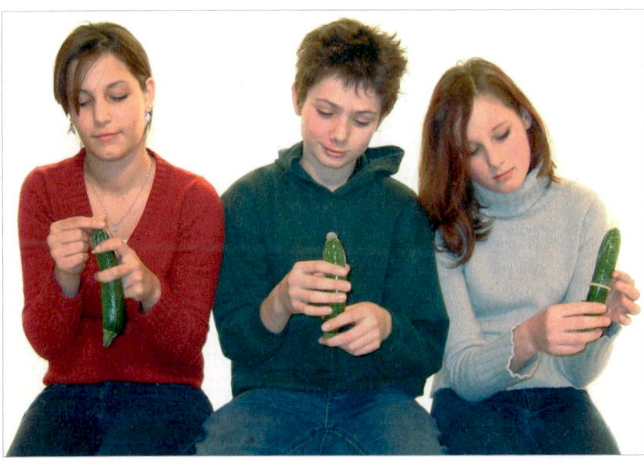

Eine Studie von Pro Familia und der Universitätsklinik Essen ergab, dass knapp 20% der teilnehmenden jungen Männer zwischen 18 und 19 Jahren Schwierigkeiten mit dem sicheren Halt eines Kondoms hatten. Es ist also anzunehmen, dass jugendliche Männer im Alter zwischen 14 bis 18 Jahren, da der Penis noch kleiner ist, ebenfalls ein Problem haben könnten. Hier werden Kondome mit Profil empfohlen: Sie werden hinter der Eichel enger. Im Handel wird auf „Profil" oder „Taillierung" hingewiesen, das Kondom „Mamba, das engere Condom" ist ebenfalls geeignet.

Informiert euch über Präservative. Stiftung Warentest und Ökotest bieten im Internet Produktbewertungen an (s. Anhang). Ansonsten gilt: Üben. Üben. Üben.

Die meisten Teenager nehmen sich zwar vor, beim Geschlechtsverkehr ein Kondom zu benutzen, es kommt dann aber oft ungeplant zum ersten Sexualkontakt, und dann wird in jedem zweiten Fall überhaupt kein Verhütungsmittel eingesetzt. Auch im weiteren Verlauf benutzen nur ca. 40% der Jugendlichen ein Kondom. Das heißt im Klartext: Die Wahrscheinlichkeit, dass dein Sexualpartner bereits ungeschützten Verkehr hatte – wenn es nicht das erste Mal für ihn oder sie ist – liegt bei 50%.

Und noch etwas: Befragungen von Jugendlichen und jungen Erwachsenen zeigen, dass es fast alle Befragten gut finden, wenn der andere vorschlägt, ein Kondom zu benutzen.

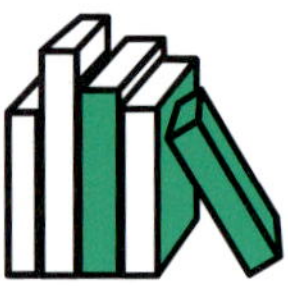

Die Broschüren der Bundeszentrale für gesundheitliche Aufklärung kann man unter www.gib-aids-keine-chance.de online lesen oder bei der Bundeszentrale unter www.bzga.de (weiterklicken zum Service und den Bestellungen) kostenlos beziehen:

- Aids von A–Z: Fragen, Antworten und Informationen zu Aids, HIV und zum Test
- Mädchensache(n): Alles über Freundschaft, Liebe, das erste Mal, Lust und Frust, Sex und Aids
- In unserer Straße...: Jungsgeschichten über Liebe, Freundschaft, Sex und Aids
- Alles ganz easy: Comic
- Ach, übrigens...: Informationen über sexuell übertragbare Krankheiten

Verhütung

„Eigentlich haben alle Mädchen, die ich kenne, Angst gehabt, zum Frauenarzt zu gehen. Und dann wird eben nur mit einem Kondom verhütet. Eine hat sogar mal auf eigene Faust eine Abtreibungspille geschluckt."

Lena, 19

„Tja, meist ist es einfach die Wahl des kleinstmöglichen Übels und dessen, was im Moment passt und funktioniert – und eine Aufforderung, bei Änderung der Lebensumstände auch mal zu überprüfen, ob die Verhütungsmethode noch passt. Während ich bei den jungen Mädels für meinen Geschmack viel zu viel Hormone unters Volk bringe, kommen zum Glück recht viele Studentinnen und Mittdreißigerinnen, die eine Portiokappe wollen und keine Pillenrezepte mehr. Gut so!"

Dr. Dorothee Struck, Gynäkologin

Verhütung – damit ist „Empfängnisverhütung" bzw. die Verhütung einer Schwangerschaft gemeint – geht alle an. Verhütung ist unerlässlich, wenn du nicht riskieren willst, schwanger zu werden bzw. ein Kind zu zeugen.

Für ein Mädchen ist in dieser Frage die wichtigste Ansprechpartnerin die Frauenärztin – viele Mädchen finden es angenehmer, zu einer Frau zu gehen als zu einem Mann. Hier kann man sich auch erst einmal besprechen und dann weiter überlegen.

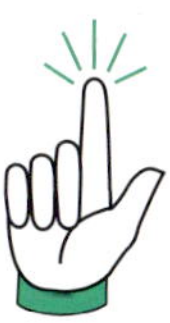

Eine gute Frauenärztin (oder ein guter Frauenarzt) unterhält sich erst einmal in aller Ruhe mit dir. Sie oder er nimmt dich ernst, auch deine Gedanken zur Sexualität. Eine Ärztin, bei der du nicht das Gefühl hast, offen reden zu können, „bringt nichts". Such dir jemand anderes. Es ist unbedingt wichtig, dass du ehrlich zu der Ärztin bist und Vertrauen zu ihr hast. Gemeinsam mit der Ärztin kannst du überlegen, welche Möglichkeit der Empfängnisverhütung für dich geeignet ist.
Noch was: Zu einer Frauenärztin kann man auch als Paar gehen.

Es gibt viele Methoden der Verhütung. Am sichersten ist die Kombination aus einem hormonellen Schutz und Kondom: Für die Empfängnisverhütung sind Pille, Hormonpflaster, der Hormonring oder das Hormonstäbchen für Mädchen ein zuverlässiger Schutz, das Kondom ist zum Schutz vor sexuell übertragbaren Krankheiten notwendig – vor allem bei unverbindlichem Sex, oder wenn man sich noch nicht lange kennt. Ein Junge kann mit der Anwendung des Kondoms verhindern, ungewollt Vater zu werden. Es ist hier immer riskant, die Verhütung als „Frauensache" abzutun. Gleichzeitig schützt das Kondom natürlich auch ihn vor Krankheiten.

Alle anderen Verhütungsmethoden können später oder in einer stabilen Partnerschaft in Erwägung gezogen werden. Für Jugendliche kommen sie nicht in Frage. Warum?

- Die **Spirale** geht bei jungen Frauen, die noch Kinder haben wollen, mit dem Risiko von Infektionen und Unfruchtbarkeit einher, vor allem wenn sie häufiger neue Partner haben.
- Die Verwendung eines **Diaphragmas** oder einer **Portiokappe** – zwei sehr gute Verhütungsmethoden für später – erfordert eine gewisse Disziplin. In beiden Fällen handelt es sich um mechanische Barrieren, d.h. sie sitzen vor dem Muttermund und verschließen so den Eingang zur Gebärmutter.
- **Schaumzäpfchen** sind nicht sicher und können durch Schädigung der normalen Scheidenflora Pilzinfektionen begünstigen.
- Natürliche Methoden der Empfängnisverhütung wie der **Schleimtest** oder Temperaturmessen helfen zwar jeder Frau, ihren Zyklus besser kennen zu lernen, sind aber ebenfalls nicht sicher. Beim Schleimtest kannst du über den Vaginalschleim Rückschlüsse auf den Monatszyklus ziehen. In Zeiten hoher Fruchtbarkeit wird aufgrund der Hormonveränderung mehr Schleim produziert, der sogar aus der Scheide herausfließen kann. Er ist erst dünn und milchig, dann klar und eiweißartig und lässt sich zwischen (frisch gewaschenen) Daumen und Zeigefinger zu einem durchgehenden Faden ziehen („spinnbar"). Nach den fruchtbaren Tagen wird der Schleim wieder dick, klebrig und undurchsichtig. Außerdem verändert sich die **Körpertemperatur.** Sie steigt mit dem Eisprung um 0,5 Grad Celsius. Wenn man regelmäßig die Temperatur messen möchte, um den Eisprung zu erfassen,

sollte dies immer zur gleichen Tageszeit geschehen, beispielsweise morgens vor dem Aufstehen. Diese beiden Methoden eignen sich aber, wie gesagt, vor allem, wenn man seinen Körper kennen lernen will oder schwanger werden will. Denn wenn man nicht schwanger werden will und eine Schleimveränderung oder den Temperaturanstieg feststellt, ist es unter Umständen bereits zu spät: Spermien haben eine Lebensdauer von mehreren Tagen.

- Im wahren Leben wird immer wieder, gerade bei ungeplantem Sex, vom Jungen angekündigt: „Ich pass schon auf." Ein **„Rückzieher"** („Coitus interruptus") ist extrem unsicher, die Rate ungewollter Schwangerschaften ist hoch, es gibt eine Versagerquote von 25%. Lass dich als Mädchen gar nicht erst darauf ein. Spaß macht es sowieso nicht, immer dran zu denken, ob der Junge auch wohl wirklich dran denkt, seinen „Rückzieher" zu machen.
- Der Vollständigkeit halber: Es gibt auch noch hormonelle Verhütungsmittel, die wir jedoch für Jugendliche nicht günstig finden. Die **Mini-Pille** enthält nur ein einziges Hormon und nicht die Kombination aus Hormonen, die in der „normalen" Anti-Baby-Pille (s.u.) enthalten sind. Die Mini-Pille muss jeden Tag exakt zur gleichen Uhrzeit geschluckt werden. Und das kann erfahrungsgemäß von Jugendlichen (aber auch von wenigen Frauen) garantiert werden. Verzögert sich die Einnahme nur um drei Stunden, ist der Schutz vor einer Schwangerschaft nicht mehr gewährleistet.

Pille

Die Pille (kurz für „Anti-Baby-Pille") enthält künstlich hergestellte Hormone, die den körpereigenen Geschlechtshormonen sehr ähnlich sind. Diese täuschen quasi eine Schwangerschaft vor, dadurch wird der Eisprung unterdrückt. Du kannst dir denken, dass dies ein massiver Eingriff in den Gesamthaushalt des Körpers ist. Da sie jedoch – regelmäßige Einnahme vorausgesetzt! – eine Sicherheit von fast 100% hat, wird die Pille bei Jugendlichen von vielen Frauenärztinnen, auch solchen aus dem „alternativen" Lager, empfohlen. Das Argument: „Die Einnahme ist zwar nicht günstig, ist aber nicht so schlimm wie die Erfahrung einer Abtreibung oder die Belastung des Körpers und die Folgen für das ganze Leben durch eine frühe, ungewollte Schwangerschaft.“ Es handelt sich hier also um das „kleinere Übel“, wenn eine Jugendliche Geschlechtsverkehr haben möchte.

Man weiß inzwischen, dass die frühe und lange Einnahme der Pille das Brustkrebsrisiko geringfügig steigert. Dies soll nicht bedeuten, dass du besser auf eine sichere Verhütung verzichten und das Risiko einer ungewollten Schwangerschaft in Kauf zu nehmen sollst. Aus naturheilkundlicher Sicht wäre es jedoch zumindest eine Überlegung wert, ob du deinem Körper nicht mindestens bis zum 15. oder 16. Lebensjahr Zeit gibst, sich zu entwickeln, ohne Hormoneinnahme oder Risiko einer Schwangerschaft – und in dieser Zeit in aller Ruhe die Vielfalt von Zärtlichkeiten auslotest und kennen lernst.

Eine Frau bzw. ein Mädchen nimmt die Pille 21 Tage ein, möglichst jeden Tag zur gleichen Uhrzeit. Dann wird die Pille ausgesetzt, der Hormonspiegel normalisiert sich, die Blutung tritt ein.

Es gibt viele unterschiedliche Sorten der Pille. Die Frauenärztin hilft dir, das richtige Präparat herauszufinden. Auch wenn dir die Pille nicht bekommt und du das Präparat wechseln möchtest, ist die Frauenärztin die richtige Ansprechpartnerin. Sie verschreibt die Pille – das Medikament kannst du nicht einfach in der Apotheke kaufen. Bis zum 20. Lebensjahr übernimmt die Krankenkasse die Kosten für die Pille.
Bitte lass dir die genaue Einnahme von deiner Ärztin erklären!

Die Pille ist ein Arzneimittel mit starker Wirkung auf den Hormonhaushalt und damit auf den gesamten Körper. Deshalb kann sie auch zu **Nebenwirkungen** führen. Die häufigsten Nebenwirkungen bei der Einnahme sind:

- Übelkeit.
- Geschwollene, gespannte Brüste.
- Wassereinlagerungen im Körper, beispielsweise am Po und in den Oberschenkeln.
- Gewichtszunahme.
- Sexuelle Lustlosigkeit.

- Stimmungsschwankungen.
- Zwischen- oder Schmierblutungen.

Durch die Einnahme der Pille kann es auch zu einem **Mangel an Vitaminen** kommen, insbesondere zu einem Mangel an dem B-Vitamin Folsäure. Folsäure ist für den Aufbau von körpereigenen Eiweißen erforderlich, außerdem für die Blutbildung. Ein Folsäure-Mangel zeigt sich in Schwächegefühl, Abgeschlagenheit, Leistungsminderung, Reizbarkeit, Vergesslichkeit, Müdigkeit tagsüber, Schlaflosigkeit nachts, Kopfschmerzen. Daneben kann es zu einem Vitamin B6- und B12-Mangel kommen. Reizbarkeit, Stimmungsschwankungen, Müdigkeit und sogar Depressionen sind die Folge.

Es gibt auch Nebenwirkungen, die sich langfristig bemerkbar machen. Die Pille fördert z.B. die Blutgerinnung im Körper. Deshalb darf man während der Einnahme der Pille auf keinen Fall **rauchen!** Rauchen schädigt nämlich die Blutgefäße, und in Kombination mit der Pille kann es dann leicht zu Blutgerinnseln in den Blutgefäßen kommen. Wenn diese sich lösen, können sie Schlagadern verstopfen und zum Absterben der dahinter liegenden Bereiche führen. Ein Schlaganfall oder Herzinfarkt kann die Folge sein.

Die Pille muss regelmäßig eingenommen werden. Durchfall und Erbrechen mindern ihre Wirkung. Auch bei der gleichzeitigen Einnahme von Medikamenten, z.B. Antibiotika, solltest du mit dem behandelnden Arzt oder der Frauenärztin sprechen, weil hier eine Wechselwirkung stattfinden kann.
Mädchen, die hormonell verhüten, sollten das Vitamin Folsäure einnehmen. Folsäure in natürlicher Form ist in Spargel, grünen Bohnen, Camembert, Tomaten, Apfelsinen und Bananen enthalten. Es gibt auch Folsäure-Präparate, die der Frauenarzt/die Frauenärztin oder der Hausarzt verordnet. Vitamin B6 ist in Bierhefe enthalten, in Walnüssen, Vollkorngetreide oder Milch. Es gibt auch Vitamin B-Ampullen oder -Präparate. Die Ärztin wird dich auch hier beraten. Bei Verdacht auf einen Vitaminmangel wird sie gegebenenfalls eine Blutuntersuchung durchführen und danach entscheiden, ob und wie lange du ein Präparat einnehmen sollst.

Hormonpflaster

Seit 2003 auf dem Markt ist auch ein Hormonpflaster, 4,5 cm x 4,5 cm groß, das man auf den Bauch, Oberkörper, Arme oder den Po klebt und dort einfach lässt. Einmal pro Woche wird das Pflaster erneuert, nach drei Wochen macht man eine Pause, es kommt zur Blutung. Das Pflaster funktioniert wie die Pille, hat entsprechend auch die gleichen Nebenwirkungen. Vorteil ist jedoch, dass man nicht jeden Tag an die Einnahme denken muss. Nachteile sind außer den oben beschriebenen Nebenwirkungen der Pille mögliche Hautreizungen und dass das Pflaster sichtbar ist. Dennoch: Als Alternative zur Pille sicherlich eine ernstzunehmende Möglichkeit! Besprich dich mit deiner Frauenärztin! Die Herstellerfirma der Hormonpflaster arbeitet übrigens gerade daran, die „Stützstrumpfoptik" durch Tattoo-Aufdrucke etc. zu verbessern.

Hormonring

Die Hormone aus der Kombinationspille gibt es auch in einem Ring, der während der Regel in die Scheide eingesetzt wird. Er bleibt drei Wochen liegen, dann gibt es wie bei der Pille eine hormonfreie Woche, in der eine Blutung kommt. Wie beim Pflaster muss man nicht jeden Tag an die Einnahme denken, und für die ganz schusseligen Frauen gibt es einen SMS-Service, der an die Entfernung erinnert. Die Nebenwirkungen sind ebenfalls wie bei einer normalen Pille, wobei die Hormonbelastung um ein Viertel geringer ist. Manche Männer/Jungen spüren den Ring beim Verkehr, aber nur wenige stört es, manche sind sogar erleichtert, weil sie merken, dass sichere Verhütung gewährleistet ist. Wenn es sehr stört, kann der Ring bis zu drei Stunden herausgenommen werden, es ist aber wichtig, nicht ohne den Ring einzuschlafen. Eine andere Falle kann sein, dass während der Regel der Ring mit einem Tampon herausgezogen wird und in die Toilette fällt, manchmal sogar unbemerkt. Dann ist natürlich kein Verhütungsschutz mehr vorhanden. Da der Ring für Frauen nicht zu spüren ist, sollte im Zweifelsfall nach der Blutung mit dem Finger nachgetastet werden, ob er noch da ist.

Implanon/Verhütungsstäbchen

Das Hormon der Minipille gibt es auch als streichholzgroßes **Verhütungsstäbchen,** das in den Oberarm eingesetzt wird. Es schützt für drei Jahre sehr zuverlässig vor Schwangerschaften, bevor es wieder entfernt wird. Der Nachteil ist, dass der Monatszyklus sehr unregelmäßig werden kann: von häufigen Schmier- und Zwischenblutungen bis hin zu einem völligen Verlust der Regelblutung durch Austrocknen der Gebärmutterschleimhaut. Außerdem ist es mit ca. 320,- EUR relativ teuer, und die Krankenkassen übernehmen die Kosten auch bei Mädchen unter 20 Jahren nur in Einzelfällen.

Pille danach

Wenn es „passiert" ist, wenn du also einen ungeschützten Geschlechtsverkehr hattest oder das Kondom geplatzt ist, dann sprich mit deiner Mutter, deiner Frauenärztin oder einer Frauenärztin von „pro familia", um herauszufinden, wie hoch die Wahrscheinlichkeit einer Schwangerschaft ist. Es gibt innerhalb von 72 Stunden (drei Tage) die Möglichkeit, Tabletten (je nach Methode zwei oder vier Tabletten) mit hochdosierten Hormonen einzunehmen, die eine Schwangerschaft verhindern. Wichtig: Je früher du diese sogenannte „Pille danach" einnimmst, desto besser. Am Wochenende kann die „Pille danach" in einer Krankenhausambulanz verschrieben werden.

Die „Pille danach" ist ein massiver Eingriff in den Körper und extrem gesundheitsschädigend. Im Notfall nimmt eine Frau diese Nebenwirkungen in Kauf. In keinem Fall aber ist die „Pille danach" für häufigere Anwendungen geeignet.

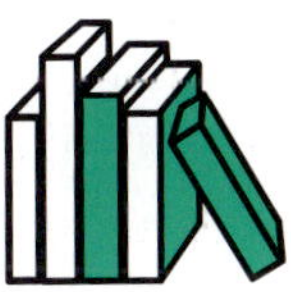

Barbara Poche, Norman Filz: *Offen gesagt. Alles über Liebe, Körper, Sexualität.* Überreuter 2003, 10,90 EUR
Christine Wolfrum, Peter Süß: *Liebe, Sex und mehr. Alles, was ihr wissen wollt.* dtv 2005, 7,50 EUR

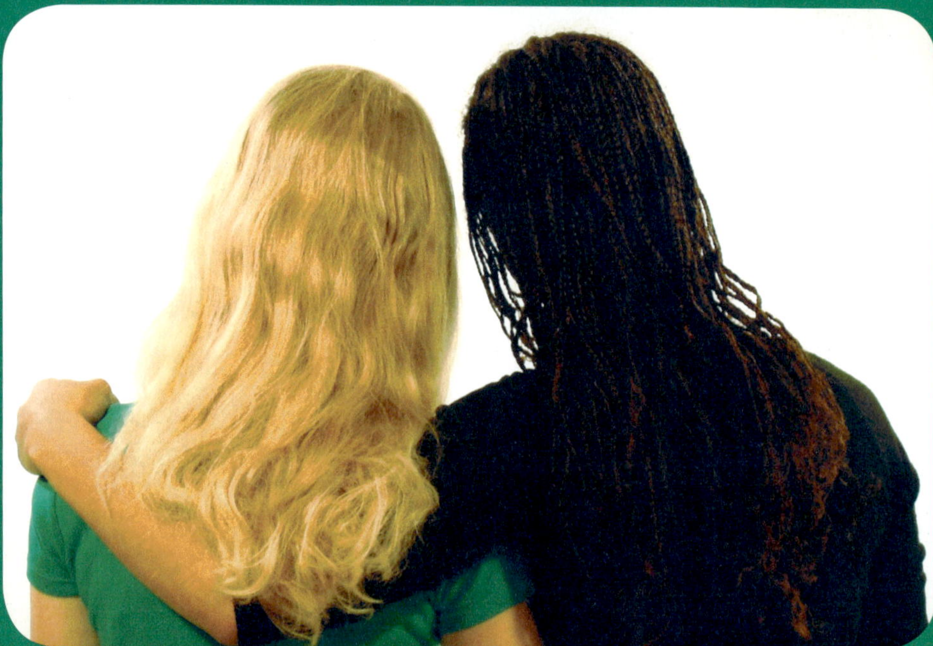

KAPITEL 15
HAUT UND HAARE

In diesem Kapitel geht es um ...

... Haut und Haare, also um deine äußere „Hülle". Beschwerden und Erkrankungen in diesem Bereich haben oft einen Zusammenhang mit deinem ganzen Körper und mit deiner Seele. Außerdem erklären wir dir das Notwendige zum Thema Pickel, Piercings und Tatoos und geben Tipps zur richtigen Haut- und Haarpflege.

Hauterkrankungen allgemein

Aus naturheilkundlicher Sicht sind Hautbeschwerden nicht nur ein Problem der Haut, sondern des gesamten Stoffwechsels. Deshalb werden Hauterkrankungen in der naturheilkundlichen Praxis nicht einfach äußerlich behandelt, beispielsweise mit einer Salbe. Man denkt bei Hautsymptomen auch an Darm, Leber oder Niere und behandelt diese entsprechend durch eine Ernährungsumstellung, Tees oder Arzneimittel.

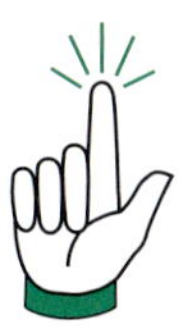

Aufgenommene Giftstoffe (Alkohol, Nikotin, Teer, Gifte in Nahrung) werden auch durch die Haut ausgeschieden. Das bedeutet: Der Zustand deiner Haut hat auch etwas damit zu tun, was du isst, was du trinkst, wie du lebst, ob du rauchst, wie viel du schläfst etc.

Pickel

Im medizinischen Wörterbuch wird der Pickel so beschrieben: „kleine, spitze Hauterhebung, meist als Manifestation (sichtbares Zeichen) einer Follikulitis (Haarbalgentzündung)". Das soll heißen: An jedem Haar unten, am so genannten Haarbalg, sind Fett- oder Talgdrüsen. In der Pubertät kommt es zu einer vermehrten Fett- oder Talgabsonderung. Die

Talgdrüsen verstopfen, es kommt zu Mitessern. Nun nisten sich Bakterien ein und verursachen eine Entzündung, deutlich sichtbar als Pickel.

Ursachen

Vor allem die hormonelle Umstellung, insbesondere das männliche Hormon Testosteron, beeinflusst das Hautbild und kurbelt die Talgproduktion an. Du kannst dir denken, dass folgende Faktoren als gewisse Verstärker hinzukommen:

- × Stress und Aufregung.
- × Ernährung, vor allem scharfes, fettes oder süßes Essen.
- × Rauchen, Alkohol.
- × Aufenthalt in schlechter Luft (z.B. in Kneipen).

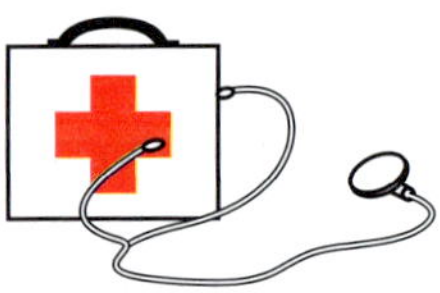

Zum Arzt

- × Wenn sich die Pickel immer wieder entzünden.
- × Wenn die Pickel an Haut-Schleimhaut-Grenzen sitzen (z.B. nahe an den Augen).
- × Wenn Allgemeinbeschwerden wie Fieber oder Schüttelfrost dazukommen.

Selbsthilfe

So hart es klingt: All zuviel kann man gegen Pickel nicht ausrichten. Wenn die hormonelle Umstellung abgeschlossen ist, mit 18 bis 20 Jahren, erledigt sich das Problem meist von selbst. Kleiner Trost: Wer fettige Haut (und damit auch Pickel) hat, kriegt später nicht so schnell Falten.

Auch wenn man die Pickel nicht komplett in den Griff kriegt, kann man doch was dagegen tun, dass sie zu schlimm werden. Hier einige Tipps:

1.Allgemeinmaßnahmen

- × Genug schlafen – damit sich die Haut regenerieren kann.
- × Schwitzen bringt den Hautstoffwechsel in Gang, beispielsweise durch Sport oder Sauna.
- × Frische Luft ist gut!

- Wer eine gute Haut haben will, sollte nicht rauchen. Durch das beim Rauchen eingeatmete Nikotin werden die feinen Blutgefäße in der Haut zusammengezogen. Die Haut wird nicht mehr ordentlich durchblutet, und die Mangeldurchblutung leistet Entzündungen (also Pickeln) Vorschub.

2. Essen und Trinken

- Nicht zu viel Schokolade essen. Auch Nahrungsmittel, die reich an Zusatzstoffen sind (Cola, Süßigkeiten, Fertiggerichte etc.) und scharfe Gewürzen, z.B. Pfeffer, Chili, Paprika (auch mal an die scharf gewürzten Chips denken), solltet ihr vermeiden. Alles, was man oben reinstopft, wird nicht nur über den Darm, sondern auch über die Haut ausgeschieden.
- Besonders gut für den Darm sind Joghurt, Buttermilch, Sauermilch, Dickmilch, Sauerkraut, eingelegte rote Bete usw. All diese Lebensmittel enthalten Milchsäurebakterien, die die gesunde Besiedelung des Darmes unterstützen. Das kommt auch der Haut zugute.
- Viel trinken, damit die Haut von innen befeuchtet wird und Abfallstoffe abtransportiert werden können. Koffeinhaltige Drinks wie Cola oder Alkohol wirken entwässernd und sind deshalb ungeeignet. Am besten sind Wasser oder Saftschorle.
- Bierhefe essen. Bierhefe (aus dem Reformhaus) ist reich an B-Vitaminen und Mineralien.

3. Hautpflege

- Auf die Qualität von Hautcremes, Make-up etc. achten. Schlechte Kosmetik verklebt die Hautporen. Recherchiert ein wenig im Internet oder besorgt euch entsprechende Literatur. Die Zeitschrift Ökotest hat z.B. zahlreiche Kosmetikprodukte auf Inhaltsstoffe, Verträglichkeit etc. untersucht.
- Etwas besonders Feines ist die Akne-Serie von Wala mit Waschcreme, Gesichtswasser, Hautöl, Gesichtsdampfbad und Gesichtsmaske.
- Keine Seife sondern spezielle Reinigungsmilch oder Gesichtwasser verwenden. Seife vermindert den Säureschutzmantel der Haut.
- Wichtig: Abends Make-up entfernen, auch und vor allem das Augen-Make-Up.

- Ein regelmäßiges „Peeling“ bewirkt, dass die oberste Hautschicht nicht verhornt und dadurch die Ausführungsgänge der Talgdrüsen verstopfen. Sehr gut ist auch ein Peeling aus Heilerde (siehe unten).
- Noch ein Wort zu den alkoholischen Lösungen, die im Handel zur Behandlung von Pickeln verkauft werden: Sicherlich wirken der Alkohol bzw. die enthaltenen Substanzen austrocknend und entfettend. Die Crux ist jedoch, dass die Haut meint, zu wenig Fett zu produzieren und deshalb immer weiter zulegt. Außerdem können alkoholische Lösungen zu einer Erweiterung der feinen Blutgefäße in der Haut führen. Im Alter können sich daraus erweiterte Äderchen im Hautbild entwickeln (Couperose). Wenn du also alkoholische Reinigungslösungen verwenden willst, immer wieder pausieren, damit sich die Haut erholen kann.

Heilpflanzen & Co – Infos für Eltern

Die drei wichtigsten Pflanzen bei Pickeln sind Kamille, Ringelblume und Hamamelis. Sie wirken alle etwas unterschiedlich.

- **Kamille** hilft hervorragend gegen Entzündungen. Da die wirksamen Bestandteile wasserdampflöslich sind, kannst du ein Kopfdampfbad durchführen (siehe unten).
  Vorsicht: Manche Menschen sind gegen Kamille allergisch!
- Gerade die gelben Farbstoffe der **Ringelblumenblüten** wirken ausgesprochen wundheilend und entzündungshemmend. Das ist für entzündete Gesichtshaut gut, aber auch für alle anderen Arten von Wunden. Deshalb werden wir der Ringelblume oder Calendula spätestens beim Kapitel „Notfälle“ wieder begegnen. Bei Ringelblumensalbe als Hautsalbe immer darauf achten, dass sie auch schön gelb ist, dann enthält sie viele Wirkstoffe. Und auch hier kommt es leider bei manchen Menschen zu allergischen Reaktionen.
- Die dritte Pflanze, **Hamamelis** oder virginischer Zauberstrauch genannt, ist weniger entzündungsmindernd oder wundheilungsfördernd, sondern vor allem adstringierend. Das heißt: Die oberste Hautschicht wird leicht zusammengezogen. Damit ist Hamamelis, vor allem als in Naturkosmetikläden erhältliches Hamamelis-Wasser, besonders geeignet für fettige und großporige Haut und Besenreiser (feine erweiterte Äderchen).
- Eine **Teemischung** aus Löwenzahnwurzel und -kraut, Brennnesselkraut und Stiefmütterchenkraut („Kraut“ heißt immer, dass alle überirdischen Teile verwendet werden) ist gut für die Entgiftung und die Haut. Löwenzahn regt die Entgiftung über Niere und Leber an, Brennnesselkraut wirkt blutreinigend und ist

mineralstoffreich. Der Geschmack ist vielleicht nicht jedermanns Sache, weil Löwenzahn bitter schmeckt. Die Brennnessel lässt das Ganze auch noch wie Spinat-Brühe aussehen. Aber es hilft!

× Auch eine Frühjahrskur mit Frischpflanzenpresssaft aus der Brennnessel ist gut. Dafür im Frühjahr täglich einen Esslöffel Saft (Reformhaus) in einem Glas Buttermilch verrühren und trinken. Das Frühjahr bietet sich hier als Jahreszeit besonders an, weil der Körper nach dem „Winterschlaf" wieder neue Kräfte mobilisiert.

Manchmal wird jungen Mädchen bei schwerer Akne angeraten, die Pille zu nehmen. Vor dieser Maßnahme sollte man erst mal an ein Präparat auf der Basis von Mönchspfeffer denken (z.B. Agnolyt®). Erkundigen Sie sich für Ihre Tochter nach einer guten Gynäkologin, die über Kenntnisse in der Naturheilkunde verfügt.

Rezepte zum selber ausprobieren

Gegen Entzündungen und zum Aufweichen: Kopfdampfbad Kamille

Leg deine Lieblings-CD auf, fülle eine Handvoll Kamillenblüten in eine große Schüssel und übergieße sie mit 1–2 Liter kochendem Wasser. Halte dein Gesicht darüber und bedecke den Kopf mit einem Badehandtuch – und zwar so, dass wirklich keine Öffnung zwischen Handtuch, Tisch und Schultern ist. Selbst wenn du glaubst, gleich dem Erstickungstod zu erliegen, das Ganze ungefähr 10 Minuten lang durchführen – schau dir vorher die Songlänge der CD an, es kommt einem sehr viel länger vor. Oder stell Dir einen Wecker. Spül danach – wichtig! – das Gesicht mit kaltem Wasser ab!

Ach ja, wie du die Kamillenblüten entsorgst? Nicht im Spülbecken oder Waschbecken, die Ausgüsse verstopfen, sondern in der Toilette. Und dann nachspülen, bis die letzten Blütenköpfchen verschwunden sind.

Gesichtsmaske mit Quark und Honig

Besonders wohlschmeckend, dafür aber auch etwas glitschig, ist die Quark-Honig-Maske, für die du zwei Esslöffel Magerquark (Sahnequark verläuft zu schnell) mit einem Teelöffel (festem) Honig verrührst und auf die Gesichtshaut aufträgst. 10 bis 20 Minuten (oder bis die Maske anfängt zu tropfen) einwirken lassen.

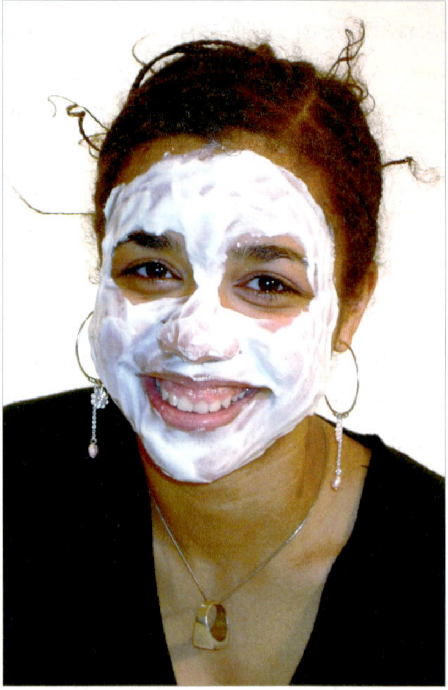

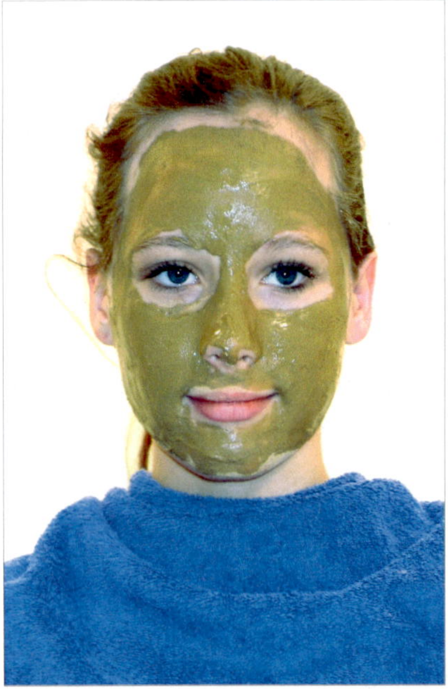

Gesichtsmaske mit Heilerde

Heilerde (Apotheke, Luvos Heilerde äußerlich) ist ein ganz fein gemahlener Lehm. Das Schlagwort für die Wirkung von Heilerde ist „Entgiftung“. Wie Kohle oder Heilerde, innerlich genommen, Gifte bei Magen-Darm-Erkrankungen binden, so wirkt sie auch äußerlich aufgetragen entzündungsmindernd und absorbierend. Kurz gesagt: Nach einer Heilerdemaske fühlt sich die Haut an wie ein Baby-Popo.

Fülle für eine Gesichtsmaske 2 EL Heilerde in ein Schüsselchen, rühre sie nach und nach mit etwas lauwarmem Wasser oder Kamillentee an, bis sie eine weiche Konsistenz hat (Achtung: Wird schnell zu flüssig, Wasser tröpfchenweise zugeben!). Decke deinen Oberkörper mit einem Handtuch ab, binde die Haare aus dem Gesicht (und schminke dich ab, wenn du das nicht schon gemacht hast). Händewaschen nicht vergessen. Trag nun die Maske auf, wobei Augenbrauen, Augen und Mund ausgespart werden. Du kannst es mit den Fingern oder, wenn du es ganz professionell machen möchtest, mit einem dicken Kosmetikpinsel, machen. Lass die Maske 20 Minuten einwirken, bis die Gesichtsfläche an ein verdorrtes Sahara-Delta erinnert und du endlich weißt, wie du mit 103 aussiehst. Vorsicht mit Grimassen schneiden: bitte nicht auf der hellen Sofagarnitur oder auf dem Weg ins Bad, sondern erst dort. Maske mit lauwarmem Wasser abwaschen.

Gurkenmaske und Gurkenwasser

Die Heilerde wirkt entgiftend und reinigend. Die Honigquarkmaske macht die Haut weich und samtig. Eine Salatgurke dagegen wirkt extrem befeuchtend, da sie sehr viel Wasser enthält.
Variante 1: Dünne Scheiben einer geschälten Gurke auf das Gesicht auflegen (kleben besser als dicke Scheiben).
Variante 2: Die feuchtigkeitsspendende Wirkung der Gurke nutzen und das Gesicht nach den oben beschriebenen Masken einfach mit einer geschälten Gurkenscheibe abreiben, wie mit einem Wattepad.
Variante 3: Ein Gurken-Gesichtswasser herstellen. Schäle ein Stück Salatgurke, hoble sie auf einen Teller, auf das du vorher ein Stofftaschentuch oder ein sauberes Geschirrhandtuch gelegt hast. Lass sie hier für eine Stunde liegen – die Gurke zieht Wasser, du kannst sie in dem Stofftuch einfach ausquetschen und hast ein wunderbares Gesichtswasser. Bitte nicht aufbewahren, sondern immer wieder neu herstellen.

Entzündete Pickel

Entzündete Pickel oder wunde Hautstellen (entstehen u.a. durch stundenlanges Ausdrücken mit dreckigen Fingernägeln) kannst du mit verdünnter Ringelblumentinktur abtupfen bzw. einen getränkten Wattebausch auflegen. Verwende die Tinktur im Verhältnis 1:10, also 1 Teil Tinktur und 10 Teile abgekochtes und abgekühltes Wasser. Oft öffnen sich die Pickel von allein. Du unterstützt diesen Prozess durch ein Kopfdampfbad, bei dem die Haut aufweicht. Ausdrücken solltest du einen Pickel nur, wenn er „reif" ist, also einen gelben Punkt hat.

Es gibt eine magische Grenze: Bitte keinen Pickel ausdrücken, der im Gesicht oberhalb einer gedachten Linie liegt, die von Ohr zu Ohr verläuft. Es besteht die Gefahr von Entzündungen, die sich durch Blutverbindungen bis ins Gehirn ausdehnen können.

Mallorca-Akne

Unter einer „Mallorca-Akne" versteht man juckende Knötchen und Pusteln, die gerade bei jungen Menschen mit einer Neigung zu Akne gehäuft auftreten. Es handelt sich um eine Reaktion der Haut auf die Sonnenbestrahlungen, sie tritt – als häufigste lichtbedingte Hauterkrankung in Mitteleuropa – bevorzugt auf, wenn man sich die ersten Tage im Urlaub der Sonne aussetzt. Der Ausschlag tritt im Gesicht, auf den Schultern, am Hals und auf dem Dekolleté auf. Möglicherweise kommt es durch die UV-Bestrahlung zu einer Reaktion der obersten Hautschicht mit fetthaltigen Sonnenschutzmitteln. Um das zu vermeiden, solltest du deine Haut langsam an die Sonnenbestrahlung gewöhnen und fettfreie Sonnenschutz-Gels verwenden.

Heilpflanzen & Co – Infos für Eltern

- Manchen tut es gut, vor dem Badeurlaub ein Calcium-Präparat (Beratung in der Apotheke) einzunehmen.
- Homöopathisch ist das Mittel der Wahl *Natrium chloratum* D12 Tabletten: 1x täglich 1 Tablette. Bei bekannter Neigung zu Mallorca-Akne zwei bis drei Tage vor dem Urlaub beginnen und für die Dauer des Urlaubs einnehmen.

Neurodermitis

Mit Sicherheit kennst du jemanden in deinem Freundeskreis, der Neurodermitis hat – diese juckenden Hautstellen, insbesondere in den Ellenbeugen oder in den Kniekehlen, am Gesicht, am Hals, auf der Brust.

Neurodermitis ist eine anhaltende (chronische) oder immer wiederkehrende (chronisch-rezidivierende) Hautentzündung. Häufig beginnt die Neurodermitis in früher Kindheit, man kann Neurodermitis aber in jedem Alter bekommen. Es kommt zu geröteten Hautstellen, die sich schuppen, nässen und Krusten bilden. Die Stellen jucken sehr stark, insbesondere nachts.

Neurodermitiker haben – das kann auch erblich bedingt sein – eine gewisse Schwäche des Hautstoffwechsels, möglicherweise auch des Fettstoffwechsels. Sie gelten daneben als besonders sensibel. Wenn man die Haut als Symbol sieht, dann könnte man sagen: Einem Menschen mit Neurodermitis fehlt das dicke Fell, eine gewisse seelische „Hornhaut", um mit den Eindrücken von außen fertig zu werden und sich abzugrenzen. Das ist nichts Schlimmes. Jeder Mensch hat eine gesundheitliche Schwachstelle.

Die Veranlagung, mit der Haut zu reagieren, kann durch viele Faktoren verstärkt werden. Es kann bei Infektionen zu einem Neurodermitis-Schub kommen, beispielsweise bei einer Erkältung. Im Winter und im Frühjahr ist die Erkrankung häufiger. Oft reagieren Neurodermitiker allergisch auf Tierhaare, Pollen, Hausstaubmilben oder bestimmte Nahrungsmittel. Das zeigt sich bei ihnen dann nicht als Heuschnupfen oder Asthma, sondern eben über die Haut. Und auch Umweltgifte schädigen die Haut zusätzlich.

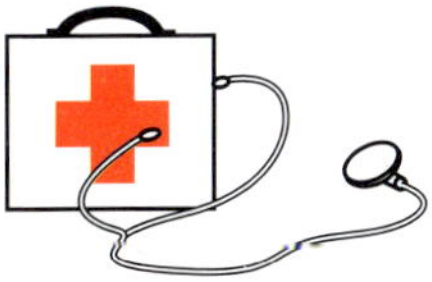

Zum Arzt

- Wenn die juckenden, schuppenden, entzündlichen Hautstellen das erste Mal auftreten.
- Wenn die Diagnose einmal gestellt ist, sollte man ständigen Kontakt mit dem behandelnden Arzt halten.

Selbsthilfe

Die Neurodermitis-Therapie muss stark auf den Einzelfall zugeschnitten werden. Man kann hier nicht eine Empfehlung für alle angeben. Es gibt aber verschiedene Selbsthilfemaßnahmen, die sich gut bewährt haben:

- Häufig werden folgende Nahrungsmittel nicht vertragen: Hühnereiweiß, Milch, Karotten, Zitrusfrüchte, Zucker. Auch Weizen ist ein häufiges Allergen. Das kann man durch einen Bluttest herausfinden (Adressen s. Anhang) oder durch so genannte Weglass-Diäten, die unter ärztlicher Aufsicht nach einem ganz bestimmten Schema erfolgen.
- Da Haut und Nerven in einer engen Verbindung stehen und sich nachweislich Hautbeschwerden unter psychischem Stress verstärken, ist es sinnvoll, auch in der Therapie das Nervensystem zu berücksichtigen. Mit Entspannungsübungen oder Autogenem Training kann man sich selbst etwas zur Ruhe bringen. Am besten besucht ihr erst mal einen Kurs, um diese Verfahren zu lernen (z.B. in der Volkshochschule oder in Gesundheitszentren). Wer zuhause üben will, dem sei – neben dem Autogenen Training – die Achtsamkeitsmeditation ans Herz gelegt, eine besondere Form der Entspannung und Meditation. Hierfür gibt es auch sehr gute CDs (s. Anhang).
- Es scheint günstig zu sein, Unterwäsche aus reiner Baumwolle anzuziehen, keine Wolle auf der Haut zu tragen, auch keine Pullover aus tierischer Wolle (Ärmel) und die Kleidung langsam auszuziehen, damit sie die Haut nicht irritiert.
- Oft reagieren Neurodermitiker empfindlich auf Chemikalien, beispielsweise auf Weichspüler, Waschpulver, auf Chlor im Wasser, auf Desinfektionsmittel von Toiletten, auf Kunststoff- oder Schaumstoffmatratzen.
- Schneide die Fingernägel kurz, damit du beim Kratzen keine zusätzlichen Hautverletzungen hervorrufst. Besser ist es, wenn du mit dem Handrücken die juckenden Stellen reibst. Gegen Juckreiz hilft auch ganz einfach, über die betreffende Hautstelle zu streicheln. Versuch es einfach.
- Wie wäre es mit einem Klimawechsel? Zum Beispiel an die Nordsee. Salzwasser ist sehr gut für die Haut, auch wenn sie am Anfang brennt. Zuhause kannst du ebenfalls Bäder mit Meersalz (aus der Apotheke)

durchführen. Alternativ verbessert ein Aufenthalt in den Bergen oft das Hautbild.

- Die Haut muss atmen können. Deshalb ist es wichtig, sie nicht mit Schminke oder Salben „zuzukleistern".

Heilpflanzen & Co – Infos für Eltern

- Vitamin B tut den Nerven gut, und die Nerven stehen in enger Verbindung zur Haut. Vitamin B lässt sich in Form von Vitamin B-Komplex (Apotheke) einnehmen oder als Hefetabletten (Reformhaus). Auch der Mineralhaushalt sollte keine Defizite aufweisen. Daher ist eine Kur mit Vitamin B-Präparaten oder Mineraltabletten (z.B. Neukönigsförder Mineraltabletten) durchaus sinnvoll.
- Zink als Mineraltablette ist gut für die Abwehr, Zincum valerianicum (Hewert) wirkt zudem beruhigend.
- Das Öl von Nachtkerze und Borretschsamen verbessert den Fettstoffwechsel bzw. führt von außen Ölsäuren zu, die der Körper nicht selbst bilden kann. Die Einnahme ist über mehrere Monate erforderlich und kann zu Beginn auch eine Verschlimmerung der Beschwerden verursachen. Das Hautbild bessert sich dann jedoch kontinuierlich.

  Achtung: Bitte besprechen Sie die Einnahme von Nahrungsergänzungsmitteln oder von pflanzlichen Arzneimitteln mit dem Hausarzt, der viele Präparate auch verordnen kann.
- Äußerlich kann man verschiedene Salben anwenden: Harnstoffsalbe hilft, die Haut zu befeuchten, Vitamin E-Salbe (Apotheke) schützt und regeneriert die Haut, Cardiospermum-Salbe (Cardiospermum, auf deutsch Herzsame, ist eine tropische Heilpflanze) ist freiverkäuflich in der Apotheke erhältlich und hilft gegen starken Juckreiz.
- Als Badezusatz sind bei trockener Haut Kleie-Öl-Bäder (von Töpfer, erhältlich in gut sortierten Drogeriemärkten oder Apotheken. **Achtung:** nicht bei Weizenallergie!) zu empfehlen.
- Die Hobbythek von Jean Pütz empfiehlt eine Neurodermitis-Salbe mit Nachtkerzen- und Borretschöl und Harnstoff, die man selbst anrühren kann (www.hobbythek.de, Stichwort Neurodermitis).
- Gegen Belastungen mit Umweltgiften ist Ölkauen das Beste. Das bedeutet: Morgens möglichst vor dem Frühstück einen Teelöffel bis Esslöffel Sonnenblumenöl in den Mund nehmen und für 10 Minuten durch die Zähne ziehen. Das Öl verfärbt sich in dieser Zeit weißlich – es emulgiert, wird wasserlöslich. Durch die Bewegung bindet das Öl erst fettlösliche, dann wasserlösliche Substanzen im Mundraum, der die wichtigste Eintrittspforte für Erreger ist.

Das Öl wird ausgespuckt (Toilette), die Zähne werden geputzt und die Zahnbürste danach gründlich ausgespült.

Dehnungsstreifen

Durch das schnelle Wachstum in der Pubertät kann es zu Einrissen in der obersten Hautschicht kommen, ähnlich wie bei einer Schwangerschaft. Hier hilft, die Haut mit Vitamin E-haltigem Öl, Lotions oder Cremes einzucremen. Gut geeignet ist Weizenkeimöl. Man sollte nur kleine Mengen in der Apotheke kaufen, da das Öl schnell ranzig wird. Es muss dunkel und trocken aufbewahrt werden. Ansonsten freiöl-Produkte verwenden (ebenfalls in der Apotheke erhältlich).

Mit einer weichen Bürste oder mit einem Massagehandschuh aus Sisal die Haut bürsten und dadurch die Durchblutung anregen. Wenn du die feuchte Haut massierst, muss der Handschuh hinterher gut trocknen. Leg ihn z.B. auf die Heizung.

Brüchige Fingernägel

Wenn du brüchige Fingernägel hast, weist dies auf einen möglichen Mineralstoffmangel hin. Es wäre sinnvoll, eine kleine Vitaminkur zu machen, außerdem besonders auf die Einnahme von Kieselsäure zu achten. Kieselsäure ist beispielsweise in Hirse enthalten, als Tee im Ackerschachtelhalm. Zur äußerlichen Anwendung kannst du die Finger immer wieder mit Neem-Nagelöl einreiben (von Dr. Hauschka, Apotheke oder Bioladen).

Heilpflanzen & Co – Infos für Eltern
Homöopathisch aufbereitete Kieselsäure heißt *Silicea*. Das Präparat wird eingenommen, um den Kieselsäurestoffwechsel anzuregen und damit Haut und Haar zu stärken: *Silicea* D4, 3x täglich 1 Tablette über 4 Wochen.

Warzen

Um es medizinisch korrekt auszudrücken: Warzen sind gutartige, infektiöse, durch Viren verursachte Neubildungen der Haut. Als „gutartig“ werden sie bezeichnet, weil es auch bösartige Neubildungen gibt, das sind Krebserkrankungen. Infektiös bedeutet, dass die Neubildung durch eine Infektion ausgelöst wurde. Von der ursprünglichen Ansteckung bis zur Bildung der Warze kann es zwischen sechs Wochen und vielen Monaten dauern.

Es gibt unterschiedliche Warzen: Die Wichtigsten sind weiche Warzen oben auf der Haut einerseits und so genannte Dornwarzen andererseits. Dornwarzen befinden sich häufig am Fuß, sie wachsen nach innen und können ziemlich weh tun. Außen am Fuß sieht man häufig nur ein kleines Pünktchen.

Ursachen

Die Ursachen für Warzen sind vielfältig. Zunächst werden sie, wie schon gesagt, durch Viren verursacht. Daneben spielen folgende Faktoren eine Rolle:

- Es gibt Menschen mit einer Veranlagung zu Warzen. Auch wer viel schwitzt, ist eher betroffen als andere, weil sich die Viren in feuchtwarmem Milieu besonders wohl fühlen.
- Wenn du schlapp bist und gerade eine schlechte Körperabwehr hast, fängst du jeden Virus schneller ein – ob nun einen Schnupfen-, einen Herpes- oder eben einen Warzenvirus.
- Hast du kalte Hände und Füße? Auch dann bekommst du eher Warzen. Der Grund: Die Füße sind kalt, weil sie schlecht durchblutet sind (dies kann beispielsweise durchs Rauchen passieren). Die Abwehr des Körpers funktioniert aber maßgeblich über das Blut. Außerdem sind zahlreiche Krankheitserreger und hier insbesondere Viren temperaturempfindlich.
- Hast du Warzen an den Füßen, solltest du Synthetik-Socken und luftundurchlässige Schuhe vermeiden.

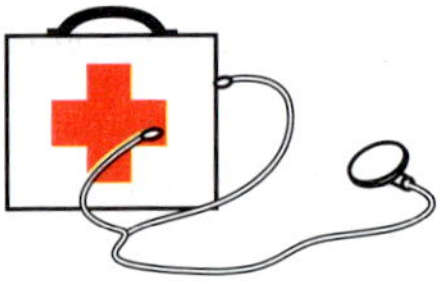

Zum Arzt

- Wenn Warzen sich ausbreiten.
- Wenn Warzen sich von Form und Größe verändern oder bluten.
- Bei Warzen im Genitalbereich.

In der konventionellen Medizin werden Warzen chemisch weggeätzt (Oxalsäure, Salpetersäure) oder „vereist". Es gibt auch eine Behandlung mit dem „scharfen Löffel". Mit diesem Instrument werden die Warzen ausgeschnitten. Der Eingriff ist nicht ganz unproblematisch: Es tut weh, man kann tagelang nicht laufen, wenn die Warzen am Fuß waren, und dann können Warzen nach einer Behandlung sogar wieder auftauchen.

Deshalb ist es aus naturheilkundlicher Sicht ratsam, erst einmal die verschiedenen, unten genannten Maßnahmen auszuprobieren, die Abwehr zu stärken und sich hier auch von einem naturheilkundlich oder homöopathisch ausgerichteten Arzt unterstützen zu lassen.

Selbsthilfe

- Mit Eigenurin betupfen. Das klinkt ekelig, wirkt aber.
- Harnstoffsalbe auftragen. Die gibt es als fertige Präparate in der Apotheke oder von Apotheken angerührt. Harnstoffsalbe wirkt aufweichend und pflegend.

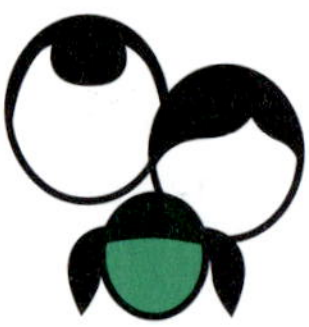

Heilpflanzen & Co – Infos für Eltern

Während in der konventionellen Medizin vor allem die Warze selbst behandelt wird, geht die Naturheilkunde mehr davon aus, dass das Abwehrsystem gestärkt werden muss.

- Thuja-Urtinktur oder Esberitox-Tropfen (beides freiverkäuflich in der Apotheke) 2 bis 3 mal täglich auftragen.
- Johanniskrautöl auftupfen, es wirkt pflegend und ist vor allem bei einer insgesamt sehr trockenen Haut gut.
- Jeder, der schon einmal Warzen hatte, weiß, dass sie plötzlich kommen oder auch verschwinden können. Von alten Kräuterweibern wurden Warzen „be-

sprochen", dass sie sich bitte wieder verziehen sollen. Auch wenn es sich schwachsinnig anhört: Wie wär's mit einem Versuch?
- Die Behandlung des Gesamtorganismus sollte durch einen naturheilkundlich oder homöopathisch behandelnden Arzt oder Heilpraktiker erfolgen.

Fußpilz

Fußpilz wird durch sogenannte Dermatophyten verursacht. Dermatophyten sind Pilze, die die Haut befallen. Die Pilze wachsen nur auf der äußersten Hautschicht, sind aber extrem hartnäckig.

Woran erkennst du einen Fußpilz? Die Haut wird trocken, hebt sich ab, schält sich, manchmal verfärbt sie sich auch, gerade wenn der Fußpilz unter die Nägel kriecht. Das ist dann schwierig zu behandeln, weil man hier schlecht dran kommt.

Naturheilkundlich ist eine Pilzerkrankung immer ein Hinweis auf eine Abwehrschwäche des Organismus. Hier heißt es: Energie tanken, viel schlafen, gut und in Ruhe essen, frische Säfte, Obst und Gemüse zu sich nehmen, auf Zucker, Fastfood und Fertiggerichte verzichten.

Vorbeugung

- In öffentlichen Schwimmhallen immer die Füße desinfizieren. Dafür gibt es meistens Sprühanlagen. Gut ist es auch, Badelatschen zu tragen.
- Reine Baumwollsocken tragen. Sie sind luftdurchlässig, und Pilze mögen keinen Sauerstoff.
- Die Füße täglich waschen, besonders wenn du zu Schweißfüßen neigst. Wichtig ist, die Füße gut zwischen den Zehen abzutrocknen – hier bildet sich leicht Fußpilz –, sie hier vielleicht sogar trocken zu föhnen und nach dem Föhnen mit Fettcreme einzufetten (Wasser und Hitze trocknen die Haut aus).
- Schuhe aussuchen, die atmungsaktiv sind.
- Spüle die Füße von Zeit zu Zeit mit verdünntem Apfelessig. Dafür lauwarmes Wasser ins Waschbecken, einen guten Schuss Essig rein

und dann mit Schwung den Fuß ins Waschbecken hieven. Die Badedauer ist so lange, wie du einbeinig dein Gleichgewicht halten kannst. Spaß beiseite, du kannst natürlich auch eine große Schüssel nehmen, wenn es auch nicht gerade die Salatschüssel aus der Küche sein sollte. Badedauer: 5 Minuten.

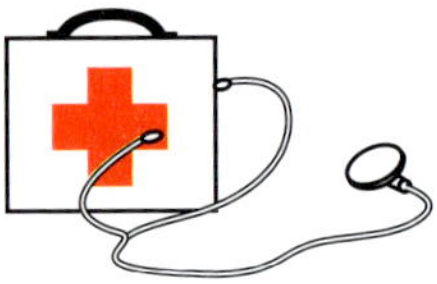

Zum Arzt
Wenn Verdacht auf Fußpilz besteht, sicherheitshalber die Diagnose durch den Arzt absichern lassen, auch zwecks weiterer Therapie. Denn, wie gesagt, Pilze sind hartnäckig.

Selbsthilfe

- Alles berücksichtigen, was oben steht.
- Wenn ein Anti-Pilzmittel verordnet wird, muss die Anwendung durchgezogen werden (ca. acht Wochen), selbst und gerade wenn auf der Haut nichts mehr zu sehen ist. Sonst sind die Pilze schwuppdiwupp wieder da.
- Die Pilze mögen es am liebsten schweißig-muffig. Daher wäre es jetzt günstiger, wenn du reine Baumwollsocken trägst (sind luftdurchlässig). Bei einer Temperatur von 60 Grad sind Pilze noch nicht abgetötet. Socken, die nicht gekocht werden können, sollten daher nach dem Waschgang in einer Desinfektionslösung gespült werden. Lass deine Turnschuhe mal stehen, auch wenn's schwer fällt. Schuhe desinfizieren!
- Den Fußpilz mit verdünntem Apfelessig betupfen. Der Essig verändert den Säurewert der Haut, das hat der Pilz nicht so gern.
- Auch wenn es dir zunächst unangenehm scheint: Betupfe die betroffenen Stellen mit Eigenurin und föhne sie trocken. Dann einfetten.
- Achte auf deine Ernährung: Meide Zucker. Zucker wird über die Verdauung abgebaut und landet dann als Einfachzucker über das Blut in der letzten Hautzelle zwischen deinen Zehen. Die Pilze freuen sich – sie ernähren sich nämlich u.a. von Zucker.

Falls du es vergessen haben solltest: Fußpilz ist ansteckend. Öffentliche Schwimmbäder und Saunen sind für dich tabu, wenn du eine Pilzinfektion hast. Und wenn du bei einer Freundin oder einem Freund übernachtest, dann solltest du nicht barfuß durch die Wohnung oder über die Badematte laufen, sondern die Strümpfe anbehalten.

Heilpflanzen & Co – Infos für Eltern

× Viele Leute machen gute Erfahrungen mit australischem Teebaumöl, bei manchen bringt es aber gar nichts. Wichtig: Erst mal einen Tropfen unverdünntes Öl in der Beuge des Ellenbogens testen. Wenn keine Reaktion erfolgt (Rötung, Jucken), kann man es mit dem Teebaumöl versuchen. Dafür das Öl mit fettem Öl verdünnen (zwei Tropfen Teebaumöl auf einen Teelöffel Sonnenblumen-, Oliven-, Maiskeim- oder Mandelöl), da es sonst die Haut zu sehr austrocknet.

× Salbei ist eine adstringierende Heilpflanze. „Adstringierend" bedeutet, dass die oberste Hautschicht quasi abgedichtet wird, indem die Eiweiße der Haut mit den Gerbstoffen des Salbeis chemisch reagieren. Günstig wäre ein Salbei-Fußbad (Badezusatz Salbei-Fußbad® Wala). Badezusatz nach Angaben auf der Packung zufügen. Die Durchblutung im Fuß kann außerdem noch angeregt werden, indem man die Temperatur des Wassers erhöht. Dafür wird dem Wasser des Fußbades langsam heißes Wasser zugesetzt, an den Fußspitzen, möglichst aus einer Kaffeekanne mit dünner Tülle, bis die Temperatur ca. 42 Grad beträgt. Gut ist ein Badethermometer. Badedauer 5 Minuten, mit der Zeit auf 15 Minuten steigern. 2–3 Fußbäder pro Woche – und nach dem Baden Trockentupfen und Einfetten nicht vergessen!

Piercing

„Ich habe im Prinzip alles falsch gemacht, als ich mir das Nasenloch habe piercen lassen. Zunächst einmal: Weder im Winter noch im Sommer sollte man sich piercen lassen. Im Sommer schwillt die Haut durch die Hitze an, man schwitzt und das tut weh. Im Winter – so bei mir – bekommt man ja leicht einen Schnupfen. Und Naseputzen mit einem frischen Nasenpiercing tut echt weh. Also gut. Wir gingen zu dem billigsten Piercing-Studio, das es gibt. Ein fetter, schmuddeliger Typ, keine Leute da, alles etwas versifft. Der Piercer – ich war sechzehn – hat auch nicht gefragt, nach Eltern, Einwilligung oder ähnlichem. Dann hat er mit einer Pistole gepierct, nicht mit einer Nadel, wie es eigentlich geht. Die Pistole, das war das Schlimmste, funktionierte dann nicht richtig und blieb stecken, musste also an meiner Nase geölt werden. Ich war wirklich heilfroh, als die Prozedur vorüber war."

Vera, 24

„Fast alle Freundinnen von mir, die sich als Teenager haben piercen lassen, haben die Piercings jetzt wieder herausgenommen."

Pamela, 24

Piercen von Minderjährigen ohne Einwilligung der Eltern ist gesetzlich verboten. Unsterile Nadeln können schwere Krankheiten wie Gelbsucht (Leberentzündung, Hepatitis) oder HIV übertragen.

Unsere Empfehlung (wie könnte es auch anders sein) bzw. die Rückmeldungen von gepiercten jungen Erwachsenen:

- Warte mit einem Piercing, bis dein Körper ausgewachsen ist.
- Augenbrauenpiercings wachsen häufig mit der Zeit raus und entzünden sich, auch davon ist abzuraten.
- Zungenpiercings machen die Zähne kaputt, weil man immer mit dem Piercing an die Innenseite der Schneidezähne stößt.
- Nicht im Hochsommer piercen lassen.

Tatoos

„Ich will unbedingt ein Tatoo, auf Schulter und Oberarm, finde ich total cool."
Valentin, 14

„Hast du die Alte in der Sauna gesehen, mit dem Herz auf dem Hängearsch? Voll verzogen war das."
Laura, 15

Tatoos sind erst ab 18 erlaubt. Der Körper wächst in den Jahren davor, die Haut verändert sich – da kann sich ein Tattoo ganz schön in die Länge ziehen. Abgesehen davon, dass es sein kann, dass du das Tatoo irgendwann bereust.

In seriösen Studios wird von Minderjährigen eine schriftliche Einwilligung der Eltern erwartet.

Die wichtigsten Risiken

- Das größte Risiko bei einer Tätowierung ist eine Ansteckung mit Hepatitis oder HIV. Beide Krankheiten werden über das Blut und über Nadeln verbreitet.
- Das nächste Risiko ist eine Entzündung.
- Bei bestimmten Röntgen-Untersuchungen (Computertomographie, Magnetresonanz-Tomographie) können die Farbteilchen (Pigmente) der Tatoos sich erhitzen und zu Verbrennungen führen.
- Das letzte, allerdings nur kosmetische Risiko ist, dass der Tätowierer es nicht so macht, wie du wolltest, dass es also anders aussieht als du wolltest.

- Ein gutes Studio für Piercing und Tätowierungen ist hell und sauber.
- Ein Sterilisiergerät ist vorhanden, ebenso wie Abfallbehälter für Einmalnadeln.

- Der Behandler trägt Handschuhe, die er bei Bedarf – wenn er zwischendurch etwas anderes tut, ans Telefon geht o.ä. – wechselt.
- Die verwendeten Metallteile beim Piercing dürfen nur bestimmte Materialien enthalten, z.B. Titan. Chirurgischer Stahl darf nicht mehr verwendet werden.
- Ein Piercing mit Pistole ist gefährlich, weil diese nicht ausreichend sterilisiert werden kann.

Selbsthilfe

- Wie wäre es anstelle der dauerhaften Variante mit einem Henna-Tattoo als Test, oder einem Airbrush Tattoo? Dabei handelt es sich um ein mit Farbe oberflächlich aufgesprühtes Tattoo, das drei bis fünf Tage auf der Haut hält. Es gibt unterschiedliche Farbqualitäten, ein Verträglichkeitstest ist sinnvoll. Die Farbe kann normalerweise mit Reinigungsalkohol entfernt werden. Jucken und Brennen lässt auf eine Hautreizung oder eine Unverträglichkeit schließen. Sofort das Tatoo abwischen.
- Geh mal in eine öffentliche Sauna in einem Bezirk deiner Stadt, in dem du Bewohner mit Tätowierungen siehst. Während auf einem jungen Körper ein Tatoo schön aussehen kann, ist dies bei älteren Körpern nicht immer der Fall. Hier ist auch die Körperstelle sehr entscheidend. Gerade bei Frauen verändert sich der Zustand des Gewebes im Bauch- und Pobereich mit Alter und Schwangerschaften, dies hat natürlich auch Einfluss auf das Tatoo.
- Wenn du trotz allem eine Tätowierung machen lässt, solltest du in guter körperlicher Verfassung sein. Erschöpfung, wenig Schlaf, Restalkohol oder eine in den Knochen sitzende Erkältung vermindern die Fähigkeit deines Körpers, auf die Tätowierung zu reagieren (Wundheilung). Deine Tagesform bestimmt auch, wie intensiv du den Schmerz wahrnimmst. Wenn's dir gut geht und du ausgeschlafen und entspannt bist, tut es nicht so weh.

Haarpflege

Zur Pflege deiner Haare gibt es außer dem Waschen eine ganze Reihe von nützlichen Tipps:

- Als natürlicher Festiger leistet Bier gute Dienste (bei äußerlicher Anwendung wohlgemerkt).
- Nach dem Waschen die Haare mit Essigwasser spülen. Dafür einen dicken Schuss Obstessig in eine Kanne mit lauwarmem Wasser (ca. einen viertel bis einen halben Liter, je nach Haarlänge) geben und Haare damit abspülen.
- Bürsten aus Naturborsten (regelmäßig säubern), Kämme aus Holz oder Horn verwenden.
- Je Haarwäsche nur wenig Shampoo nehmen, in der Hand mit etwas Wasser verdünnen.
- Warm, aber nicht heiß föhnen.
- Bei fettigen Haaren kann man eine Spülung aus starkem Brennnesseltee machen:

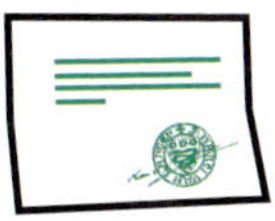

Einen viertel Liter kochendes Wasser auf eine Handvoll Brennnesselkraut, 10 Minuten ziehen lassen, abseihen. Den Tee mit Obstessig mischen. Nach der Haarwäsche als Spülung verwenden, nicht auswaschen. Brennnesseln sind sehr mineralhaltig.

Dreadlocks

Paul, der Sohn der Autorin, hatte über Jahre Dreadlocks. Dass er zu guter Letzt ansehnliche Dreads vorweisen konnte, war das Ergebnis einer mehrjährigen Odyssee.

Phase 1: Der Entschluss. Die Haare wachsen. Kein Frisör mehr. Der Pony wächst über die Augen.

Phase 2: Pauls große Halbschwester Lotte macht sich ans Werk. Mit Zuckerwasser werden die Haare benetzt und dann gezwirbelt. Das Ganze hält ungefähr vier Wochen, bis ich auf einer Haarwäsche bestehe.

Phase 3: Im Kreuzberger Afro-Shop werden die Dreads neu gezwirbelt, diesmal mit sehr viel Haarwachs. Auch zuhause ist die Prozedur recht aufwändig. Mit einer Hand muss der Zopf unten festgehalten werden, mit der anderen wird „toupiert“. Doch auch bei dieser Methode lösen sich die Haare, die von Natur aus glatt sind, wieder auf.

Phase 4: Jetzt ist Indra, ein Düsseldorfer Musiker mit Dreadlocks, am Werk. Seine Theorie: Die Haare müssen gefärbt und dann mit dem Kamm toupiert werden. Pauls braune Haare bekommen nun einen kastanienfarbenen Glanz, die bisherigen plattenartigen Zöpfe werden aufgeschnitten, die Dreads neu mit kleinen Gummis umzwirbelt und dann toupiert.

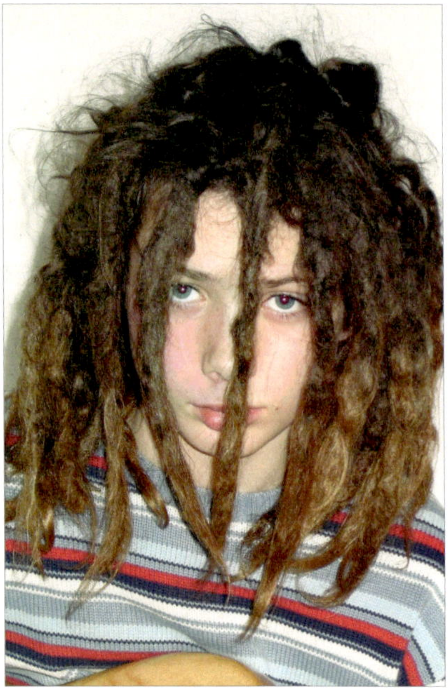

Phase 5: Die Gummis wachsen langsam ein, durch das stufenweise Toupieren sehen die Dreads aus wie Fischgerippe. Auch Indra rät erst mal vom Waschen ab, wie die anderen auch. Die Familienkrise steht kurz bevor.

Phase 6: Ein bayerischer Freund von mir macht sich ans Werk, mit viel Kernseife und Geschichten übers Filzen. Kein überzeugender Erfolg.

Phase 7: Urlaub in New York. Ein Afroamerikaner aus L.A., mit den tollsten Dreads überhaupt, klärt Paul auf, dass Waschen für Dreads wirklich wichtig ist. Er empfiehlt ebenfalls Kernseife und Zahnpasta. Und zwirbeln. Immer wieder zwirbeln.

Phase 8: Eine Freundin von Paul, die ebenfalls Dreads möchte, spricht in der U-Bahn einen Dread-man an: Dizzy. Und Dizzy zaubert ihr innerhalb von einigen Tagen wundervolle Dreads. Also geht auch Paul zu Dizzy. Und Dizzy macht es mit einer ganz feinen Häkelnadel, mit der die Haare durch die Strähne gezogen werden.

Pauls Haare sehen super aus – siehe Foto. Jetzt sind alle glücklich.

Haare färben

Möglicherweise willst du dir einmal die Haare färben. Es wäre gut, wenn du dich vorher mit deinen Eltern besprichst. Vielleicht geben sie ja etwas Geld dazu, damit du nicht die allerbilligste Farbe kaufen musst. Hier noch ein paar Empfehlungen:

- Über die Qualität einer Haarfarbe kann man sich im Internet oder bei Ratgebern der Stiftung Warentest oder der Zeitschrift Ökotest informieren. Hier erfährst du alles, was man über Verträglichkeit, Zusatzstoffe etc. wissen sollte.
- Ganz allgemein: Manche Leute bekommen vom Haare färben trockene, brüchige Haare oder Schuppen, manchen macht es gar nichts. Und auch wie das Haar die Farbe annimmt, ist sehr unterschiedlich.
- Wichtig ist immer ein Allergietest mit ein ganz klein wenig Paste in der Beuge des Ellenbogens, egal ob du Henna oder eine synthetische Farbe nimmst.
- Henna ist ein Pulver aus den Blättern des Henna-Strauches. Henna färbt – und zwar lang-anhaltend. Das rote Henna sieht je nach natürlicher Haarfarbe sehr unterschiedlich aus und wäscht sich auch nicht mehr raus – also opfere eine Teststrähne und probier's erst mal aus. Noch was: Deine Haare riechen nach einer Packung mit Hennapulver wie ein alter Heuschuppen, dagegen könnte ein duftendes Shampoo helfen. Von schwarzem Henna raten wir ab, es gibt Berichte darüber, dass es zu Gesundheitsschäden durch einen in schwarzem Henna enthaltene Substanz namens PPD (Phenylenediamin) kommen kann.
- Blondieren greift die Haare und auch die Kopfhaut an. Daher wichtig: Die Einwirkzeit unbedingt einhalten. Danach – vielleicht also am nächsten Tag – eine Packung auftragen, die die Kopfhaut pflegt, z.B. eine Mischung aus Olivenöl (ca. eine halbe Tasse, je nach Haarlänge) und einem Eigelb. Auf das feuchte, gut frottierte Haar auftragen, Folie drum, Handtuch drauf, 20 Minuten einwirken lassen, mit Shampoo auswaschen.
- Am Besten ist es, man färbt Haare zu zweit. Der oder die Andere kann nicht-abgedeckte Haarstellen oder Schmierereien besser sehen und gleich helfen.

- Alte Kleidung tragen, die dreckig werden kann.
- Handschuhe benutzen. Die Haut, vor allem die Fingernägel werden sonst mitgefärbt.
- Die Farbe darf auf keinen Fall in die Augen kommen. Wenn das geschieht, sofort von außen nach innen ausspülen und wenn die Augen weiterhin brennen, einen Arzt aufsuchen.
- Farbe, die (wie das eigentlich immer passiert) auf Stirn, Hals und – wichtig, nicht vergessen – Ohren läuft, sofort mit einem feuchten Klopapier, das du ein bisschen an einem Stück Seife gerieben hast, abwischen.
- Zum Abtrocknen der Haare (für die erste und die nächsten Haarwäschen) lieber ein altes Handtuch verwenden. Oft färben die Haare noch drei Haarwäschen lang nach, abhängig von der Art der Haarfarbe.

Haarfarben fallen je nach Naturhaarfarbe, Haargesundheit, Einwirkzeit und Qualität sehr unterschiedlich aus, da darf man sich nicht zu sehr nach dem Foto auf der Packung richten.

Enthaarung

Die kosmetische Enthaarung unter den Achseln und an den Beinen kann auf verschiedenen Wegen geschehen:

- Mit einem Rasierer: Das bietet sich vor allem für die Achselbehaarung an. Bei der Trockenrasur wird kein Schaum verwendet, bei der Nassrasur wird die Haut vorher mit einem Rasierschaum eingeseift, um die Poren zu öffnen und die Haare aufzuweichen. Das Haar wächst innerhalb von einigen Tagen nach. Rasierer sorgfältig unter fließendem Wasser ausspülen. Nach der Rasur keine alkoholhaltigen Produkte (Parfüm, Deos) auftragen, kein Sonnenbad machen oder Baden gehen, die Haut ist jetzt anfälliger als sonst.
- An den Beinen sollte die Entscheidung über die Enthaarung je nach Behaarung und Erfahrung gefällt werden. Wahrscheinlich muss „frau“

hier verschiedene Möglichkeiten ausprobieren. Im Qualitätstest der Zeitschrift Ökotest schnitten die Enthaarungsmittel im besten Fall mit der Beurteilung „befriedigend“ ab. Die Enthaarungsmittel enthielten Substanzen, die hautreizend wirken oder schadstoffhaltig sind. In jedem Fall sollte auf einer kleinen Hautfläche (Ellenbogen) ein Test gemacht werden. Unbedingt die vom Hersteller empfohlene Einwirkzeit einhalten.

- Bei der Wachsmethode werden Kaltwachsfolien erwärmt und aufgelegt. Alternativ wird warmes Wachs auf die Beine aufgetragen, ein Tuch aufgelegt und das Ganze nach dem Erkalten gegen den Wuchs abgerissen, samt Haarwurzeln. Die Prozedur ist schmerzhaft, die Enthaarung hält drei bis sechs Wochen an.
- Beim Epilieren werden die Haare mit einem elektrischen Gerät samt Wurzel entfernt.
- Für die Nachbehandlung rasierter Bereiche, gerade dort, wo man schwitzt (Achseln), ist der Seidenpuder von Dr. Hauschka gut geeignet. Die Calendula-Babycreme von Weleda ist auch gut.

Kopfläuse

Kopfläuse gibt es überall, sie kommen in den besten Familien vor. Kopfläuse sind flügellose, blutsaugende Insekten, ca. 2,4 bis 3,3 mm lang, blassgrau bis rötlich-bräunlich, die **keine** Krankheiten übertragen. Mit einem Stechrüssel saugen sie alle zwei bis vier Stunden Blut, der Stich juckt nach einer Weile. Läuse können klettern und rennen, aber nicht fliegen oder springen. Sie sind hitze- und kälteempfindlich.

Die Weibchen legen kleine rundlich-eiförmige Eier, die mit einem Kleber fest am Haar kleben. Nissen sind die leeren Eihüllen, aus denen nach 8 bis 10 Tagen die Larven – sie sehen wie kleine Läuse aus – geschlüpft sind. Kopflausbefall ist sehr verbreitet und nimmt weiter zu.

Die Übertragung findet vor allem durch direkten Kontakt statt, kann aber auch durch gemeinsam benutzte Handtücher, Kämme, Haarbürsten, Mützen etc. erfolgen. Manche Kinder fangen sich Läuse schneller ein als andere. Das hat wohl etwas mit ihrem Geruch oder ihrem Blut zu tun. Wenn in einer Gruppe mit mehreren Jugendlichen nur einer dabei ist, der sich nicht traut, Bescheid zu sagen, dann gehen die Läuse immer wieder reihum.

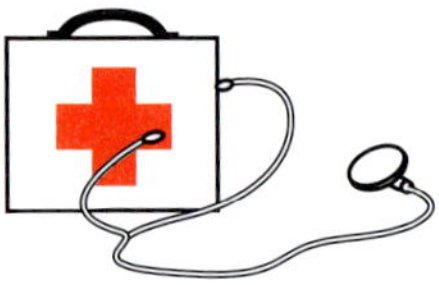

Zum Arzt

Immer. Kopflausbefall muss beim Gesundheitsamt oder beim Arzt gemeldet werden.

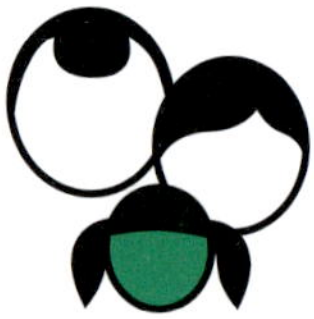

Infos für Eltern

- Läuse wieder loszuwerden, kostet viel Arbeit und Geduld.
- Wenn ein Mittel nicht anschlägt – d.h. die Läuse nach der Behandlung noch weiterleben – dann sind sie offensichtlich resistent, d.h. unempfindlich gegen den im Mittel enthaltenen Wirkstoff.
- Der häufigste Fehler ist, dass man sich die Gebrauchsanweisung nicht richtig durchliest, das Haar zu nass ist, es vorher mit einem 2-in-1-Shampoo gewaschen wurde und – vor allem – dass das Haar mit dem Läusemittel mit einem Frotteehandtuch umwickelt wurde. Richtig ist: Die Haare nach der Haarwäsche gut abtrocknen (wenn das Mittel nicht auf das trockene Haar aufgetragen werden muss). Das Läusemittel gleichmäßig verteilen. Den Kopf mit Frischhaltefolie umwickeln, erst darüber das Handtuch.
- Bewährt hat sich ein Mittel mit reinem Permethrin (InfectoPedicul®). Shampoos mit ätherischen Ölen können die Behandlung lediglich unterstützen und das Risiko eines Neubefalls reduzieren, sind aber keine (!) Läuse abtötendenden Mittel. Dies wird in der Werbung zum Teil nicht klar angegeben. Besonders bewährt in der Vorbeugung, beispielsweise zur Behandlung von Familienmitgliedern, ist ein Shampoo mit Weidenteer, das in zahlreichen Studien geprüft wurde (Firma Rausch, Apotheke). Überzeugend klingen auch die Untersuchungen mit einem Shampoo, das den Extrakt des Neem-Baumes enthält, es muss jedoch über die Apotheke bestellt werden (s. Anhang).
- Kämmen, Kämmen, Kämmen – mit einem speziellen Nissenkamm. Der häufig in Packungen beigefügte Plastikkamm mit relativ kurzen Zinken ist hier nicht ausreichend. Gerade bei feinen Haaren ist ein NISSKA-Kamm erforderlich, und zwar für jedes betroffene Familienmitglied ein eigener Kamm.
- Dranbleiben. Der Läusebefall muss über Wochen verfolgt werden, um einen Rückfall zu verhindern.

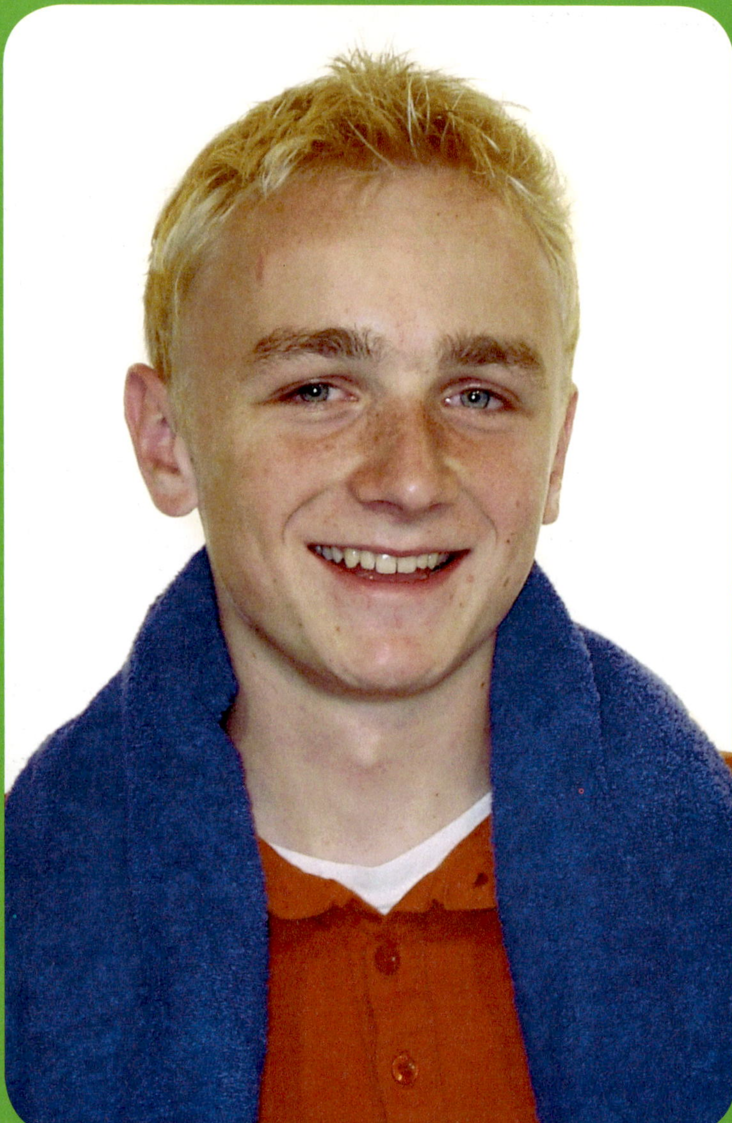

KAPITEL 16
ABWEHRSYSTEM

In diesem Kapitel geht es um ...

... dein Immunsystem, deine körpereigene Abwehr von Krankheitserregern. Dein Immunsystem ist besonders gefragt, wenn du einen Infekt oder eine Allergie hast. Deswegen wird in diesem Kapitel viel davon die Rede sein.

Fieber

Fieber ist ein Zeichen dafür, dass dein Abwehrsystem aktiv ist. Viele Erreger sind hitzeempfindlich, deshalb ist Fieber als körpereigene Abwehrmaßnahme durchaus sinnvoll. Für deine Eltern heißt das: Fieber sollte nicht unterdrückt werden – außer wenn es kritische Werte übersteigt (s.u.). Der Körper braucht in dieser Zeit Ruhe, um sich mit der Krankheit auseinander zu setzen.

Man kann in der trockenen Achselhöhle Fieber messen, im Mund und im Po. Im Po ist es am genauesten, auch wenn dir das unangenehm ist.

Für eine korrekte Messung solltest du dich auf die Seite legen, die Beine anwinkeln, das Thermometer einführen. Schau Dir vorher mal die Markierung vorne am Thermometer an. Du sollst das Thermometer nicht im Po versenken, aber wenn es zu wenig drin steckt, bringt es auch nichts.

Die neuen Thermometer piepsen, wenn auch leise. Deshalb beim Fieber messen nicht unbedingt Musik hören. Die alten Quecksilberthermometer piepsen nicht. Bei ihnen muss man ca. 3–4 Minuten warten. Und: Sie müssen vor Verwendung heruntergeschüttelt werden: Das Quecksilber in der dünnen Röhre dehnt sich mit steigender Temperatur aus und zeigt so die Temperatur an. Nach dem Messen das Fieberthermometer gut abwaschen.

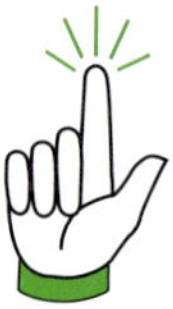

Im Po ist die Temperatur immer 0,5 Grad höher als in der Achselhöhle. Die Körpertemperatur des gesunden Menschen liegt in der Achsel bei 36,8 Grad Celsius, unter der Zunge (sublingual) bei 37,0 Grad, im Po (rektal) bei 37,3 Grad. Von erhöhter Temperatur spricht man, wenn die Temperatur rektal (Po) bis 38,0 Grad steigt, von mäßigem Fieber bei einer Temperatur (rektal) bis 38,5 Grad. Von hohem Fieber sprich man bei einer rektal gemessenen Temperatur von über 39,0 Grad.

Es gibt eine natürliche Temperaturschwankung, die bis zu einem Grad Celsius betragen kann: Im Laufe des Tages steigt die Körpertemperatur, und auch Fieber steigt üblicherweise im Tagesverlauf an.

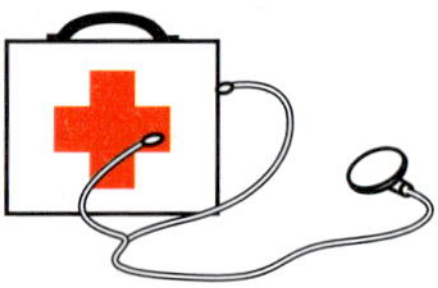

Zum Arzt

- × Wenn das Fieber am dritten Tag nicht runter geht, sondern sogar noch steigt.
- × Wenn starke Schmerzen, großes Schwächegefühl und Kreislaufbeschwerden dazukommen.

Selbsthilfe

- × Wenig essen, um den Körper nicht unnötig zu „beschäftigen".
- × Gut ist, viel zu trinken, allerdings nichts Eiskaltes. Günstig sind verdünnte Fruchtsäfte wie Holunderbeer-, Orangen-, Grapefruit-, Johannisbeer-, Sauerkirsch- und Kirschsaft, verschiedene Tees (Holunderblüten, Lindenblüten). Man rechnet pro Grad Temperaturerhöhung einen zusätzlichen Flüssigkeitsbedarf von einem halben bis einen Liter.

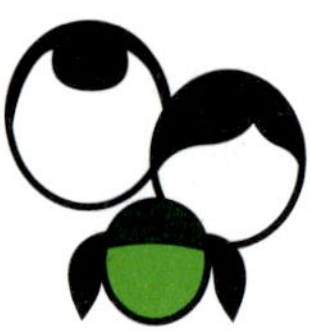

Infos für Eltern

- × Fiebersenkend wirkt Chinin. Chinin ist enthalten in Tonic Water, Bitter Lemon und Ginger Ale. Ginger Ale ist wegen des Ingwergehalts am besten. Der stärkt die körpereigene Abwehr noch ein bisschen mehr.
- × Hilfreich gegen das „schwitzige Gefühl" sind Abwaschungen mit Wasser, dessen Temperatur leicht unter der Körpertemperatur liegt und dem ein Schuss Obstessig beigefügt ist.

× Sicherlich wissen Sie, dass man bei Fieber Wadenwickel anlegen kann. Das ist auch nicht verkehrt. Allerdings muss man hier immer aufpassen: Das Fieber kann sich in Brust und Bauch stauen. Sind die Beine kalt, wäre ein Wadenwickel genau das Falsche und würde dem Kreislauf „den Rest geben". Wir empfehlen daher, bei hohem Fieber einen feuchten Leibwickel anzulegen. Der Körperstamm (Brust und Bauch) ist meistens warm, man kann nichts falsch machen. Ein Leibwickel regt außerdem noch die Entgiftungs- und Ausscheidungsfunktion der Leber an.

Leibwickel
Für einen feuchten Leibwickel legt sich der Patient auf ein großes, quer gelegtes Badehandtuch. Ein Geschirrhandtuch oder eine Baumwollwindel wird auf etwa DIN A4-Größe gefaltet, in Wasser mit einer Temperatur von 35 Grad getaucht (genau messen!), gut ausgewrungen und auf den entblößten Bauch des Patienten gelegt. Darüber kommt ein trockenes Geschirrhandtuch (bitte nicht weiter einpacken, wirkt über die Verdunstungskälte!). Der Wickel sollte so lange liegen bleiben, bis das feuchte Handtuch trocken ist. Alle freien Bauchbereiche gut zudecken.

Halswickel
Geht Fieber oder erhöhte Temperatur mit einer Halsentzündung einher, so haben sich Packungen mit zimmerwarmem Magerquark bewährt. Sie wirken kühlend und schmerzlindernd
Achtung: Nicht bei frierenden Patienten anwenden!.
Einen großen Löffel zimmerwarmen Quark auf ein Stofftaschentuch geben, messerdick verstreichen und mit der Quarkseite an den Hals kleben. Nach 10 bis 15 Minuten abnehmen. Das Ganze noch zweimal wiederholen, abwaschen.

Grippaler Infekt

Bei einem grippalen Infekt – nicht zu verwechseln mit der Grippe, einer schweren Viruserkrankungen – fühlst du dich abgeschlagen, hast Husten, Schnupfen, Kopfschmerzen, vielleicht auch Fieber. Damit du keinen Infekt bekommst, kannst du einiges zur Vorbeugung tun:

× Achte auf warme Füße – deshalb ist auch gerade in der kalten Jahreszeit ein warmes Fußbad speziell abends eine super Sache.

- „Abhärten" ist das Zauberwort. Optimal wäre morgendliches Wassertreten in der Badewanne, aber das macht wohl kaum ein Jugendlicher. Einmal kurz mit dem kalten Waschlappen abwaschen oder wenigstens die Füße und Unterschenkel – wenn sie warm sind – mit kaltem Wasser abbrausen, wäre eine Alternative, oder nach dem Warmduschen kurz kalt duschen. Das vertreibt dann auch die letzte Bettschwere.
- Morgens einen Esslöffel Sanddornsaft aus dem Reformhaus einnehmen. Der Sanddornsaft muss im Kühlschrank aufbewahrt werden, er wird sonst schlecht.

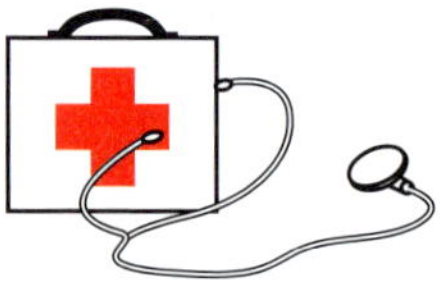

Zum Arzt

- Bei Kreislaufbeschwerden.
- Bei anhaltend hohem Fieber.
- Bei Krämpfen.
- Bei Nackensteifigkeit.
- Bei Hautausschlägen.

Selbsthilfe

- Warme Zitrone mit Honig ist bei einem grippalen Infekt gut, warme Milch mit Honig eher nicht – sie verschleimt. Bei einem grippalen Infekt mit Fieber sollten ohnehin keine Milchprodukte eingenommen werden, damit die Verdauung nicht zu sehr beansprucht wird. Warme Milch mit Honig kannst du zum Einschlafen, vor dem Zähneputzen, trinken oder bei einem trockenen Reizhusten.
- Sehr gut ist bei Infekten auch eine warme Hühnerbrühe, vielleicht mit Thymian und Ingwer gewürzt.

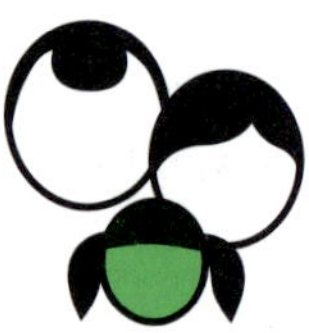

Heilpflanzen &Co – Infos für Eltern

- Bei den ersten Anzeichen eines grippalen Infektes ist es sinnvoll, ein bis zwei Tropfen Spenglersan G (homöopathisch aufbereitete Krankheitserreger) in die Beuge des Ellenbogens zu reiben.
- Ein guter Erkältungstee ist der Lindenblütentee, der außerdem sehr lecker schmeckt. Eine Alternative aus Süddeutschland: Heißes Wasser mit etwas Holunderblütensirup.

× Homöopathisch kann man mit *Ferrum phosphoricum* D6 Tabletten (stündlich 1 Tablette lutschen) einen Infekt „kappen", solange er sich noch nicht irgendwo festgesetzt hat.

Allergien

Wenn du allergisch auf etwas reagierst, dann spielt dein Immunsystem verrückt. Eine an sich völlig harmlose, nicht giftige Substanz, eine Pflanze oder ein Tier – vielleicht eine Haselnuss oder dein Hamster – wird von deinem Abwehrsystem als Feind eingestuft. Als Feind, den es zu bekämpfen gilt. Das siehst du auch an dem Namen „Allergie", der stammt von dem griechischen Wort *allos* und bedeutet fremd, anders.

Wie läuft diese Überreaktion des eigenen Abwehrsystems ab? Das Immunsystem bildet gegenüber „feindlichen" Stoffen (Antigenen) Abwehrstoffe, so genannte Antikörper. Bei einem erneuten Kontakt verbinden sich diese Antikörper mit den körperfremden Substanzen und veranlassen dadurch die Ausschüttung von Substanzen, die für eine allergische Reaktion (Entzündung, Schwellung, tränende Augen, Hustenanfälle bis hin zum Schock) verantwortlich sind.

Es gibt Allergien vom Sofort-Typ, hier treten innerhalb von Sekunden oder Minuten Juckreiz, Schwellung, Hauterscheinungen auf, auch innere Organe oder das Blut können betroffen sein – zum Beispiel bei Asthma. Die häufigste Form der Allergie vom Sofort-Typ ist der Heuschnupfen, eine Reaktion auf Pollen von Bäumen oder Gräsern. Sicherlich hast du im Frühjahr schon einmal Menschen erlebt, die sich mit tränenden Augen und laufender, roter Nase im Zimmer verstecken müssen, während alle anderen die Frühlingssonne genießen. Die schlimmste Variante einer Sofortreaktion ist ein so genannter anaphylaktischer Schock, der zum Tod führen kann, wenn nicht umgehend ein Notarzt gerufen wird.

Daneben gibt es Allergien vom Spättyp. Hier treten erst nach Tagen Beschwerden auf. Dies ist beispielsweise bei Kontaktallergien (Waschmittel, Jeansknöpfe etc.) der Fall. Bei derartigen Allergien kommt es in dem Bereich, der mit dem Allergen Kontakt hatte, zu einer Rötung und Schwellung, auch zu Bläschen, die aufplatzen und nässen. Oft tritt ein starker Juckreiz auf. Auch die folgenden Zeichen können ein Hinweis auf eine mögliche Allergie sein:

- × Milchschorf (bei Säuglingen).
- × Neurodermitis.
- × Juckreiz der Haut.
- × Bindehautentzündung.
- × Heuschnupfen.
- × Asthma.
- × Hautausschläge.
- × Verhaltensauffälligkeiten (Unruhe, Aggressivität, Aufgedrehtsein, Konzentrationsstörungen).

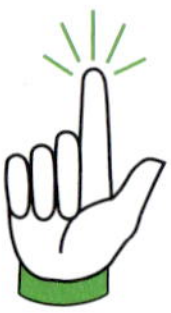

- × Du kannst gegen alles Mögliche allergisch sein: gegen Blütenpollen (Heuschnupfen), aber auch gegen Nickel, Kosmetik, bei Kleidung gegen Farben und Imprägnierung. Es gibt Allergien gegen Bienen- oder Wespengift (lebensgefährlich!), es gibt sogar eine Allergie gegen die Sonne, außerdem gegen Medikamente oder Chemikalien und sogar gegen Lebensmittel.
- × Du kannst gegen Dinge allergisch werden, gegen die du früher nicht allergisch warst.
- × Deine Allergie muss sich nicht unmittelbar zeigen.
- × Viele Allergien führen zu Hautbeschwerden.

Naturheilkundlich werden Allergien als Erkrankung des ganzen Menschen betrachtet, die auch auf allen Ebenen therapiert werden muss.

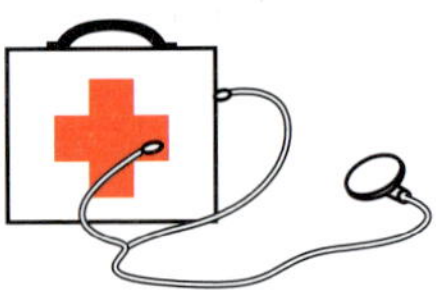

Zum Arzt

Wenn du eine Allergie hast, ist der Besuch bei einem homöopathisch oder naturheilkundlich behandelnden Arzt in jedem Fall sinnvoll. Er wird mit dir geeignete Maßnahmen für deinen ganz speziellen Fall besprechen und außerdem Möglichkeiten nennen, wie du selbst deinen Organismus und das am meisten betroffene Organ unterstützen kannst.

Selbsthilfe

- Wenn du manchmal total aufgekratzt oder total schlapp bist, dann könnte dies auch an einer Nahrungsmittelunverträglichkeit oder -allergie (siehe weiter unten eigenes Kapitel) liegen.
- Teste Kosmetika, Pflege- und Färbeprodukte in der Beuge des Ellenbogens. Wenn deine Haut sich rötet oder juckt, solltest du ein anderes Produkt versuchen.
- Kontaktallergien gibt es gegen Metalle (Nickel – häufig sind Knöpfe an Jeans nickelhaltig; Chrom), gegen Desinfektionsmittel, Konservierungsstoffe, auch gegen Kosmetika (Salbengrundlagen). Dann reagiert die Haut mit Rötung und Schwellung oder Bläschen, die aufplatzen und nässen. Oft tritt ein starker Juckreiz auf. Du musst versuchen, das Allergen in Zukunft zu meiden (Knöpfe auswechseln, keine Ohrringe aus Nickelverbindungen etc.). Ansonsten sprühe die hautseitigen Flächen der Knöpfe / Ohrringe mit Sprühverband ein und schau, ob es nun besser ist.

Heuschnupfen

Die verbreitetste allergische Erkrankung ist die Pollenallergie, auch als Heuschnupfen bezeichnet. 12–15% der deutschen Bevölkerung sind davon betroffen, und auch immer mehr Jugendliche leiden unter Heuschnupfen. Zwischen Frühjahr und Spätsommer kommt es dann, verursacht durch die Pollen vieler Gräser, Bäume oder anderer Pflanzen zu Nasenjucken, Niesreiz, Schnupfen, verstopfter Nase, roten, juckenden und brennenden Augen.

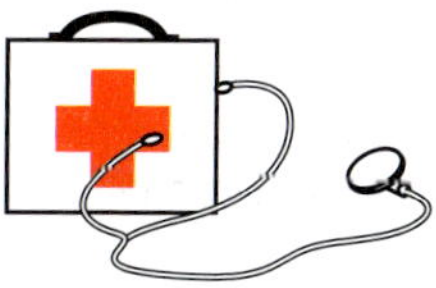

Zum Arzt
Zur Diagnostik und Therapieplanung ist ein Besuch beim Arzt in jedem Fall angesagt.

Die Homöopathie hat sich bei Heuschnupfen in besonderem Maße bewährt. In diesem Gesundheitsbuch wird die Einnahme eines „Standard-Medikamentes“ beschrieben. Noch besser ist aber die Behandlung durch einen erfahrenen homöopathischen Arzt oder Heilpraktiker, der ein auf den Einzelfall zugeschnittenes Medikament auswählen kann.

Heilpflanzen & Co – Infos für Eltern

Ein großes Forschungsprojekt der Karl und Veronica-Carstens-Stiftung befasste sich mit der Anwendung von Homöopathie bei Heuschnupfen. Zwischen 1980 und 1989 wurde in 11 Studien mit insgesamt 1038 Heuschnupfen-Patienten die Wirksamkeit eines homöopathischen Arzneimittels mit einem Scheinmedikament verglichen.

Das Ergebnis: Die Wirksamkeit des homöopatischen Arzneimittels *Galphimia glauca* ist mit der Wirksamkeit konventioneller Heuschnupfen-Präparate vergleichbar. Nebenwirkungen wurden nicht beobachtet.

Anwendung: Zur Vorbeugung: vier bis sechs Wochen vor dem erwarteten Beginn der Beschwerden *Galphimia* D12 abends 7 Tropfen einnehmen. Im akuten Stadium *Galphimia* D4 3–4 x täglich eine Gabe (5 Tropfen, 5 Kügelchen) einnehmen. Während dieser Zeit bitte auf mentholhaltige Zahnpasta und Kaugummis verzichten.

Nahrungsmittelunverträglichkeiten

Normalerweise nehmen wir Nahrungsmittel auf, verdauen sie, holen die Nährstoffe raus, scheiden den Rest aus – und vertragen die Nahrung gut. Das ist jedoch nicht bei jedem von uns so. Viele Menschen vertragen bestimmte Nahrungsmittel nicht und haben dann Beschwerden, die sie zunächst gar nicht mit der Nahrung in Verbindung bringen.

Hier gibt es zunächst **Allergien** auf Nahrungsmittel, die durch eine Fehlreaktion des Immunsystems entstehen. Nahrungsmittelallergien können zu Durchfall, Krämpfen, Hautausschlägen, Heuschnupfen, Fieber oder einem regelrechten allergischen Schock führen.

Daneben kann es auch zu **Unverträglichkeiten** ohne eine allergische Reaktion kommen. Beispielsweise verträgt man keinen Milchzucker, weil Substanzen, die den Milchzucker abbauen, im Organismus fehlen. Durchfall, Bauchschmerzen und Blähungen sind die Folge. Während bei einer

Allergie eine kleine Menge der allergieauslösenden Nahrung ausreicht, um eine möglicherweise schwere Reaktion auszulösen, geht es bei einer Unverträglichkeit darum, dass sie dem Betreffenden einfach nicht gut bekommt und man die entsprechende Nahrungsquelle möglichst meiden oder wenigstens reduzieren sollte.

Eine Störung wie die Unverträglichkeit von Milchzucker ist häufig angeboren. Andere Unverträglichkeiten treten bei gesunden Menschen auf, die empfindlich auf bestimmte Stoffe in der Nahrung reagieren. Dazu gehören beispielsweise Koffein in Kaffee oder Cola oder bestimmte Stoffe, die z.B. in Käse oder Rotwein enthalten sind (Tyramin) und Kopfschmerzen verursachen.

Schließlich gibt es zahlreiche Zusatzstoffe, z.B. Farbstoffe, Konservierungsstoffe, Geschmacksverstärker, Süßstoffe, Pflanzenschutzmittel oder Antibiotika, die bei bestimmten Menschen zu Beschwerden führen können.

Alle diese Unverträglichkeiten können zu Magen-Darm-Beschwerden oder Hautproblemen führen, aber auch – so die amerikanische Allergologin Doris Rapp – zu Beschwerden, die man vielleicht auf den ersten Blick gar nicht mit einer Nahrungsmittelunverträglichkeit in Verbindung bringen würde:

- Ständige Müdigkeit, Konzentrationsschwäche, Hyperaktivität.
- Aggression, starke Stimmungsschwankungen, Weinerlichkeit.
- Schlafprobleme.
- Extreme Kitzligkeit.
- Starkes Schwitzen.
- Blasses, ausdrucksloses Gesicht.
- Wiederkehrende Ohrenentzündungen, rote Ohren.
- Dauernd verstopfte Nase.
- Übermäßiges Sabbern.
- Fleckige Zunge, Zahnabdrücke auf der Zunge, weiße Zunge.
- Starker Durst.
- Raue Stimme.
- Husten.
- Steife Gelenke.
- Blasenprobleme.

Der Zusammenhang zwischen Nahrungsmittelallergien bzw. -unverträglichkeiten und Beschwerden ist kompliziert: Einerseits können Allergien und Unverträglichkeiten zu Beschwerden führen, bei denen wir gar nicht vermuten, dass sie etwas mit der Ernährung zu tun haben (s.o.). Wenn also Verdauungsbeschwerden oder die oben beschriebenen Symptome anhalten oder immer wieder scheinbar unerklärlich auftauchen, ist es durchaus sinnvoll, an die Ernährung zu denken – insbesondere wenn andere Ursachen schon ausgeschlossen wurden. Dann ist der Weg zum Fachmann (Allergologe) angesagt. Der kann auch in ganz bestimmten Labors entsprechende Blutuntersuchungen durchführen lassen (s. Anhang).

Allerdings müssen über das Blut ermittelte Werte im Zusammenhang gesehen werden. Denn im Blut nachgewiesene Antikörper bedeuten nicht zwangsläufig, dass eine allergische Reaktion oder Beschwerden auftreten. Entscheidend ist immer, ob Krankheitssymptome auftreten!

Häufige Allergene, also Substanzen, die Allergien auslösen, sind in folgenden Nahrungsmitteln zu finden (Häufigkeit absteigend):

- Milch
- Hühnerei
- Karotten, auch wenn man's nicht glauben mag!
- Fisch
- Zitrusfrüchte, Erdbeeren, Tomaten
- Nüsse
- Konservierungsstoffe, z.B. Benzoe-Säure

Nahrungsmittel, die häufig nicht vertragen werden und Unverträglichkeitsreaktionen auslösen, sind:

- Weizen
- Käse
- Schokolade
- Wein
- Schweinefleisch
- Bananen
- Zusatzstoffe, v.a. Geschmacksverstärker (Glutamat), Farbstoffe, Konservierungsstoffe

Die Karl und Veronica Carstens-Stiftung förderte von 1998 bis 2001 am Sozialpädiatrischen Zentrum des Evangelischen Krankenhauses Oberhausen eine Studie, in der bei Kindern der Zusammenhang zwischen Kopfschmerzen und Ernährung untersucht wurde. Durch eine Ernährungsumstellung konnte die Häufigkeit und Intensität der Kopfschmerzen um mehr als die Hälfte reduziert werden.

Das Fazit:
Wenn du an wiederkehrenden Kopfschmerzen ohne feststellbare Ursache leidest, wäre es einen Versuch wert, insbesondere die folgenden Nahrungsmittel und Substanzen zu meiden:

- × Weizen. Besser verträglich ist häufig Dinkel
- × Molkeneiweiß, in Kuhmilch enthalten
- × Schokolade, Käse, Sauerkraut, Bananen, Birnen, Trauben, Zitrusfrüchte (enthalten Tyramin)
- × Getränke und Süßwaren oder Kaugummis, in denen der Süßstoff Aspartam enthalten ist
- × Fertiggerichte und -suppen, Snacks, Knabbergebäck und chinesische Gerichte, in denen der Geschmacksverstärker und Appetitanreger Natriumglutamat enthalten ist
- × Vanillin, ein „natürlicher" Aromastoff, enthalten in zahlreichen süßen Lebensmitteln wie Puddings oder Speiseeis, aber z.B. auch manchmal in Tomatenketchup
- × Carrageen, ein Mehrfachzuckergemischt, dient als Verdickungsmittel, häufig in kalorienreduzierten Produkten enthalten

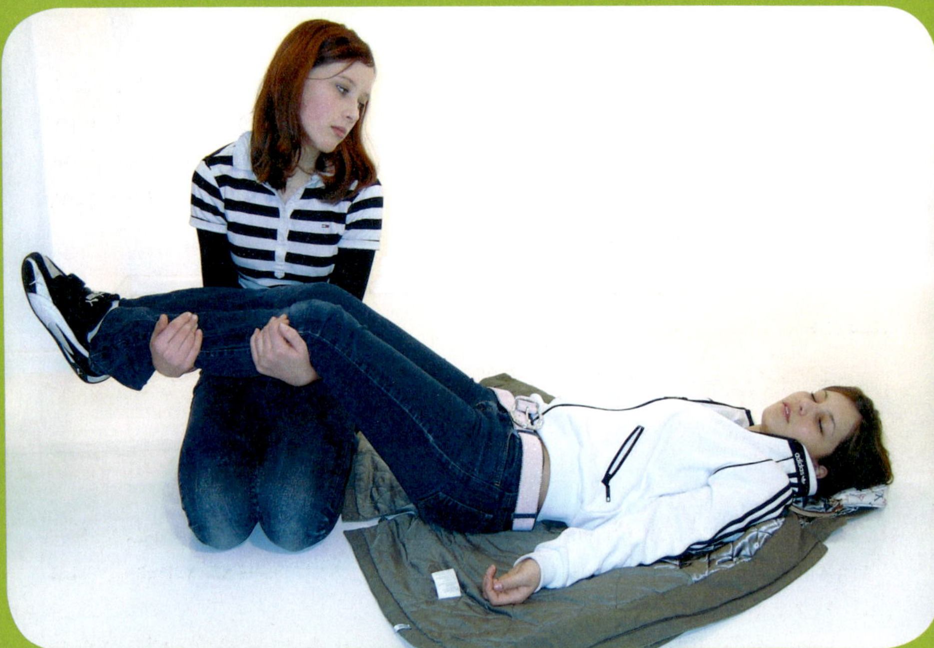

KAPITEL 17
NOTFÄLLE

In diesem Kapitel geht es um ...

... Notfälle, die dir begegnen können. Die folgenden Hinweise richten sich an deine Eltern – Notfälle sollten nicht von Minderjährigen selbst behandelt werden. Dennoch ist es sicherlich auch für dich sinnvoll, dieses Kapitel einmal durchzulesen, falls du später auf Reisen eine Erstversorgung durchführen musst bzw. kein Arzt in der Nähe ist.

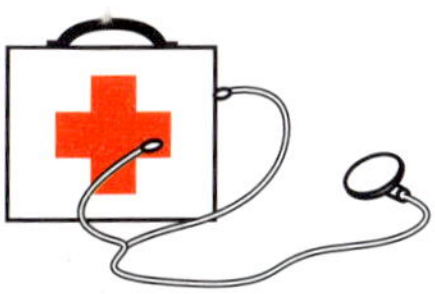

Zum Arzt
Alle Notfälle gehören sofort in die Hand eines Arztes.

Es ist unerlässlich, einen ausreichenden Tetanus-Schutz zu besitzen. Die Impfungen siehst du in deinem Impfbuch. Im Zweifelsfall lieber einmal zu viel zum Arzt gehen als zu wenig!

Bei allen Notfällen, insbesondere wenn sie mit einem Schreck einhergehen, hat sich die Einnahme von Rescue-Tropfen (Notfalltropfen Bach-Blüten) bewährt. Dafür 5 Tropfen der Blütenessenz in ein Glas mit Wasser tropfen, so lange schluckweise trinken, bis der schockartige Zustand abgeklungen ist. Danach alle 15, 30 oder 60 Minuten einen Schluck trinken.

Bienengiftallergie

Wenn jemand auf Bienen- oder Wespengift allergisch reagiert, ist ein Stich lebensbedrohlich. Bei einem Stich **sofort** den Notarzt rufen! Als Erstmaßnahme eine frisch geschnittene Zwiebel auflegen. Kühlen!

Offene Wunden

- Offene Wunden sollten mit einer sterilen Auflage (Haus- oder Reiseapotheke, es handelt sich um ein in Papier eingeschweißtes keimfreies kleines Mulltuch) abgedeckt werden. Nicht reinigen oder desinfizieren – und ab zum Doktor!
- Kleinere offene Wunden werden möglichst mit verdünnter Ringelblumentinktur ausgewaschen. Dafür zwei Teelöffel Tinktur in einem halben Liter abgekochtem lauwarmen Wasser verdünnen. Manchmal steht noch abgekochtes Wasser im Wasserkocher, ansonsten müsst Ihr frisch aufkochen und abkühlen lassen. Zur Erstversorgung Betaisodona auftragen (ein jodhaltiges Arzneimittel in Form einer Lösung oder Salbe – Achtung, bei einer Jodallergie nicht auftragen!). Sterile Kompresse mit Betaisodona-Flüssigkeit oder -salbe dick bestreichen, vorsichtig auf Wunde legen, mit einer Binde nicht zu straff fixieren.
- Für den weiteren Heilungsverlauf hat sich Hamamelissalbe als Wund- und Heilsalbe bewährt. Hamamelis wirkt aufgrund des hohen Gerbstoffgehaltes entzündungshemmend und abdichtend.

Verstauchungen, Verrenkungen und Blutergüsse

- Arnika als homöopathisches Arzneimittel ist in der Potenz D6, 3–4x täglich 5 Globuli, bei Verstauchungen, Verrenkungen und Blutergüssen angezeigt. Es gibt auch mit Arnika-Essenz getränkte Feuchttücher (Arnika-Wundtuch von der Firma Wala) in der Apotheke.
- Umschläge mit Retterspitz äußerlich (Apotheke) sind ebenfalls gut bei Verstauchungen, Verrenkungen und Blutergüssen. Dafür einen sauberen Stofflappen (notfalls Stofftaschentuch, Waschlappen etc.) mit Retterspitz tränken, vorsichtig auflegen, mit trockenem Tuch oder elastischer Binde fixieren. Auf keinen Fall bei offenen Wunden anwenden!
- Rescue-Salbe auftragen (mit Bach-Blütenessenz), aber ebenfalls nie auf offene Wunden.

Bänderriss

Als Erstversorgung Reparil-Gel auftragen, enthält Rosskastaniensamen, die abschwellend wirken – und sofort zum Arzt oder ins Krankenhaus.

Knochenbrüche

Zuerst muss ein Knochenbruch natürlich ärztlich versorgt werden. Innerlich unterstützend kann man Beinwell *(Symphytum)* einnehmen. In der Wurzel dieser Heilpflanze sind Wirkstoffe enthalten, die das Zusammenwachsen des Knochens verbessern. Zur Anwendung eignet sich die homöopathische Verdünnung D6 3x täglich 5 Globuli; oder das Komplexmittel Symphytum Similiaplex (3x täglich 10 Tropfen).

Verbrennungen 1. Grades

Das Folgende gilt nur für leichte Verbrennungen, z. B. einen Sonnenbrand, bei starken Verbrennungen sofort zum Arzt!

- Als Sofortmaßnahme den verbrannten Bereich unter kühles Wasser halten – und zwar mindestens 10–15 Minuten.
- Joghurt oder Buttermilch auftragen.
- Auflage mit Johanniskrautöl. Dafür eine Mullkompresse mit Öl tränken und auf die Verbrennung auflegen.
- Aloe vera-Gel auftragen. Der Saft der Aloe vera wirkt beruhigend und befeuchtend für die Haut. Wenn ihr eine echte Aloe vera im Garten habt, könnt ihr davon auch ein Stück abschneiden und den glibberigen Saft direkt auftragen.
- Combudoron®-Gel (Weleda, Apotheke) auftragen. Das Arzneimittel enthält Arnika- und Brennnesselauszüge.
- Kieselsäure (Silicea, Reformhaus) ist kühlend und pflegend und daher ebenfalls bewährt bei leichteren Verbrennungen. Mehrmals täglich auftragen oder Umschläge machen.

Insektenstiche

- Vorbeugend Bierhefe einnehmen. Den durch die Haut ausdünstenden Vitamin B-Geruch (Vitamine B1, B6, B12) mögen Insekten nicht. Bierhefe ist auch gut geeignet für Fernreisen. Und nebenbei gut für die Haut. Leider schmecken die Tabletten nicht so lecker.

Im Freien nie aus Dosen trinken. Wespen und Bienen, die in Cola- oder Fanta-Dosen fliegen, kommen nicht mehr raus. Man sieht sie nicht, schluckt die Biene und wird dann in den Mund oder Hals gestochen – das ist lebensgefährlich! Sollte es dennoch passieren, eine frischaufgeschnittene Zwiebel lutschen oder kauen. Sofort kühlen, beispielsweise mit Eiswürfeln, damit die Zunge und der Hals nicht anschwellen. Umgehend zum Arzt!

- Insektenstiche kühlen!
- Bei Mückenstichen Fenistil-Gel auftragen.
- Stiche mit Zwiebel einreiben.

Sonnenstich

Wenn du zu lange in der Sonne gewesen bist und nun Kopfweh hast, wenn dir schwindelig, elend und übel ist, dann hast du wahrscheinlich einen Sonnenstich. Geh in den Schatten, leg dir ein längs gefaltetes und in kühles Wasser getauchtes Geschirrhandtuch oder T-Shirt auf die Stirn. Du kannst dich auch mit lauwarmem Wasser, dem du einen Schuss Essig zugefügt hast, an Gesicht, Nacken und Oberkörper abwaschen – und geh vorsichtshalber zum Arzt!

Achtung Zecken!

Nicht alle, aber manche Zecken übertragen die Krankheitserreger von zwei Krankheiten: Von einer bestimmten Form der Gehirnentzündung (FSME – Frühsommer-Meningoenzephalitis) und von Borreliose. Gegen FSME kann man sich impfen lassen, gegen Borreliose nicht. Beides sind tückische und gefährliche Krankheiten. Deshalb musst du sehr genau aufpassen, ob du von einer Zecke gebissen wirst oder nicht: Sie geben das Gift nicht sofort nach dem ersten Biss an den menschlichen Körper ab, sondern erst Stunden später. Der beste Schutz ist also die häufige Kontrolle des gesamten Körpers und die sofortige Entfernung der Zecke. Mittlerweile wird empfohlen, die Zecke langsam und gerade mit einer Splitter-Pinzette herauszuziehen. Zecken haben einen mit Widerhaken besetzten Saugrüssel, der herausgezogen werden muss. Wenn der Kopf bzw. der Saugrüssel stecken bleibt, ist dies keine Katastrophe. Man muss versuchen, ihn dann noch – wie einen Splitter – mit der Pinzette zu fassen und herauszuziehen. Die Bissstelle sollte desinfiziert werden, mit einem Desinfektionsmittel aus der Haus- oder Reiseapotheke, ansonsten mit hochprozentigem Alkohol.

Bissstelle mehrere Wochen beobachten. Wenn sich eine Rötung um die Bissstelle bildet, sofort zum Arzt. Borreliosegefahr!

Auch eine (einseitige) Rötung des Ohrläppchens kann auf eine Borreliose hinweisen.

ADRESSEN

Bezugsadresse für Patientenratgeber
Natur und Medizin e.V.
Am Deimelsberg 36
45276 Essen,
Tel. 0201-56305-70
www.naturundmedizin.de

Bezugsadresse für Infobroschüren der Bundeszentrale für gesundheitliche Aufklärung
www.bzga.de (weiterklicken zum Service und den Bestellungen).
Die Infobroschüren sind kostenlos.

Ökotest und Stiftung Warentest
Öko-TEST Verlag
Kasseler Straße 1a
60486 Frankfurt
www.oekotest.de

Stiftung Warentest
Lützowplatz 11–13
10785 Berlin
www.stiftung-warentest.de

HIV-Test
Der HIV-Test kann anonym und kostenlos bei den örtlichen Gesundheitsämtern durchgeführt werden, anonym und kostenpflichtig bei jedem Laborarzt. Wende dich bei Fragen an die örtliche Einrichtung der Aids-Hilfe. Adressen und andere Infos findest du unter www.aidshilfe.de.

Labor für die Diagnostik (Blut) für Nahrungsmittelallergien
GanzImmun
Labor für funktionelle Medizin
Hans-Böckler-Straße 109
55128 Mainz

Tel.: 06131-7205-0
www.ganzimmun.de

Neem-Extrakt-FT-Shampoo
Trifolio-M GmbH
Sonnenstr. 22
35633 Lahnau
Tel.: 06441-63114
www.ausdielaus.de
www.trifolio-m.de

Bezugs- und Kontaktadressen für schnurlose Telefone
Goecke consulting
Douglas Lister-Str. 34
21339 Lüneburg
Tel.: 04131-6803040
www.strahlungsarme-telefone.de

Bürgerwelle e.V.
Dachverband der Bürger und Initiativen zum Schutz von Elektrosmog
Lindenweg 10
95643 Türschenreuth
Tel.: 09631-79573

Sucht- und Drogenprobleme
www.justbesmokefree.de
www.besmart.info
www.rauch-frei.info
www.dont-drink-and-drive.de
www.a-connect.org
www.du-bist-staerker-als-akohol.de
www.drugcom.de
www.therapieladen.de
www.drogen-und-du.de

Deutsche Hauptstelle für Suchtfragen e.V.
Westring 2
59065 Hamm
Tel.: 02381-90-15-0
www.dhs.de

Computer- und Internetsucht
www.onlinesucht.de
www.mediarisk.org

Ess-Störungen und Übergewicht
www.anad-pathways.de – Anorexia Nervosa and Associated Disorders
www.magersucht-online.de
www.a-g-a.de – Arbeitsgemeinschaft Adipositas im Kindes- und Jugendalter
www.adipositas-stiftung.de
www.fke-do.de – Forschungsinstitut für Kinderernährung Dortmund

Knochen und Muskeln
www.klub-langer-menschen.de

Katharina-Schroth-Klinik
Orthopädisches Rehabilitationszentrum für Skoliose und andere Wirbelsäulendeformitäten
Korczakstraße 2
55566 Bad Sobernheim
Tel.: 06751-874-0, Fax: 06751-874-170
www.skoliose.com

Verhütung und sexuell übertragbare Erkrankungen
Pro Familia – Bundesverband
Stresemannallee 3
60596 Frankfurt a.M.
Tel.: 069-639002
www.profamilia.de – hier gibt es Adressen und Telefonnummern der örtlichen Geschäftstellen, Diskussionsforen und Online-Beratung.

Bundesverband der Frauengesundheitszentren in Deutschland e.V.
Goetheallee 9
37073 Göttingen
Tel.: 0551-487025
www.frauengesundheitszentren.de
Die Beratungseinrichtungen des Bundesverbandes bieten Beratung zu Fragen gesunder Lebensführung, zu Prävention und zu Sexualität, Frauenkörper und Verhütung für Frauen und Mädchen.

donum vitae e.V.
Breite Str. 27
53111 Bonn
Tel: 0228-3867343
Fax: 0228-3867344
eMail: info@donumvitae.org
www.donumvitae.org
Über die Internetadresse findet man die Adressen und Telefonnummern von den örtlichen Beratungsstellen. Donum vitae ist eine christliche Einrichtung, die Schwangeren- und Schwangerenkonfliktberatung anbietet.

Unter dem Begriff **„First Love Ambulanz"** gibt es – bislang nur in München – eine anonyme, kostenlose Beratungsstelle, es ist keine Krankenkassenkarte erforderlich. In Österreich gibt es zwölf dieser Einrichtungen. Hoffentlich in Deutschland auch bald mehr, du findest sie im Internet bei Google.

LITERATUR

Gesundheit, Grundlagen

Dörr, H-G.; Rascher, W. (Hrsg.): Praxisbuch Jugendmedizin. München, Jena 2002

Menche, N.: Biologie, Anatomie, Physiologie. 5. überarbeitete Auflage. München 2003

Nitsch, C.; Beil, B.; von Schelling, C.: Pubertät. Kein Grund zur Panik. München 2001

Rogge, J.-U.: Pubertät, Loslassen und Haltgeben. CD

Rogge, J.-U.: Pubertät, Loslassen und Haltgeben. Reinbek 2001

Wilson, K.; Klein, M.; Jonathan, D.: Adolescents' Use of Complementary and Alternative Medicine. In: Ambulatory Pediatrics 2/2002, S. 104–110

Entspannung

Kabat-Zinn, J.: Stressbewältigung durch die Praxis der Achtsamkeit, CD. Freiburg 1999

Kabat-Zinn, J.; Kesper-Grossman: Die heilende Kraft der Achtsamkeit, mit Doppel-CD, Freiburg 2004

Verschiedene Themen

Koch, U.: Impfen. Patientenratgeber Nr. 16 von Natur und Medizin (Bestelladresse am Anfang des Anhangs)

Ptok, M.: Schnurlos – Telefone in Wohnungen. Mitgliederzeitschrift Natur und Medizin 6/2003

Rötzer, F.: Die Psychologen und das Internet, in: www.heise.de

Stegemann, Th.: Abhängig vom Internet, www.heise.de

Meyer-Odewald, J.: Vom Fitnesstraining zum Zentimeter-Wahn: in: www.muskelbody.de

o.A. Der tägliche Eiweißbedarf von Jugendlichen, in www.dgsp.de / ds-e014.htm
o.A. Zur Einrichtung des Arbeitsplatzes, in: www.postsitter.de / buero / working.htm

Schönheits-Ops und Piercing

Althen, T.: Augen zu und durch, Zungenpiercing, Der Tagesspiegel 9.7.2004
Finckenstein, J. G. v.: Was die Kassen als Krankheit anerkennen, in: Deutsches Ärzteblatt 97, Heft 4, S. A157–159
Kempf, H.-D.; Fischer, J.: Rückenschule für Kinder. Reinbek 1993
Lauterbach, G.: Computersucht, in: www.wdr.de / tv / service / familie / inhalt / 20020925 / b_1.phtml
o.A. Schäden durch Computerspiele, in: Grabwelt 22 / 2002
o.A. Schönheits-OP: Einmal aussehen wie Britney Spears, JLO und Co, bitte!, in: www.schoenheit-und-medizin.de (Stichpunkt Ästhetisch-Plastische Chirurgie)
o.A. Schönheits-OP's: immer ein Risiko, in: Für Sie, 23.9.2003
o.A. Schönheitsoperationen für die Quote, in: www.ndr.de / tv / zapp / themen / archiv / 20040725_schoenheitsoperationen.html
Rossmann, C.; Brosius, H.-B.: Schönheit nach Maß. Zur Darstellung und Wirkung von Schönheitsoperationen im Fernsehen. DGPuK-Newsletter, 8.9.2004, Institut für Kommunikationswissenschaft und Medienforschung
Willen, K.: Schönheitsoperationen. Eingriffe. Entscheidungshilfen. Experten. Reinbek 2003

Gewicht, Ess-Störungen, Ernährung und Kochrezepte

Aid-Infodienst Verbraucherschutz, Ernährung Landwirtschaft e.V.: Katalog: Medien für den Unterricht, 2005
Arndt, M.: Das Kinder-Kochbuch. München 2004
Danner, H.: Das Bio-Kochbuch für Kinder. Berlin 2005

Deutsche Gesellschaft für Ernährung und BzgA: top fit: Ernährungstipps für junge Leute
Fahrnow, I.; Fahrnow, J.: Fünf Elemente Ernährung. München, 4. Aufl., 2002
Hoffmann, M.: Küchenkerle, Kochbuch für Jungs, die ausziehen. Münster 2004
Holub, M.; Götz, M.: Ursachen und Folgen von Adipositas im Kindes- und Jugendalter, in: Monatsschrift Kinderheilkunde 2/2003, S. 227–236
Juul, J.: Was gibt's heute? Gemeinsam essen macht Familie stark. Weinheim 2005
Künast, R.: Die Dickmacher. Warum die Deutschen immer dicker werden und was wir dagegen tun können. München 2004
o.A. Das Ende des Leitstungssports, in: Frankfurter Allgemeine Zeitung, 17.1.2005, www.faz.net
o.A. Jeder zweite stark übergewichtige Jugendliche mit metabilischem Syndrom, in: www.aerzteblatt, 4.6.2004
o.A. Jedes fünfte Kind in Deutschland ist übergewichtig, in: www.aerzte-zeitung.de, 21.5.2004
Pollmer, U. et al: Prost Mahlzeit, 5. Aufl. Köln 2003
Reinehr, Th. et al.: Therapie der Adipositas im Kindes- und Jugendalter. Das Adipositas-Schulungsprogramm OBELDICKS. Göttingen 2003
Schröder, E.-M.: Kinder, lasst die Pfunde purzeln! Stuttgart 1999
Strauß; B: Essstörungen bei Kindern und Jugendlichen. Institut für Medizinische Psychologie der Universität Jena, in www.fitness.com

Sucht- und Drogenprobleme

Bauer, W.: Grundkurs in Trinken, Rauchen und Kiffen. Focus 41/2004, S. 54–69
Bundeszentrale für gesundheitliche Aufklärung: Ich will mein Kind vor Drogen schützen (Infobroschüre)
Bundeszentrale für gesundheitliche Aufklärung: Cannabis, Haschisch und Marihuana (Infobroschüre)
Bundeszentrale für gesundheitliche Aufklärung: Stop Smoking – Girls. Stop Smoking – Boys (Infobroschüre)

Bundeszentrale für gesundheitliche Aufklärung: Suchtmittel, Behandlungsmöglichkeiten, Beratungsstellen (Infobroschüre)

Bundeszentrale für gesundheitliche Aufklärung: Wir können viel dagegen tun, dass Kinder süchtig werden (Infobroschüre)

www.bist-du-staerker-als-alkohol.de

Cannabis ist kein Modetrend, Cannabis ist Alltag. Neue DHS-Veröffentlichung zur illegalen Droge Nr. 1. Deutsche Hauptstelle für Suchtfragen, 29.8.2004, Pressemitteilung

Carr, A.: Endlich Nichtraucher! Der Ratgeber für Eltern. München 2001

Conrad: Jugend im Koma, Focus, 21.11.2004

Deutsche Hauptstelle für Suchtfragen (Hrsg.): Cannabis – Neue Beiträge zu einer alten Diskussion. Hamm 2004

Die Espad-Studie, in: www.starke-eltern.de oder www.bmgs.bund.de

Farke, W.; Graß, H.; Hurrelmann, K. (Hrsg.): Drogen bei Kindern und Jugendlichen. Stuttgart 2003

Fragebogen für kiffende Jugendliche. Therapieladen Berlin, www.therapieladen.de

Gantner, A.: Cannabis – Vom jugendtypischen Konsum zum problematischen Gebrauch, Therapieladen Berlin, in: Farke, W.; Graß, H.; Hurrelmann, K. (Hrsg.): Drogen bei Kindern und Jugendlichen. Stuttgart 2003

Goodyer, Paula: Kids & Drugs. Ein praktischer Elternratgeber. Freiburg 1999

Hurrelmann, K.; Unverzagt, G.: Wenn es um Drogen geht. So helfen Sie Ihrem Kind und verlieren Ihre Panik. Freiburg 2000

Janz, H.: Cannabis macht dumm, in: Die Welt, 14.9.2004, S.31

Kerckhoff, A.; Elies, M.: Zigarette? Was Jugendliche schon immer über das Rauchen wissen wollten, von den Autoren dieses Ratgebers. Natur und Medizin (Bestelladresse am Anfang des Anhangs)

Kerckhoff, A.; Michalsen, A.: Was tun zur Raucherentwöhnung. Essen 2005

Lindberg, Lisa: Wenn ohne Joint nichts läuft. Was man über Cannabis wissen muss. Düsseldorf 2003

Leurs, R. et al: Ein Joint für die große Pause, Titelthema im Spiegel 27/2004

Muliar, D.: Drinks ohne Alkohol. München 2002

o.A. Alkoholkonsum nimmt bei Schülern zu, in: Ärzte Zeitung, 19.09.2003
o.A. Alkohol-Limonaden bei Jugendlichen immer beliebter, in: Deutsches Ärzteblatt online, 19.1.2004
o.A. Immer mehr Teenager kiffen, in: www.kbv.de
o.A. Jugend und Alkohol, in: www.a-connect.de
o.A. Jugendliche in Deutschland trinken immer mehr Alkohol, in: Deutsches Ärzteblatt online, 14.12.2004
o.A. Jugendliche konsumieren immer früher Suchtmittel, in: Deutsches Ärzteblatt online, 12.01.2005
o.A. Kalorien im Alkohol, in: www.fitforfun.msn.de / food / figurfalle_getraenke
o.A. Wie Alcopops Jugendliche verführen, Ärzte Zeitung 13.1.2004
Schmidbauer, W.; vom Scheidt, J.: Handbuch der Rauschdrogen. Überarbeitete und erweiterte Neuausgabe, Frankfurt 2004
Stimmer, F.; Müller-Teuster, St.: Jugend und Akohol. Wuppertal 1999
Wiencke, John K.; Thurston, Sally W.; Kelsey, Karl T.; Varkonyi, Andrea; Wain, John C.; Mark, Eugene J.; Christiani, David C.: Early Age at Smoking Initiation and Tobacco Carcinogen DNA Damage in the Lung. J Natl Cancer Inst 1999; 91: 614–619

ADS, ADHS und Hyperaktivität

Aust-Claus, E.; Hammer, P.: Das ADS-Buch. Aufmerksamkeits-Defizit-Syndrom – Neue Konzentrationshilfen für Zappelphilippe und Träumer. Neu: Das OptiMind-Konzept für Eltern, Lehrer, Therapeuten. Ratingen 1999
Baumgaertel, A.: Alternative and controversial treatments for attention-deficit / hyperactivity disorder, in: Pediatric Clinics of North America, Vol 46 No 5 Oct 1999
Falk-Frühbrodt, Ch.: Mögliche Ursachen der Hyperaktivität, in www:ads-kurse.de / hyperaktivitaet.htm
Frei, H.; Thurneysen, A.: Treatment for hyperactive children: homeopathy and methylphenidate compared in a family setting. British Homeopathic Journal 2001; 90: 183–188

Lamont, J.: Homoepathic treatment of attention deficit disorder. British Homeopathic Journal, 1997; 86: 196–200

Lucae, Ch.: Aufmerksamkeitsdefizit-/Hyperaktivitätsstörung (ADHS), KoKo 30/August 2004, erhältlich bei Natur und Medizin (Bestelladresse am Anfang des Anhangs)

Müller, C.: Zappelphilipp muss nicht sein, aus: Der Naturarzt 2/99 S. 20-40.

Schmid, O.: Forscher vermuten: Lebensmittelzusätze fördern Hyperaktivität, in www.wissenschaft.de, 26.5.2004

Weizenegger, H.: Chaos im Körper, Kryptopyrrolurie – Ursache für Hyperaktivität, in: raum &zeit, 128/2004, S. 20–24

Verhütung und sexuell übertragbare Krankheiten

Bundeszentrale für gesundheitliche Aufklärung: Aids von A–Z: Fragen, Antworten und Informationen zu Aids, HIV und zum Test

Bundeszentrale für gesundheitliche Aufklärung: Mädchensache(n): Alles über Freundschaft, Liebe, das erste Mal, Lust und Frust, Sex und Aids

Bundeszentrale für gesundheitliche Aufklärung: In unserer Straße...: Jungsgeschichten über Liebe, Freundschaft, Sex und Aids

Bundeszentrale für gesundheitliche Aufklärung: Alles ganz easy: Comic

Bundeszentrale für gesundheitliche Aufklärung: Ach, übrigens...: Informationen über sexuell übertragbare Krankheiten
www.gib-aids-keine-chance.de

Heinz, M.: Sexuell übertragbare Krankheiten bei Jugendlichen: Epidemiologische Veränderungen und neue diagnostische Methoden. korasion Nr. 3, Oktober 2001. in: www.kindergynaekologie.de

Henk, N.: Chemische Verhütungsmittel – Zäpfchen, Salben und Gels, in: www.netdoktor.de

HIV und AIDS – Dossier der ZEIT Nr. 49, 25.11.2004

Poche, B.; Filz, N.: Offen gesagt. Alles über Liebe, Körper, Sexualität. Überreuter: Wien 2003

Sexualität: Zwischen Unschuld und Unzucht, Titelthema Focus 28/2001

Sexuell übertragbare Krankheiten bei Jugendlichen, Interview mit Dr. med. Voß-Heine, in www.aerztlichepraxis.de

Wolfrum, Chr.; Süß, P.: Liebe, Sex und mehr. Alles, was ihr wissen wollt. München 2005

Wüstemann, A.: Eltern auf Probe, in: Tagesspiegel 23.9.2004

Verschiedene Erkrankungen im Jugendalter

Bürger, B: Toxisches Schock-Syndrom, in: www.netdoktor.at

Dahl, K.: Diabetes mellitus im Kindesalter, in www.aerzte-deutschland.de, www.kh-neuwerk.de

Fux, Ch.: Wenn der Teddy in der Ecke bleibt, Depressionen bei Kindern, in: www.depression-therapie-forschung.de, 7.8.2001

Kerckhoff, A., Kruse, S.: Was tun bei Mittelohrentzündung. Essen 2004

Kerckhoff, A.; Reiche, P. E.: Die Läusefibel. Stuttgart 2002

Kerckhoff, A.: Was tun bei Heuschnupfen. Essen 2005

o.A. Ängste im Jugendalter, in: www.stangl-taller.at / Arbeitsblaetter / Psychologieentwicklung

o.A. Asthma bei Kindern und Jugendlichen seltener. Quelle: BBC News, in: www.luft-zum-leben.de

o.A. Depressionen und Suizidalität im Kindes- und Jugendalter, in: www.stangl-taller.at / Arbeitsblätter / Emotion / DepressionJugendliche.shtml

o.A. Diabetes: zweithäufigste chronische Erkrankung im Kindesalter, in: www.diabetrikerbund.de / presse / meldungen

o.A. Gendefekt macht Kinder bei Passivrauchen anfälliger für Asthma, in www.aerzteblatt.de, 1.7.2004

o.A. Kinder mit Asthma, in: www.gesundheit.com

o.A. Kinder und Jugendliche mit Depressionen sind für Hilfe sehr dankbar, in: Ärzte Zeitung, 14.3.2003

o.A. Kubitschek, J.: Kinder und Jugendliche, die unter Anstrengungsasthma leiden, sollten weiter am Schulsport teilnehmen, in: www.asthma-news.info, 2003

o.A. Scheuermann haben so viele Mädchen wie Jungen, in: Ärzte Zeitung 22.10.2004

o.A. Sport und Asthma, Empfehlungen aus: Theiling, St. et al.: Der Luftikurs für Kinder mit Asthma. Stuttgart 2001

Tichatschek, E., Krami, P.: Diabetes mellitus bei Kindern, in: www.netdoktor.at/Krankheiten/fakta/diabetes_mellitus_kinder.htm

Tönnies, S.: Tinnitus und Hörschädigungen bei Jugendlichen. Ansätze zur Prävention und psychosomatischen Behandlung. Universität Hamburg, Psychologisches Institut III

Komplementäre Medizin

Blättner, B. et al.: Salutogenetische Grundlagen. Health Promotion & Promotion of Health: Orientieren an Ressourcen im Kontext komplementärer Heilkunde, Lernfelder des interuniversitären Lehrgangs interuni, 2004, hier insbesondere Lernfelder 1–3

Hellmiss, M.: Natürlich behandeln mit Heilerde. München 1999

Herscu, P.: Die homöopathische Behandlung der Kinder. Groß Wittensee 1993

Hoeck, Th.; Suda, D.: Sichere Hausmittel für das kranke Kind, Berlin, Heidelberg 1998

Kassenärztliche Vereinigung Nordrhein: Information „Zähneputzen"

Kerckhoff, A.: Bewährte Hausmittel, Patientenratgeber Nr. 26, Natur und Medizin, 2001

Kerckhoff, A.; Albrecht, H.: Starke Argumente für eine sanfte Medizin S. 260–265. Essen 2003

Kneipp, S.: Meine Wasserkur. München 1988 (Originalausgabe 1886)

Kraus, M.: Ätherische Öle für Körper, Geist und Seele. Gaimersheim 1990

Lange, P.: Hausmittel für Kinder. Reinbek 1987

Madaus, G.: Lehrbuch der biologischen Heilmittel. Hildesheim 1979

Radke, R.: Homöopathie für Schüler. 6. Auflage, Göttingen 1999

Schmiedel, V.; Augustin, M.: Handbuch Naturheilkunde. Methoden, Anwendung Selbstbehandlung. Heidelberg 1997

Schrott, E.: Ayurveda für jeden Tag. 8. aktualisierte Aufl. München 2002

Stellmann, H. M.: Kinderkrankheiten natürlich behandeln. 8. Aufl. München 1990

Uhlemayr, U.: Wickel & Co. Bewährte Hausmittel neu entdeckt. München 1997

Weber, A.: Heilerde, ein jahrtausendealtes Naturmittel neu entdeckt. Film-Dokumentationen, München 2004

Weiss, R.F.; Fintelmann, V.: Lehrbuch der Phytotherapie. 9. korrigierte Auflage Stuttgart 1999

Weiss, R. F. Lehrbuch der Phytotherapie. 7. überarb. Aufl. Stuttgart 1991

Wiesenauer, M., Boes (Kerckhoff), A.: Homöopathie für die ganze Familie. Stuttgart 7. Aufl. 2005

Wiesenauer, M., Kerckhoff, A: PhytoPraxis. Heidelberg 2003

Wiesenauer, M.; Kerckhoff, A.: Homöopathie für die Seele. München, 5. Aufl., 2005

Wiesenauer, M.; Elies, M.: Praxis der Homöopathie. 4. überarbeitete und erweiterte Auflage, Stuttgart 2004

DIE AUTORIN

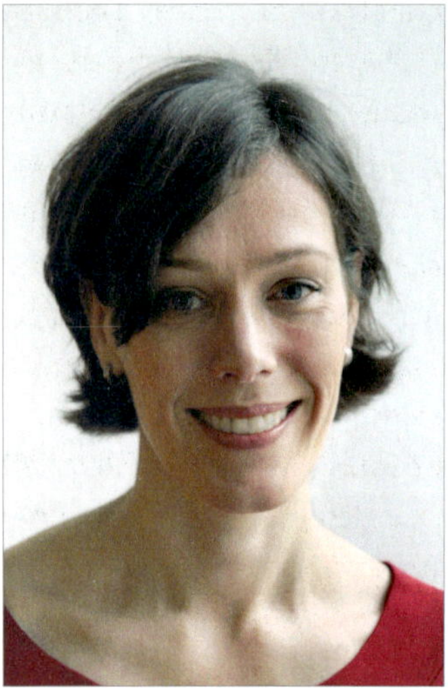

Annette Kerckhoff, geboren 1965, machte nach dem Abitur zunächst eine Ausbildung zur Erzieherin und begann 1989, für Natur und Medizin e.V., die Fördergemeinschaft der Carstens-Stiftung, Artikel und Patientenratgeber zu schreiben. Eine dreijährige Heilpraktikerausbildung am Institut für Phytotherapie, Berlin, ein EU-Certificate und ein MSc (Öst.) für integrative Gesundheitswissenschaften sorgten für das nötige Hintergrund- und Fachwissen.

Frau Kerckhoffs Veröffentlichungen – oft in Zusammenarbeit mit Ärzten – umfassen z.B. *Mikrolatinum für Heilberufe* (wvs), *PhytoPraxis* (Springer), *Homöopathie für die ganze Familie* (Hirzel), *Homöopathie für die Seele* (GU), *Läusefibel* (Hirzel), *Raucherentwöhnung* (KVC) und zahlreiche Infomaterialien (z.B. Heilpflanzengarten Celle, Ausstellung „Homöopathie – der andere Weg", Ausstellung „Das andere Heilen").

Seit 2002 leitet Annette Kerckhoff das Präventionsprojekt „Meine Gesundheit – meine Sache". Sie entwickelt jugendgerechte Vorträge und veranstaltet Workshops für Jugendliche, bei denen es z.B. um Massage, Tees, Wiesenkräuter, Homöopathie, Hausmittel, Wasser oder Aromaöle geht.

DER AUTOR

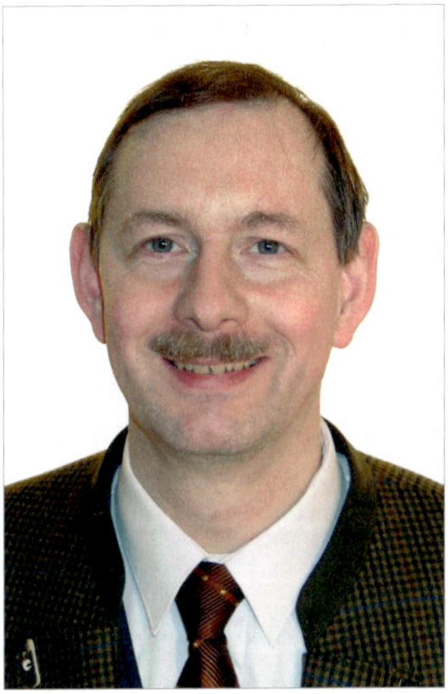

Dr. med. Michael K. H. Elies, geboren 1959, ist seit 1986 in eigener Praxis als Facharzt für Allgemeinmedizin, Naturheilverfahren und Homöopathie niedergelassen. Sein Wohn- und Arbeitsort ist Laubach in Hessen. Praxisschwerpunkt ist die komplementäre Schmerztherapie. Aus der Praxiserfahrung sind zahlreiche Publikationen und Vorträge erwachsen.

Neben der Praxis arbeitet Dr. Elies seit 1989 als Lehrbeauftragter für Geschichte und Entwicklung der Homöopathie an der Heinrich-Heine-Universität Düsseldorf.

Er ist seit 1991 Mitglied der Arzneimittelkommission D beim BfArM (früher BGA), Bonn, von 1993 bis 2002 stellvertretender Vorsitzender und seit 2002 Vorsitzender. Dr. Elies ist Mitglied des Vorstandes der Karl und Veronica Carstens-Stiftung und ihrer Fördergemeinschaft Natur und Medizin.

HAUS- UND NOTFALLAPOTHEKE

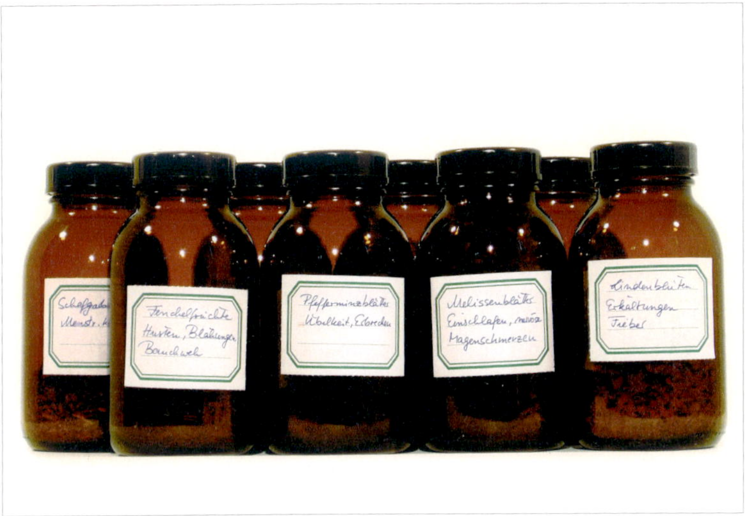
Fenchelfrüchte
Husten, Blähungen
Bauchweh
Pfefferminzblätter
Übelkeit, Erbrechen
Melissenblätter
Einschlafen, nervös
Magenschmerzen
Lindenblüten
Erkältungen
Fieber

Grundausstattung

- Fieberthermometer.
- Pflaster (hautfreundlich), Schere.
- Verbandmull (1 m), elastische Binde (weiß, 8 cm).
- 2 oder 3 sterile Kompressen (7,5x7,5 cm).
- Pinzette zum Entfernen von Splittern.
- Fieberzäpfchen.
- Schmerzmittel (z.B. Aspirin oder Paracetamol).
- Betaisodona-Salbe und -lösung zum Desinfizieren (nicht bei Jodallergie).
- Wärmflasche.
- Wickeltücher, z.B. Stofftaschentücher, ausgediente Mullwindeln.
- Kohletabletten.
- Heilerde.
- Hamamelis-Wundsalbe oder Calcea-Wundsalbe (mit Calendula = Ringelblume und Echinacea = Sonnenhut) oder Ringelblumensalbe.
- Reparil-Gel (Bänderriss).
- Aloe vera-Gel oder Combudoron-Gel (Sonnenbrand).

Tees, Tinkturen, ätherische Öle

Tee/Tinktur/Öl	**Anwendung**
Arnikatinktur	stumpfe Wunden, Verstauchungen und Prellungen
Fenchelfrüchte (angestoßen oder in einzeln verpackten Teebeuteln)	Blähungen
Heidelbeerfrüchte (lose)	Durchfall
Holunderblüten (lose oder als Teebeutel, auch gut in Mischung mit Lindenblüten)	Erkältungen
Isländisch-Moos-Pastillen	Reizhusten
Kamillenblüten (lose)	Entzündungen
Kamillenfluidextrakt	Entzündungen
Lavendelöl	zur Beruhigung und Entspannung
Lindenblüten (lose oder als Teebeutel)	zum Einschlafen, zum Schwitzen
Melissenblätter (lose)	zur Beruhigung der Nerven
Nelkenöl oder Nelken	als Notfallmittel gegen Zahnschmerzen
Pfefferminzblätter (lose oder in einzeln verpackten Teebeuteln)	Übelkeit, bei Erbrechen
Pfefferminzöl	Kopfschmerzen
Rescue-Tropfen / -salbe	Notfälle
Ringelblumenessenz	offene Wunden
Rosmarinöl	Kreislaufanregung
Salbeiblätter (lose)	Halsschmerzen
Schafgarbenkraut (lose oder als Teebeutel)	Magen-Darmbeschwerden
Teebaumöl	kleinere Hautinfektionen
Thymiankraut (lose)	Husten

Homöopathische Arzneimittel
(bitte gesondert aufbewahren)

Arzneimittel	Anwendung
Aconitum D6	Schreck oder Schock
Avena sativa (Hafer) D6	zum Einschlafen
Arnica D6	Wundheilung
Belladonna D6	Ohrenschmerzen
Cantharis D6	Blasenentzündung
Ferrum phosphoricum D6	Ohrenschmerzen
Hypericum D6	Prellungen, Nervenverletzungen
Nux vomica D6	„Kater"
Okoubaka D3	Durchfall, verdorbener Magen, Reisedurchfall
Pulsatilla D6	Durchfall, verdorbener Magen, Durcheinanderessen, zu viel Eis oder Süßes

Die Homöopathie ist eine Arzneimitteltherapie, die individuell Arzneimittel auswählt. Daher können keine standardisierten Empfehlungen für die Apotheke gegeben werden. Sollten bestimmte Erkrankungsneigungen vorliegen (z.B. Blasenentzündung, Kreislaufschwäche etc.), so lesen Sie bitte dort nach, welches Mittel in Frage kommt.

Buchempfehlung für Eltern:
Bei Natur und Medizin e.V., Förderverein der Carstens-Stiftung gibt es den Ratgeber Homöopathische Hausapotheke von Dr. Michael Teut für 7 EUR

Vorschlag für eine Reiseapotheke

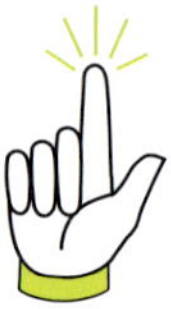

Jede Reise ist anders. Deshalb verstehen sich die folgenden Bausteine vor allem als allgemeine Anregung – bitte erkundige dich genauer!

Basics

Mittel/Utensil	**Anwendung**
Verband-Reiseset aus der Apotheke	Verletzungen
Betaisodona-Salbe (nicht bei Jod-Allergie), Calcea-Wundsalbe	Wundsalben
z.B. Paracetamol	Fieber- bzw. Schmerzmittel
z.B. Uzaratropfen, Perenterol oder Immodium	gegen Durchfall
Schwedenbitter, als Universalmittel	zur Desinfektion, bei Magenschmerzen, Kopfschmerzen
Teebaumöl	gegen Hautpilz, kleine Infektionen
Okoubaka D3	bei verdorbenem Magen, Reisedurchfall
Arnica D6	zur Wundheilung
Hypericum D6	bei Prellungen, Nervenverletzungen
Rescue-Tropfen	bei Schock, Schreck, Notfall
z.B. Emser Salz Pastillen	Husten
Kondome	gibt es nicht überall in guter Qualität, auch gut zur wasserfesten Aufbewahrung von Filmen

De luxe

- Pflaster (hautfreundlich)
- Schere
- Verbandmull (1 m)
- Zwei elastische Binden (weiß, 8 cm)
- 2 oder 3 sterile Kompressen (7,5x7,5 cm)
- steril verpackte Alkoholtupfer
- Klebeband
- Dreieckstuch
- Fieberthermometer (nicht aus Glas)
- Pinzette zum Entfernen von Splittern
- Nähnadel (desinfizieren mit Feuerzeug und Schwedenbitter oder Alkohol)
- Zeckenzange
- Betaisodona-Lösung gegen Infektionen
- Brandsalbe, z.B. Combudoron®-Gel
- Fieberzäpfchen (Achtung, wenn man in heiße Gebiete fährt, dass sie nicht schmelzen)
- Arnika-Wundtücher (gegen Verstauchungen)
- Ohropax (zum Schlafen bei Lärm)
- Nelkenöl (bei Zahnschmerzen)
- Homöopathische Grundausstattung (s.o.)

Außerdem:

- Impfungen überprüfen
- Auslands-Krankenschutz (bei deiner Versicherung nachfragen!!)

Die Bundeszentrale für gesundheitliche Aufklärung hat ein sehr gutes Heft herausgebracht:
Reiselust – Tipps für schöne Ferien (für Jugendliche). Man kann es bestellen oder von der Internetseite als pdf-Datei herunterladen (www.bzga.de).

Gute Tipps stehen auch bei www.reisevorsorge.de.

Sonne

- Wasserfestes Sonnenschutzmittel mit hohem Lichtschutzfaktor (Tropen: mindestens 20).
- Aloe vera-Gel oder Combudoron-Gel gegen Sonnenbrand.
- Sonnenhut, Sonnenbrille, leichter Schal, Sarong.

Tropen

Impfungen rechtzeitig durchführen!

- Tabletten zur Keimvernichtung im Wasser.
- Malaria-Prophylaxe.
- Antibiotika mitnehmen.
- Nasentropfen (bei Erkältungsneigung und gegen die trockene Luft auf Flügen).
- Bierhefetabletten (gegen Insekten, täglich am besten 10–15 Stück schlucken).
- Elektrolytlösung. **Rezept:** Auf einen halben Liter abgekochtes Wasser einen halben Teelöffel Salz und fünf Teelöffel Traubenzucker geben, umrühren, auflösen. Mit Orangensaft abschmecken. Davon drei Liter am Tag trinken.

Weitere Infos unter:
www.gesundes-reisen.de
(Internetseite des Instituts für Tropenmedizin)

Bei Neigung zu

- Heimweh: *Ignatia* D12.
- Reiseübelkeit: *Cocculus* D6.
- Verstopfung: Früchtewürfel.

- Kopfschmerzen: Pfefferminzöl (nicht zusammen mit homöopathischen Arzneimitteln aufbewahren).
- Erkältung: Pfefferminzöl, Eukalyptusöl.

Für Mädchen

- Antibabypille: bitte vorsorgen, wenn du die Pille einnimmst. Die Antibabypille gibt es nicht überall. Bei Fernreisen musst du die Zeitverschiebung beachten. Frage noch mal deine behandelnde Frauenärztin – die Empfehlungen variieren je nach Pillenart. Beträgt die Zeitverschiebung mehr als zehn Stunden (bei der Mini-Pille drei Stunden), wird empfohlen, eine „Zwischenpille" einzunehmen und dann im gewohnten Rhythmus fortzufahren (z.B. Einnahme morgens früh). Bitte genauer informieren. Infos auch unter: www.reisevorsorge.de, Checkliste: „Pilleneinnahme"
- Binden und Tampons solltest du – je nachdem, wo du hinfährst – ebenfalls mitnehmen.

STICHWORTVERZEICHNIS

Körper und Beschwerden

Anwendungen und Heilpflanzen

Homöopathische Arzneimittel